U0198658

# 口腔正畸3D诊断和治疗计划临床图谱

## 3D Diagnosis and Treatment Planning in Orthodontics

An Atlas for the Clinician

口腔正畸3D诊断和治疗计划临床图谱

3D Diagnosis and Treatment Planning in Orthodontics

An Atlas for the Clinician

# 口腔正畸3D诊断
# 和治疗计划临床图谱

# 3D Diagnosis and Treatment
# Planning in Orthodontics

## An Atlas for the Clinician

主　编　（美）吉恩–马克·雷特鲁维　　　　　主　译　房　兵　潘晓岗
　　　　　（Jean–Marc Retrouvey）

　　　　　（美）穆罕默德–努尔·阿卜杜拉　　　副主译　夏伦果　郑小雯
　　　　　（Mohamed–Nur Abdallah）

北方联合出版传媒（集团）股份有限公司

辽宁科学技术出版社

沈　阳

**图文编辑**

刘 菲 刘 娜 康 鹤 肖 艳 王静雅 纪凤薇 刘玉卿 张 浩 曹 勇 杨 洋

First published in English under the title

3D Diagnosis and Treatment Planning in Orthodontics: An Atlas for the Clinician

Edited by Jean-Marc Retrouvey and Mohamed-Nur Abdallah, edition: 1

Copyright © The Editor(s) (if applicable) and The Author(s), under exclusive license to Springer Nature Switzerland AG, 2021

This edition has been translated and published under licence from Springer Nature Switzerland AG. Springer Nature Switzerland AG takes no responsibility and shall not be made liable for the accuracy of the translation.

©2023，辽宁科学技术出版社。

著作权合同登记号：06-2023第155号。

**图书在版编目（CIP）数据**

口腔正畸3D诊断和治疗计划临床图谱/（美）吉恩-马克·雷特鲁维（Jean-Marc Retrouvey），（美）穆罕默德-努尔·阿卜杜拉（Mohamed-Nur Abdallah）主编；房兵，潘晓岗主译.—沈阳：辽宁科学技术出版社，2023.11

ISBN 978-7-5591-3137-9

Ⅰ.①口… Ⅱ.①吉… ②穆… ③房… ④潘… Ⅲ.① 口腔正畸学—诊疗—图谱 Ⅳ.①R783.5-64

中国国家版本馆CIP数据核字（2023）第149752号

出版发行：辽宁科学技术出版社
　　　　　（地址：沈阳市和平区十一纬路25号　邮编：110003）
印 刷 者：深圳市福圣印刷有限公司
经 销 者：各地新华书店
幅面尺寸：210mm×285mm
印　　张：19
插　　页：4
字　　数：380千字
出版时间：2023 年 11 月第 1 版
印刷时间：2023 年 11 月第 1 次印刷
策划编辑：陈　刚
责任编辑：殷　欣
封面设计：袁　舒
版式设计：袁　舒
责任校对：李　霞

书　　号：ISBN 978-7-5591-3137-9
定　　价：398.00 元

投稿热线：024-23280336
邮购热线：024-23280336
E-mail:cyclonechen@126.com
http://www.lnkj.com.cn

# 内容简介
## Introduction

诊断和治疗计划是正畸学中重要的过程，正畸医生在开始综合治疗前都要进行诊断和治疗计划的制订。随着数字化技术的发展，以及正畸相关问题（如复杂的成人正畸治疗、颞下颌关节功能障碍和睡眠障碍等）的增加，传统的2D影像技术已不能满足需求。

本书介绍了用于错𬌗畸形诊断和治疗的最新技术，包括锥形束计算机断层扫描成像（cone beam computed tomography，CBCT）、口内扫描、磁共振成像（magnetic resonance imaging，MRI）以及整合这些技术的计算机软件。这些新技术能够帮助正畸医生对错𬌗畸形进行最精确的诊断，并设计出最合适的生物力学矫治方案。

# 编者名单
## Contributors

**Reinaldo Abdala-Junior, DDS, MSc** Department of Radiology, UniFSP, Avaré, SP, Brazil
School of Dentistry, University of São Paulo, São Paulo, Brazil

**Mohamed-Nur Abdallah, BDS, MSc, PhD** Department of Orthodontics, School of Dentistry, University of Detroit Mercy, Detroit, MI, USA

**Asta Abunevičiūtė, DDS, MDS** Private Practice, Vilnius, Lithuania BIOMEDE (International Association for Development and Spread of Orthodontic Biomechanics Knowledge), Lugano, Switzerland

**Walaa Magdy Ahmed, BDS, MSc, Dip Pros, PhD, FRCD(C)** Department of Restorative Dentistry, Faculty of Dentistry, King Abdulaziz University, Jeddah, Saudi Arabia
Faculty of Dentistry, University of British Columbia, Vancouver, BC, Canada

**Bassam Alalola, BDS, MSc, FRCD(C), ABO** College of Dentistry, King Saud bin Abdulaziz University for Health Sciences, Riyadh, Saudi Arabia King Abdullah International Medical Research Center, Riyadh, Saudi Arabia

**Mohammed Alsaloum, BDS, MSc, Dip (Pros), FRCD(C)** College of Dentistry, King Saud bin Abdulaziz University for Health Sciences, Riyadh, Saudi Arabia King Abdullah International Medical Research Center, Riyadh, Saudi Arabia

**Emad Eddin Alzoubi, BDS, MOrth RCS, MOrth RCPS, MFDS** Department of Child Dental Health and Orthodontics, Faculty of Dental Surgery, University of Malta, Msida, Malta
Department of Restorative Dentistry, Faculty of Dental Surgery, University of Malta, Msida, Malta

**James Andrew** Faculty of Dentistry, University of British Columbia, Vancouver, BC, Canada

**Normand Boucher, DDS** Department of Orthodontics, University of Pennsylvania, Philadelphia, PA, USA

**Marco Caminiti, DDS, Med, FRCDC (OMFS)** Oral and Maxillofacial Surgery, Faculty of Dentistry, University of Toronto, Toronto, ON, Canada
Oral and Maxillofaical Surgery, Humber River Hospital, Toronto, ON, Canada
Jaw Deformity Clinic, Holland Bloorview Kids Rehabilitation Hospital, Toronto, ON, Canada

**Arthur Rodriguez Gonzalez Cortes, DDS, MSc, PhD** Department of Dental Surgery, Faculty of Dental Surgery, University of Malta, Msida, Malta

**Hakan El, DDS, PhD** School of Dental Medicine—Department of Orthodontics, Hacettepe University, Ankara, Turkey

**Manhal Eliliwi, DDS** School of Dental Medicine—Department of Orthodontics, Case Western Reserve University, Cleveland, OH, USA

**Tarek Elshebiny, BDS, MSD** School of Dental Medicine—Department of Orthodontics, Case Western Reserve University, Cleveland, OH, USA

**Giorgio Fiorelli, MD, DMD** Orthodontic Department, University of Siena, Siena, Italy BIOMEDE (International Association for Development and Spread of Orthodontic Biomechanics Knowledge), Lugano, Switzerland

**Marius Hack, BSc, PhD** Hack Dental, Răzvad, Romania

**John Kaku, DDS, MSD** Private Practice, Tokyo, Japan

**Suzanne Lacombe** Department of Orthodontics, University of Missouri Kansas City, Kansas City, MO, USA

**Luca Lombardo, DDS, MDS** Ferrara University, Ferrara, Italy

**Tiantong Lou, DMD, MSc, FRCDC (Ortho)** Private Practice, Toronto, ON, Canada

**Giuliano Bortolo Maino, DDS, MDS** Ferrara University, Ferrara, Italy

**Kensuke Matsumoto, DMD, MSc** Department of Periodontics and Orthodontics, University of Pennsylvania, Philadelphia, PA, USA

**Muralidhar Mupparapu, DMD, MDS, Dip.ABOMR** Division of Oral and Maxillofacial Radiology Department of oral Medicine, University of Pennsylvania, Philadelphia, PA, USA

**Juliana No-Cortes, DDS, MSc** Department of Restorative Dentistry, Faculty of Dental Surgery, University of Malta, Msida, Malta

**Juan Martin Palomo, DDS, MSD** School of Dental Medicine—Department of Orthodontics, Case Western Reserve University, Cleveland, OH, USA

**Mario Palone, DDS, MDS** Ferrara University, Ferrara, Italy

**Nearchos Panayi, DDS, MSc, PhD** Medical School of Athens, National and Kapodistrian University of Athens, Athens, Greece

**Emanuele Paoletto** Ferrara University, Ferrara, Italy

**Fernando Pugliese** School of Dental Medicine—Department of Orthodontics, Case Western Reserve University, Cleveland, OH, USA

**Jean-Marc Retrouvey, DMD, MSc** Leo Rogers Endowed Chair and Professor, Department of Orthodontics, University Missouri Kansas City, Kansas City, MO, USA

**Shadi Samawi, BDS, MMedSci(Orth), MOrth RCSED** Samawi Dental and Orthodontic Center—SDOC, Amman, Jordan

**Franklin She Tsang Tsang, BDS, MOrth, MOrthRCS, FHKAM** Orthodontics, Faculty of Dentistry, The University of Hong Kong, Hong Kong, China BIOMEDE (International Association for Development and Spread of Orthodontic Biomechanics Knowledge), Lugano, Switzerland

**Giuseppe Siciliani, DMD, MDS** Ferrara University, Ferrara, Italy

**Neda Stefanovic, DDS, MSc, PhD** Faculty of Dental Medicine—Department of Orthodontics, University of Belgrade, Belgrade, Serbia

**Apostolos Tsolakis, DDS, MSD, PhD** Department of Orthodontics, Faculty of Dentistry, National and Kapodistrian University of Athens, Athens, Greece

**Yona R. Vandersluis, BSc, DDS, MSc (Ortho), FRCD(C)** Discipline of Orthodontics, Faculty of Dentistry, University of Toronto, Toronto, ON, Canada

**Sivabalan Vasudavan, BDSc, MDSc, MPH, MOrth RCS** Private Practice, Perth, WA, Australia

**Tyler Verhaeghe, DDS, MEd** Faculty of Dentistry, University of British Columbia, Vancouver, BC, Canada

## 审稿

**Mohamed-Nur Abdallah, BDS, MSc, PhD** Department of Orthodontics, School of Dentistry, University of Detroit Mercy, Detroit, MI, USA

**Walaa Magdy Ahmed, BDS, MSc, Dip Pros, PhD, FRCD(C)** Department of Restorative Dentistry, Faculty of Dentistry, King Abdulaziz University, Jeddah, Saudi Arabia
Faculty of Dentistry, University of British Columbia, Vancouver, BC, Canada

**Arthur Rodriguez Gonzalez Cortes, DDS, MSc, PhD** Department of Dental Surgery, Faculty of Dental Surgery, University of Malta, Msida, Malta

**Tiantong Lou, DMD, MSc, FRCDC (Ortho)** Private Practice, Toronto, ON, Canada

**Jean-Marc Retrouvey, DMD, MSc** Leo Rogers Endowed Chair and Professor, Department of Orthodontics, University Missouri Kansas City, Kansas City, MO, USA

**Shadi Samawi, BDS, MMedSci(Orth), MOrth RCSED** Samawi Dental and Orthodontic Center—SDOC, Amman, Jordan

**Yona R. Vandersluis, BSc, DDS, MSc (Ortho), FRCD(C)** Discipline of Orthodontics, Faculty of Dentistry, University of Toronto, Toronto, ON, Canada

# 主编简介
## About the Editors

吉恩–马克·雷特鲁维（Jean–Marc Retrouvey），美国密苏里大学堪萨斯城分校正畸学系Leo Rogers授衔主席，牙科博士，理学硕士，加拿大皇家牙医学院院士。

加拿大皇家牙医学院考官，加拿大国家牙科检查委员会顾问，美国正畸协会会员，美国牙医协会会员，美国Angle正畸医师东部协会会员，加拿大魁北克牙科学院院士，以及加拿大正畸协会前任主席。

曾获McGill牙科学会以及Wood、Katz和Silverstone卓越教学奖，加拿大麦吉尔大学Bravo奖。参与为新兴国家开展混合式教学HVO（Health Volunteer Overseas）项目，担任为发展中国家提供正畸课程的非营利性组织——国际牙科教育基金会主席。

担任美国国立卫生研究院支持的"成骨不全纵向研究"项目在牙科方面的主要研究者，曾担任"成骨不全中错𬌗畸形及颅面发育研究"项目的主要研究者。这些研究项目是由美国国立卫生研究院罕见疾病临床研究网络中的脆性骨病协会进行的，并已进展到二期临床试验。目前，担任美国国立卫生研究院支持的"使用隐形矫治器治疗Ⅲ型和Ⅳ型成骨不全患者的错𬌗畸形"项目的主要研究者。

穆罕默德–努尔·阿卜杜拉（Mohamed–Nur Abdallah），牙医，生物材料学家。除了在私人诊所工作外，他还担任美国底特律梅西大学正畸科副教授和加拿大多伦多大学牙科学院讲师。

于约旦大学取得牙科学位，然后作为全科牙医工作了3年。获加拿大麦吉尔大学生物材料专业硕士学位和颅面部健康科学博士学位。之后，于加拿大多伦多大学攻读正畸硕士学位，并在加拿大多伦多的Mt. Sinai医院（Lunenfeld–Tanenbaum研究所）担任研究生研究员。

获多个学术成就和奖项，包括国际牙科研究协会（IADR）颁发的正畸和颅面部临床与转化研究奖，以及多个牙科优秀研究生奖和加拿大南安大略省外科正畸联合治疗研究协会最佳临床报告奖。目前，已发表超过35篇论文和编写6本书的部分章节，并申请了3项专利。

# 译者名单
## Translators

**主　译**

房　兵

潘晓岗

**副 主 译**

夏伦果

郑小雯

**译　者**

（按姓名首字笔画为序）

刘　超　纪　芳　陈振琦　郑小雯

房　兵　夏伦果　唐国华　潘晓岗

**译者助理**

（按姓名首字笔画为序）

毕梦宁　吕皓冉　刘　璐　苏　晗

李忆凡　金泽华　周林曦　周郁葱

孟麟芝　姜　婷　秦雨晨　唐昕月

崔梦娟　潘　婧

以上均来自上海交通大学医学院附属第九人民医院

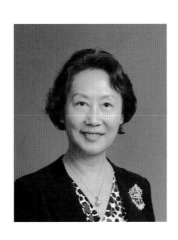

### 房 兵

教授，主任医师，博士生导师
上海交通大学医学院附属第九人民医院口腔正畸科主任
中华口腔医学会口腔正畸专业委员会候任主任委员
中华口腔医学会口腔美学专业委员会副主任委员
中国整形美容协会口腔整形美容分会副会长
上海口腔医学会口腔正畸专业委员会主任委员
国际牙医师学院（ICD）院士
美国Angle口腔正畸专业委员会委员
英国爱丁堡皇家外科学院院士及口腔正畸专科院士
国际考官

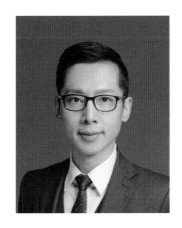

### 潘晓岗

口腔临床医学博士，主任医师，硕士生导师
上海交通大学医学院附属第九人民医院口腔正畸科
国内知名数字化隐形矫治技术应用及研发专家
中华口腔医学会口腔美学专业委员会常务委员
中华口腔医学会颞下颌关节病学及拾学专业委员会委员
上海口腔医学会口腔正畸专业委员会常务委员
《口腔正畸颌面矫形治疗图谱》主译
《隐形矫治CLEAR-ALIGNER》审校
《中国青少年隐形矫治专家共识2018》副主编
《超薄瓷贴面美学修复》副主编

# 目录
**Contents**

扫一扫即可浏览
参考文献

# 第1部分
## 正畸诊断技术
### Techniques Used in Orthodontic Diagnosis

# 第1章 人工智能时代正畸诊断的演变

## Evolution of the Orthodontic Diagnosis in the Age of Artificial Intelligence

Jean-Marc Retrouvey, Nearchos Panayi,
Apostolos Tsolakis

## 1.1 正畸诊断的目标

获取诊断信息以分析颅面复合体是现代正畸学中的重要目标。颅面结构是一个高度有序的整体，包含许多重要功能和动态相互作用。处于平衡状态的神经肌肉功能控制了呼吸、咀嚼、吞咽、言语和面部表情等诸多行为[1]。不同功能之间的相互作用在错𬌗畸形的发展中发挥了重要作用，但至今未完全阐明，也很难与当前的诊断方法相关联[2-3]。颞下颌关节是人体内最复杂的关节，可能与颅面功能障碍密切相关，但目前颞下颌关节成像尚未纳入正畸诊断常规流程，只能将牙科模型安装在半可调𬌗架上来模拟髁突与牙列的三维（3D）位置关系[4]。错𬌗畸形的发展涉及三维

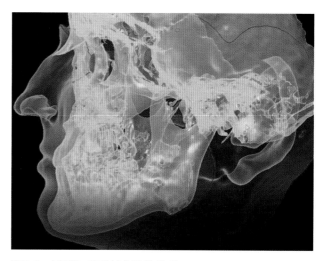

**图1.1** 牙列与颅面复合体的关系

（3D）空间及整个颅面复合体，传统方法很难获得足够的临床信息来进行准确诊断[5]。近年来，3D成像和数字化技术的发展显著增强了不同类型正畸检查记录间的整合能力，提高了正畸诊断的准确性[6]（图1.1）。

正畸诊断的目标是记录和分析牙列与周围颅面结构的相互关系，获得问题列表，从而制订治疗计划[7]。大量的信息来自正畸临床检查、2D X线片分析、正畸研究模型以及患者的其他相关记录，这些记录一般在咬合静止状态下得到[8-9]，仅能部分反映颅面和牙槽结构的复杂性，因此限制了其诊断能力[10]。传统的诊断和治疗计划制订过程患者

J.-M. Retrouvey (✉)
Leo Rogers Endowed Chair and Professor, Department of Orthodontics, University Missouri Kansas City, Kansas City, MO, USA
e-mail: jean-marc.retrouvey@umkc.edu

N. Panayi
Medical School of Athens, National and Kapodistrian University of Athens, Athens, Greece

Private Orthodontist, Limassol, Cyprus
e-mail: dr.panayi@cytanet.com.cy

A. Tsolakis
Department of Orthodontics, Faculty of Dentistry, National and Kapodistrian University of Athens, Athens, Greece
e-mail: apostso@otenet.gr

一般不在场，正畸记录旨在真实地反映患者的情况，保证以上程序顺利进行[11]。为了获得正畸诊断，除自18世纪以来广泛使用的石膏模型外，大多数正畸医生仍然主要依靠2D X线片，例如头颅侧位片[12]和全景片[13–14]。这些记录可以为正畸医生提供不同类型的信息，医生根据自己的临床经验整合信息得出不同的诊断。传统的2D X线片仅仅是3D物体的"投影"，记录了部分结构信息，将3D结构记录在2DX线片上导致大量的数据丢失[15]。因此，临床医生必须依靠相当的技能和经验，通过"正向传播"方法解读X线片，从而做出准确的诊断[16]，而这些传统正畸记录的每个元素有各种格式。它们不能被数字化整合创建虚拟患者用于诊断和制订治疗计划。传统诊断方法无法准确描述错𬌗畸形及相关3D颅面结构，这可能会导致不完整诊断或误诊[17–18]。因此，急需一组可整合的、能够重建真实患者解剖结构和功能的3D正畸记录，用于提高诊断准确性并确保治疗的有效实施[19–20]（图1.2）。

在过去的15年，正畸诊断领域发生了重大变化，包括数码摄影、数字化检查、CBCT[21]、数字化牙科模型[22]和口内扫描的应用。这些技术允许大量的临床信息进行整合，为正畸医生的诊断提供了更多可能。通过口内扫描、数码摄影和X线片等可以容易地实现患者信息的序列记录，方便治疗模拟及后续治疗计划的制订，甚至进行机构内3D打印[23]。虽然已取得上述进展，但我们仍然需要通过学习大量的知识来优化3D数字化技术在正畸记录中的使用[24]。最近，数据挖掘技术为正畸诊断的改善提供了新的可能[25]。收集和计算数字化正畸数据的目标是：

1. 获得对患者独特咬合和颅面结构的最准确描述

2. 有效存储数据

3. 模拟不同的治疗计划

4. 制订最终治疗计划

5. 将研究结果与其他错𬌗畸形进行比较

6. 便于分析治疗进展

7. 规划正颌手术

8. 生产个性化、定制化矫治器

9. 与其他学科交流（图1.3和图1.4）

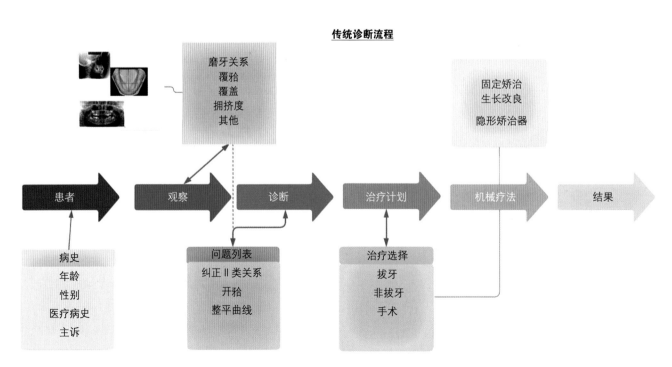

**图1.2** 传统的"前进式"工作流程规划正畸病例。始于患者终于结果，无反馈回路

## 1.2 正畸记录的演变

### 1.2.1 检查表

纸质表格被广泛用于患者相关信息的收集，包括问卷、医疗病史、口内外检查记录以及患者的主诉等。这些数据在治疗期间很少被回顾，并且几乎从未纳入任何数据库。

#### 1.2.1.1 牙科照片

牙科照片是几十年前引入口腔检查的[26]。口外照片可以提供有关患者面部特征的重要信息，口内照片则记录每颗牙齿的位置及其与其他牙齿或周围软组织间的相互关系[27]。除非经过适当地校准，牙科照片无法被量化，主要为大多数临床医生提供定性数据来验证他们对患者的观察[28]（图1.5）。

#### 1.2.1.2 全景片

全景片是基于Pickens等描述的焦点平面断层扫描原理[29]，能让临床医生在一张X线片上观察到所有的牙齿、颞下颌关节、牙槽骨及其他颅面部结构，在正畸领域得到广泛应用[14]。全景片作为常规诊断方法具有诸多优势，包括低成本、易读取和辐射剂量低等，但它更像一张筛查X线片，不能进行可靠的测量，也不能包含患者所有的解剖学及病理学信息。假阳性和假阴性都会经常发生[30]。如图1.6所示尖牙阻生，但是无法提供尖牙与其他牙齿的空间关系信息[31]，很难评估侧切牙牙根情况。而CBCT的使用则可以帮助临床医生准确评估侧切牙牙根情况（图1.7）。

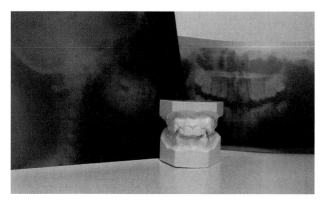

**图1.3** 由全景片、头颅侧位片和牙科模型组成的诊断工具组合

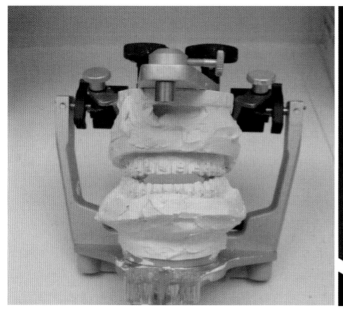

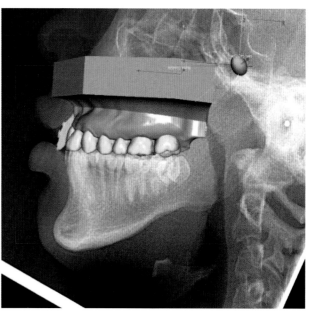

**图1.4** 半可调𬌗架和虚拟3D𬌗架使得牙科模型空间定位更准确

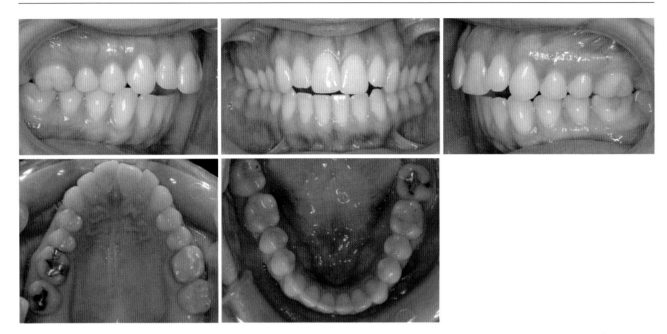

**图1.5**　口内照片

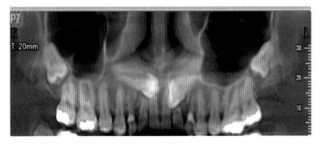

**图1.6**　全景片显示尖牙阻生

### 1.2.1.3　头颅侧位片

头颅侧位片描绘了整个颅面结构在矢状面上的投影[32]，主要用于测量分析，将患者的测量值与标准值进行对比[33]。头颅侧位片在正畸领域非常有价值，因为它可以量化评估上颌骨、下颌骨、牙列及其相互前后向和垂直向空间关系[34]。髁突、颞窝和鼻道等解剖结构不在正中矢状面上，有时难以识别[35]。2D后前位头影分析中使用的标志点通常难以识别，虽然其对于水平向分析非常有用，但一般不作为常规的正畸记录[36]（图1.8）。

### 1.2.1.4　正畸研究模型

正畸研究模型通常由以正中咬合关系修整的自由后立式上颌和下颌模型组成，传统模型是由熟石膏制成，提供了包含多参数的重要信息，对正畸诊断及治疗计划的制订具有重要影响[37]。该模型有助于获取关于牙列相对空间关系的信息，对牙和牙槽结构进行测量，但其与周围颅面复合体及髁突位置的相对关系无法定位。此外，正畸研究模型无法准确评估牙根位置及其与周围牙槽骨的关系。在石膏模型上模拟正畸治疗计划也非常耗时、耗力，总体来讲，正畸研究模型的诊断能力相对于数字化模型较差[38-39]（图1.9）。

在过去，传统的诊断方法帮助正畸医生获得合理的、准确的诊断[40]，但在当前的数字化时代，通过碎片化的2D记录获取诊断的有效性受到了极大挑战。传统的正畸记录由于分散的信息记录格式造成了大量的临床信息丢失，因此即使结合详尽的临床检查，也不能显著提高诊断能力[16,40-41]。

图1.7 同一患者CBCT显示侧切牙牙根吸收

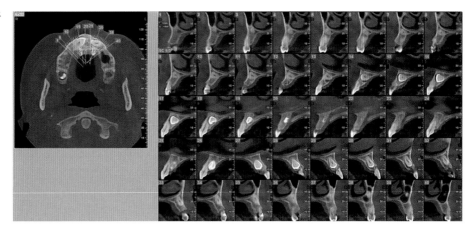

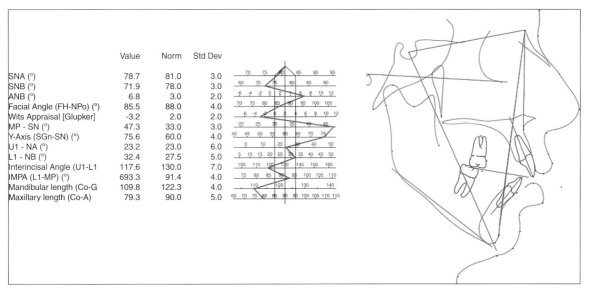

| | Value | Norm | Std Dev |
|---|---|---|---|
| SNA (°) | 78.7 | 81.0 | 3.0 |
| SNB (°) | 71.9 | 78.0 | 3.0 |
| ANB (°) | 6.8 | 3.0 | 2.0 |
| Facial Angle (FH-NPo) (°) | 85.5 | 88.0 | 4.0 |
| Wits Appraisal [Glupker] | -3.2 | 2.0 | 2.0 |
| MP - SN (°) | 47.3 | 33.0 | 3.0 |
| Y-Axis (SGn-SN) (°) | 75.6 | 60.0 | 4.0 |
| U1 - NA (°) | 23.2 | 23.0 | 6.0 |
| L1 - NB (°) | 32.4 | 27.5 | 5.0 |
| Interincisal Angle (U1-L1) | 117.6 | 130.0 | 7.0 |
| IMPA (L1-MP) (°) | 693.3 | 91.4 | 4.0 |
| Mandibular length (Co-G) | 109.8 | 122.3 | 4.0 |
| Maxillary length (Co-A) | 79.3 | 90.0 | 5.0 |

图1.8 头颅侧位片与头影测量分析

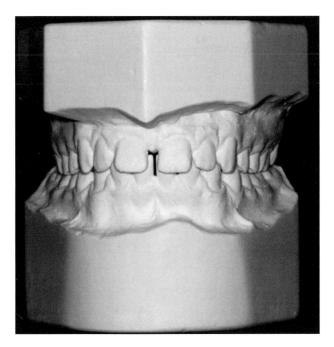

图1.9 按照正畸标准修整的牙科模型。与颅骨结构没有空间关系

## 1.3 3D数字化正畸记录的基本原理：一种更准确地分析颅面复合体的方法

数字化技术因其准确度、速度和再现性在正畸界受到广泛认可[42]。在数字化的正畸治疗室，患者档案在初次就诊之前就已经由实践管理软件创建。在正畸诊断阶段，电子正畸筛查表、3D X线片记录（例如DICOM文件格式的CBCT）、口内照片、口腔内牙列扫描（STL格式）等都可以合并到患者的数据集中[43]，该数据集随后被传输到计算机辅助设计（CAD）软件，用于创建针对某一患者的个性化和交互式的3D重建。这种数字化集成数据最有前途的应用之一是分析一种错殆畸形及其周围颅面结构的多个变量的能力，允许正畸医生针对患者的特定需求制订最佳的治疗计划[44-45]。借助

这项技术，可同时对颅面结构、咬合和牙槽骨进行3D分析，从而制订最合适的治疗计划和替代方案。经患者同意后，利用计算机辅助设计（CAD）软件和计算机辅助制造（CAM）技术，整合的数据集也可用于制作个性化矫治器。整个治疗过程的定制化和个性化是数字化技术的主要优势[46]。目前，透明矫治器和固定矫治器都可以实现机构内生产[47]。

患者的电子档案创建后，任何图表、信息和数字化记录都可以被添加。这些文件可以保存在本地服务器中或使用云储存，数据可用于制订治疗计划或通过互联网与患者及其他临床医生进行沟通[48]。数据备份也可定期自动进行。数字化图表以患者为中心，其他临床医生可以将信息添加到共享文件中，同时保存他们的原始数据集[10]。数字化文件的主要优点是可共享性、可检索性和可储存性，主要缺点是基于云或服务器的文件可以被黑客入侵[49]。公司通常会收取年费来保证文件的存储和/或安全，这笔费用对正畸诊所而言可能是一笔重大开支（图1.10）。

### 1.3.1　数码摄影

数码摄影在21世纪早期开始流行[28]。数字化格式允许临床医生可以在多个地点存储和使用图像。Photoshop™（San Jose，California，USA）和DigitalSmileDesign™（Madrid，Spain）等图像处理软件可应用于提高图像质量、进行图像编辑，并轻易地将数码照片添加到数据集[50]。虽然大多数市售软件都使用2D图像，但这些临床照片的数字化重建与同类产品相比仍然具有显著优势，尤其在结合CBCT和口内扫描的情况下[51]。第2章将详细介绍口腔摄影结合CBCT和口内扫描时的重要诊断作用（图1.11）。

3D摄影技术，例如3DMD™（Atlanta，Georgia，USA）开发的，其通过一套特殊装置（包括以特定角度放置的两台相机）来创建3D图像。它们使用复杂的算法将两台相机捕获的3D数据以数字化方式重建患者的面部特征。这项技术成本高且应用范围相对小，因此更常用于研究领域，在正畸临床中未被广泛采用[52]（图1.12和表1.1）。

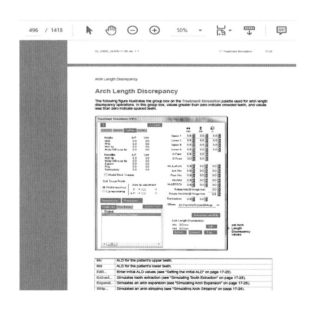

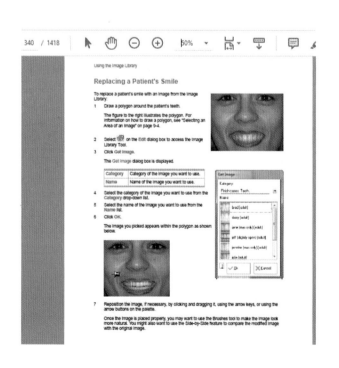

**图1.10**　具有数据输入功能的电子表格示例

**图1.11** 基于扫描模型的微笑设计软件

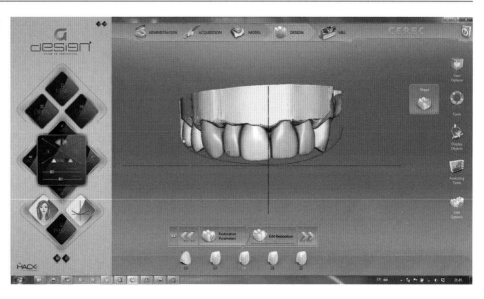

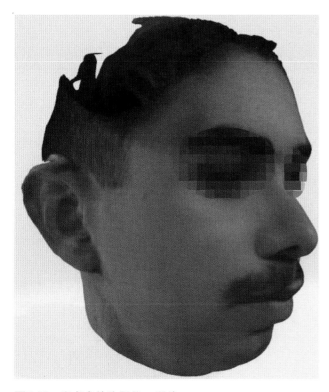

**图1.12** 患者术前阶段的3D照片

**表1.1** 2D照片和3D照片的比较

| 比较 | 2D照片 | 3D照片 |
| --- | --- | --- |
| 镜头 | 有角度的多镜头 | 单镜头 |
| 与CBCT结合 | 否 | 是 |
| 捕获 | 静止的 | 静止的 |
| 正颌手术计划 | 满意的 | 优秀的 |
| 手术结果预测 | 满意的 | 优秀的 |
| 颜面畸形（综合征，裂） | 满意的 | 优秀的 |

### 1.3.1.1 CBCT

由于2D X线片在描绘颜面结构上的准确度有限，开发3D成像系统应用于正畸诊断十分必要[53]。1967年，Sir Godfrey N. Hounsfield发明了锥形束计算机断层扫描成像（CBCT）技术，最初应用于大医疗成像[54]。1996年，QR s.r.l™（NewTom 9000）首次研发颜面锥形束机器，3D成像使得正畸医生能够从不同角度观察颜面复合体，并通过更改软件参数专注于不同的结构（牙齿、骨骼和软组织等）。与传统2D X线片相比，不同平面的断层扫描提供了更多的细节信息。CBCT可以取代正畸常用的大部分X线片，包括全景片以及头颅侧位片。巨大的技术进步减少了获得有效CBCT所需的辐射剂量和暴露时间，同时图像质量大大提高。CBCT技术及其适应证将在后面的章节进一步讨论（图1.13）。

骨密度只能通过CT值近似估计，在CBCT中不完全可靠[55]。相比于传统的2D X线片，CBCT可以为正畸医生提供以下优势[56-57]：

1. 更准确地显示颜面结构
2. 更精确的数据
3. 观察结构的确切位置和形状
4. 没有射线投影错误
5. 结构无放大或变形
6. 易于识别标志点

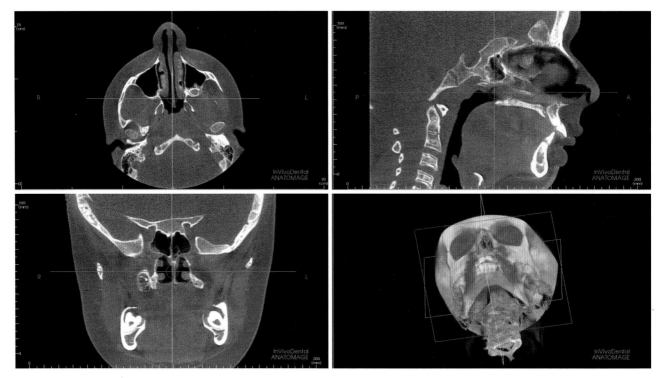

**图1.13**　12岁严重错殆畸形患者的CBCT图像

7. 与3D人脸照片重叠
8. 准确比较同一患者的多个CBCT[58]（图1.14和图1.15）

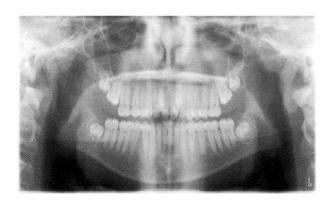

**图1.14**　2D全景片未显示髁突变化

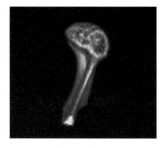

**图1.15**　3D X线片显示同一患者的髁突吸收

**重新格式化的全景片和头颅侧位片**

　　CBCT软件为正畸诊断程序提供了许多有用的功能，包括数字化重建全景片（不完全包含传统全景片的所有信息）以及来自CBCT数据集的头颅侧位片[59]。在CBCT的正中矢状面可以精确地观察颅底角，这是颅面疾病患者的一项重要测量，在传统的头影测量片中难以获得[60]（图1.16）。

**3D头影测量分析**

　　目前，3D头影测量分析相对于2D头影测量分析的优势尚不明显，因此在正畸和正颌外科临床中未被广泛接受[61-62]。人工智能通过自动体素识别，拥有将CBCT数据集整合到3D头影测量分析中的潜力[63]，这将使3D头影测量分析成为正畸诊断常规流程的一部分，提高重叠的准确性。它还将在临床医生识别、量化颅面不对称以及生长缺陷方面提供帮助[64]（图1.17；表1.2）。

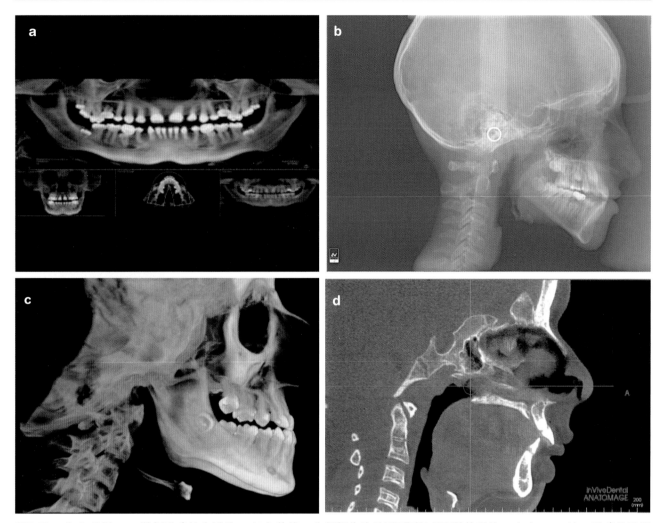

**图1.16** （a）根据CBCT数据重建的全景片；（b）传统2D头颅侧位片显示不同的颅面结构重叠；（c）CBCT的3D重建显示颅面结构的3D关系；（d）CBCT的正中矢状面清楚地显示颅底结构

#### 1.3.1.2 口内扫描仪和数字化牙科模型

在口内扫描仪出现之前，数字化牙科模型一般是通过台式扫描仪或CT扫描制作，数字化立体光刻文件（也称为标准镶嵌语言/STL）应运而生[65]。20世纪80年代，Cerec™推出了第一台口内扫描仪用于口腔修复科[66]；20世纪90年代，Itero™紧随其后引入全牙弓口内扫描仪，目前已有多个品牌的口内扫描仪上市销售，均采用STL或PLY文件格式记录牙科相关解剖结构。在正畸诊断和治疗中，数字化正畸模型已被证实和石膏模型同样可靠[67]。

**运用STL 3D数字化正畸模型和软件程序进行牙列分析**

在许多正畸实践中，3D数字化正畸模型已取代石膏模型，这些数字化模型以STL格式存储，随后导入软件对牙列进行诊断分析。通过软件程序医生可观察咬合接触、覆𬜬、覆盖、磨牙和尖牙关系。STL虚拟模型的主要优点是多功能性，单个STL文件可用于记录保存、模拟、重叠以及比较不同治疗方案[68]。该软件还可进行常规正畸分析（例如牙/牙弓尺寸分析、Bolton指数分析、尖牙间和磨牙间测量），并且具有高效性和准确性[69]（图1.18）。

**图1.17**　（a）侧位3D头影测量分析；（b）前后位3D头影测量分析

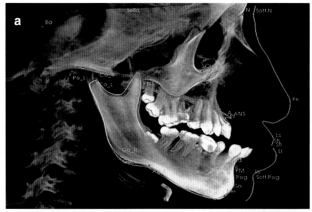

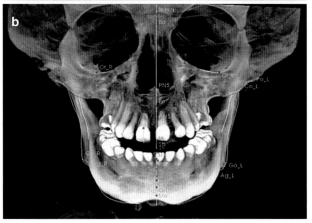

**表1.2**　全景片与CBCT对比

| 问题 | 全景片 | CBCT |
| --- | --- | --- |
| 牙齿融合 | ++ | +++ |
| 裂 | + | +++ |
| 多生牙 | + | +++ |
| 骨密度 | – | ++ |
| 颞下颌关节评估 | + | +++ |
| 骨病理学 | ++ | +++ |
| 牙根吸收 | + | +++ |
| 种植体支抗位置 | – | +++ |
| 牙根部靠近窦腔评估 | ++ | +++ |
| 牙根长度（发育不全） | + | +++ |

–无法评估，+有限诊断价值，++中等诊断价值，+++可靠诊断价值

在STL虚拟文件中，上下颌数字化模型是单独的"实体"，在治疗模拟或虚拟正畸中需要对牙列进行分割，这主要通过某些软件中的牙齿识别功能辅助人工智能实现[70]。分割后，每颗牙齿都会与相邻的牙齿以及牙龈基部分离，从而实现在3D

空间平面上的移动[71]。这些软件程序可进行真实的和准确的牙列移动，用于正畸牙齿移动模拟[72]。3Shape™（Copenhagen，Denmark）、Onyxceph™（Chemnitz，Germany）、Maestro™（New Age，Piza，Italy）、SureSmile™（Orametrix，Richardson，USA）、Deltaface（Limoges，France）以及Align™（San Jose，California，USA）是一些目前市售的软件程序[73]（图1.19）。

在牙齿被分割的前提下，正畸医生可使用CAD模拟正畸治疗计划，从而生产透明矫治器[74]。通过不同的算法临床牙冠可被移动到所需的位置，这些移动的距离和方向被记录在3D空间平面[75]。但是，STL正畸模型文件不包含牙根定位数据。因此，软件会通过计算模拟出牙根的近似位置。医生批准后，软件会进一步对牙齿移动进行特定的生物力学分析，添加邻面去釉、附件及其他辅助装置。整个牙齿移动过程会被分割为多个阶段并转移到CAM软件中，完成矫治器分步后进入个性

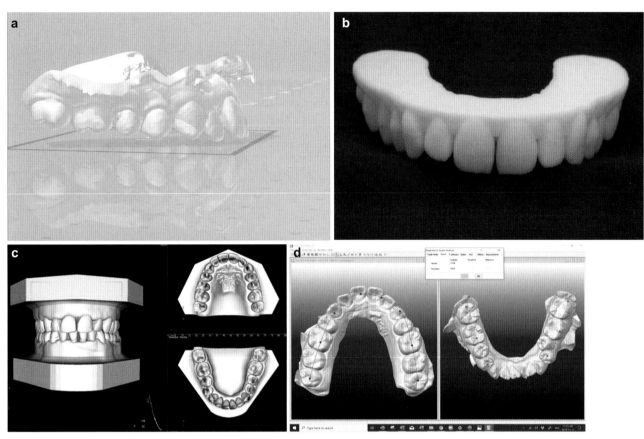

**图1.18** （a）立体光刻文件；（b）使用熔融沉积建模的3D模型；（c）使用DDP™软件进行咬合映射；（d）使用OrthoCAD™进行牙弓测量

**图1.19** 使用3Shape™ Ortho Analyzer软件进行自动牙齿分割

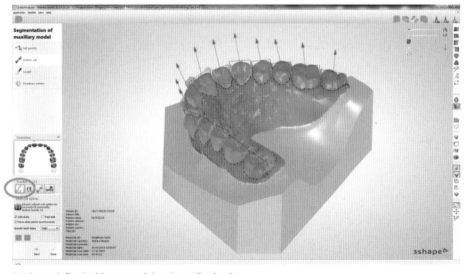

化矫治器生产[76-77]。值得注意的是，STL文件允许牙弓的分割并可以进行治疗模拟，但这一过程没有将牙列与周围颅面结构相关联，无法准确预测生物学反应，因此无法完全实现精准的牙齿移动[78]（图1.20和图1.21）。

目前，最流行的应用CAD/CAM技术生产的矫治器是透明矫治器和间接粘接托盘。近些年，联合治疗模拟和生产个性化托槽系统的独特优势，CAD/CAM定制化托槽被成功引入正畸领域[79]。舌侧正畸也采用了此系统的部分功能[80]。SureSmile™（Orametrix，Richardson，USA）提倡使用机器人进行弓丝弯制，成为这一技术应用于正畸个性化治疗的另一示例[81]（图1.22）。

### 1.3.2　3D文件的集成：STL和DICOM融合

获得CBCT、口内扫描和数码照片是为了准确地再现患者的3D牙颌面形态[82]。Anatomage™（Santa Clara，USA）等软件可以将来自CBCT的DICOM数据集与口内扫描的STL集成文件相结合，该软件还可包含2D或3D照片以创建逼真的和准确的虚拟患者[83]。不同文件的结合有助于将牙列定位

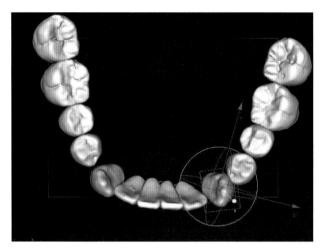

**图1.20**　使用DDP软件对牙齿进行3D再定位

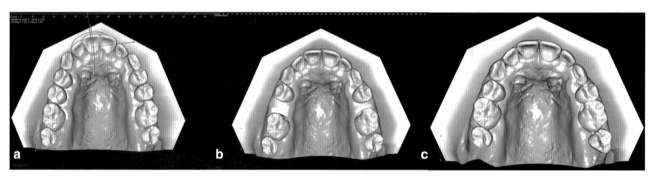

**图1.21**　3D牙齿移动。（a）正畸牙齿移动前；（b）治疗中期；（c）治疗后

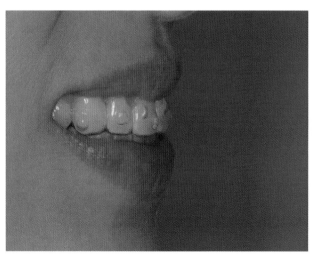

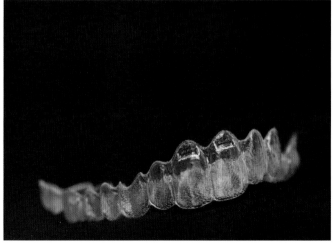

**图1.22**　Invisalign™公司的透明矫治器

在相对于周围颅面结构的准确空间位置。这一过程对于传统的碎片化的2D诊断记录是一个重大的进步[84]。将准确的牙根定位数据添加到临床牙冠的

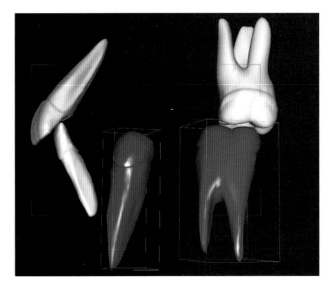

**图1.23** 使用DDP™软件将牙齿进行分割并整合到CBCT进行生物力学模拟

空间位置，进一步增强了临床结果的可预测性[43]。因此，一个新的完全整合的牙槽复合体及其周围颅面结构的3D空间关系就此获得，并可以进行可靠的研究和评估。最终，随着人工智能和大数据的合理利用，这些模拟软件能够合理地预测临床牙冠和牙根相对于牙槽骨将如何移动，同时预测其周围颅面结构的临床变化[85]（图1.23）。

目前，市售的正畸模拟软件很难实现STL和DICOM的无缝整合。很多公司正在更新软件版本，能够从DICOM文件中分割出每颗牙齿和牙根，再重新组装为STL正畸模型文件。图1.24是一个例子，展示了通过STL、CBCT和DDP模拟软件的完全整合来实现临床牙冠和牙根的同步移动[83]（图1.25）。

**图1.24** （a）从口内扫描获得的STL文件；（b）患者的CBCT；（c）使用CBCT中的密度工具分割牙列。牙列的3D位置很明显；（d）STL和DICOM文件的融合

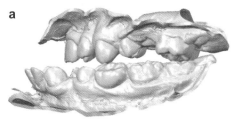
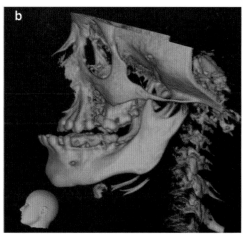
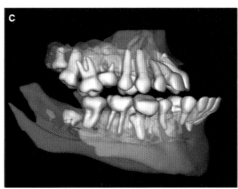
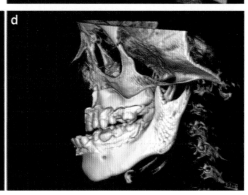

## 1.4　数据挖掘、人工智能和机器学习简介

DICOM和STL文件的整合使得临床医生能够将静止状态下的临床牙冠及牙根与周围的颅面结构

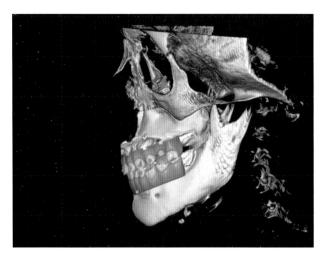

**图1.25**　可视化流程由手动操作软件启动。3个软件叠加但不集成

联系起来。由于正畸牙齿移动的幅度和方向可以通过软件持续记录，接下来的步骤是将所有收集的数据输入统计模型，来提高我们对所有诊断变量和由此产生的移动之间潜在相关性的理解[86]。

Zhao等指出，医生缺乏基于结果反馈校准诊断决策的系统性方法[87]。这一现象也适用于正畸医生，因为大多数诊断都是单向的并基于医生的主观经验，且治疗结果未被作为反馈改善未来的结果（图1.26）。

数字化诊断的下一个前沿是引入正畸数据挖掘。在过去的10年中，人工智能（AI）和机器学习已经彻底改变医学数据的使用。"人工智能是计算机科学的一个分支，能够分析复杂的医疗数据。它们具有发掘数据集内有意义关系的潜力，

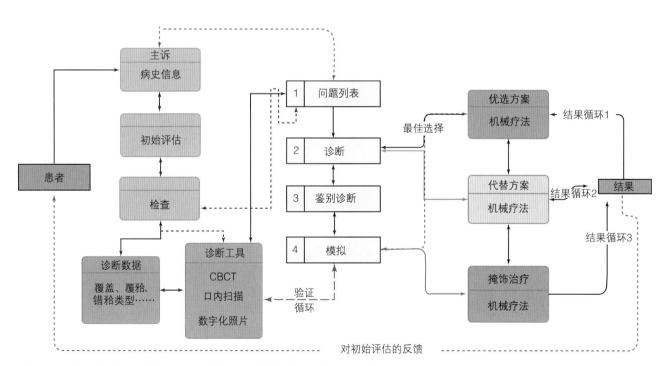

**图1.26**　具有反馈的3D诊断流程允许临床医生审查和评估治疗方法的有效性

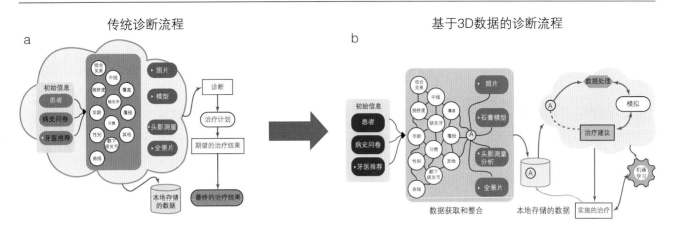

传统诊断流程　　　　　　　　　　　　　　基于3D数据的诊断流程

**图1.27**　（a）云端存储3D数据的传统方法和治疗方案设计；（b）可以用于协助正畸治疗的神经网络。数据被输入深度学习神经网络。分析数据并预测结果。最终结果可能会上传到网络中来加强预测。神经网络也会对治疗结果进行学习，并调整特定错殆畸形中各个参数的权重

并用于诊断、治疗和预测多种临床场景下的治疗结果[88]。"此技术可用于新的3D正畸诊断。人工智能可以通过深度学习和构建神经网络来预测针对特定错殆畸形最可能的治疗方法。通过学习大量的错殆畸形及治疗结果，人工智能创建具有多种不同变量（如覆殆、覆盖和拥挤度）的编程分层并为每个变量分配权重，最终"学习"准确诊断和治疗方案制订的模式[89]。与普遍的误解相反，机器学习需要大量的知识输入，且只能进行半重复性学习并自行构建学习模式。它缺乏感知和直觉[90]。因此，人工智能需要正畸医生的知识和经验作为机器学习的关键输入。它允许正畸医生测试不同的备选治疗方案，同时将结果作为反馈机制，以构建一个更深层次和更强大的学习系统[91]。这种新方法包括不断纠正赋予变量的权重，进行大量的数据收集、处理和分析，或许可极大改善正畸治疗结果[92]。例如人工智能（AI）、机器学习及大量CBCT数据的集成可以更好地预测面部生长并创造有针对性的治疗方法[93]。然而，这一过程的成功仍然依赖于正畸医生丰富的知识和经验（图1.27）。

## 1.5　结论

本章回顾了传统的正畸诊断过程，该过程只允许临床医生通过"正向反馈"诊断错殆畸形，主要决定于医生的经验和治疗理念，这种做法往往缺乏科学依据，容易导致意见分歧，提倡机械化而不是综合性的治疗方法。3D诊断的引入结合了CBCT和口内扫描，进一步增强了正畸医生的诊断能力。目前的技术仍然允许大量诊断数据的引入。尽管技术进步，但正畸诊断流程基本保持不变。一个集合了所有3D诊断数据和AI机器学习的全新的数字化诊断模式正在慢慢兴起。神经网络构建和机器学习已经被多家隐形矫治公司应用，具有提高正畸医生诊断准确性和治疗能力的巨大潜能。基于大量错殆畸形的成功治疗结果，可以将诊断数据导入神经网络以预测治疗结果的可能性，最终达到预期的技术进步。最后，正畸医生的知识和经验仍然非常重要，当与专门设计的神经网络结合使用时，这种数字化驱动的、统计健全的诊断方法将提高正畸医生的诊断和治疗能力（图1.28）。

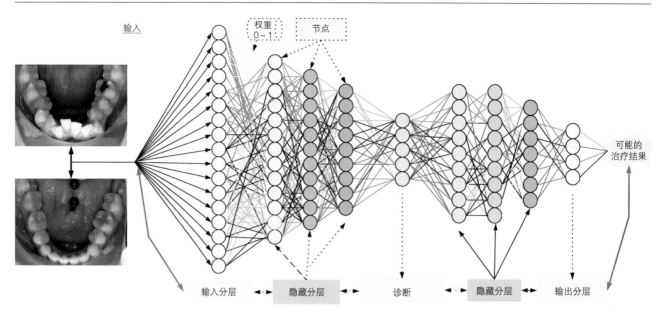

**图1.28** 描述了一种为正畸诊断开发的潜在神经网络。一些最常见的正畸变量（1~n）显示在图纸的最左侧，根据不同变量对于错𬌗畸形严重程度的影响进行"加权"，分层排列的节点通过激活功能来模拟神经活动；最后，逆向反馈发生在神经网络"学习"识别模式并据此调整"权重"。这些网络可以处理和关联大量的对正畸医生而言可能不明显的数据，得到可能出现的结果，帮助正畸医生做出最合适的决定

# 第2章 口腔摄影在正畸诊断及治疗计划制订中的应用

## Use of Dental Photography in Orthodontic Diagnosis and Treatment Planning

Suzanne Lacombe, Marius Hack, Shadi Samawi

## 2.1 概述

1827年，Joseph Niepce在约8小时曝光后获得了有记录以来的第一张照片[1]。1839年，Louis Jacques Daguerre发明了光敏铜板[2]。1888年，George Eastman制造了第一台使用干式胶片的相机[3]。1974年，来自柯达的工程师David Lewis和Steve Sasson创造了第一台数码相机原型。1986年，Canon将第一台模拟电子相机（RC–701）商业化。从那时起，摄影技术有了巨大的发展。自从1850年首次使用它来记录"手术前后"的照片以来，摄影在口腔领域变得越来越重要（图2.1）。

作为正畸标准记录的一部分，摄影功能非常有价值[4]。有人说，一张照片胜过千言万语，在我们口腔摄影界，Glenner和Davis（1990）说："口腔照片补充并超越了文字。"这是在用多么富有诗意的方式来描述临床口腔摄影！照片真实再现了软硬组织，对全面的记录做出了重大贡献。它们也有助于医生与患者或其监护人之间进行有效沟通。照片有

力地支持多学科治疗计划的制订和口腔专业人士之间的交流。照片也对治疗前、中、后提供了准确可靠的记录[5]。临床摄影是有效的、有价值的，因为它提供信息准确，并且随着时间的推移，重要且可重复[6-8]。

正畸临床照片非常宝贵，因为它们：

- 忠实地再现了面部软硬组织
- 实现与患者的有效、有价值沟通
- 非常有助于获得全面记录
- 支持口腔专业人士之间的多学科规划和交流
- 提供随时可用、准确可靠的治疗前、中、后记录

高质量临床影像的实用性再怎么强调也不为过。在口腔资料的所有组成部分（X线片、研究模型、3D扫描）中，摄影是侵入性最小、最具视觉吸引力的[5]。由于没有一种工具全面到可以直接进行诊断，因此摄影增加了正畸医生的诊断依据[9]（图2.2）。

## 2.2 口腔数码摄影器材的组成

- "相机应该是每位口腔医生标准配置的一部分"[5,7]

数码照片现在可以通过智能手机、平板电脑、数码相机、数码单反（DSLR）相机，以及最近出现的微单相机轻松获得。临床影像是一种重要的诊断

S. Lacombe (✉)
Department of Orthodontics, University of Missouri Kansas City, Kansas City, MO, USA
e-mail: suzanne.lacombe@umkc.edu

M. Hack
Hack Dental, Răzvad, Romania
e-mail: marius@hack.dental

S. Samawi
Samawi Dental and Orthodontic Center—SDOC, Amman, Jordan

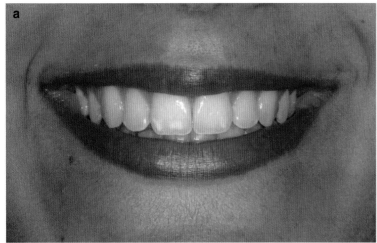
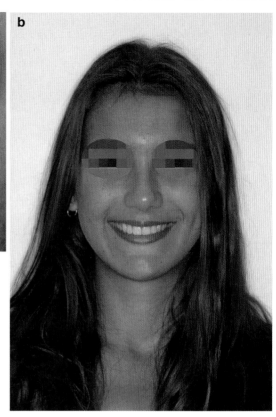

**图2.1** （a）近距离的微笑；（b）微笑的脸

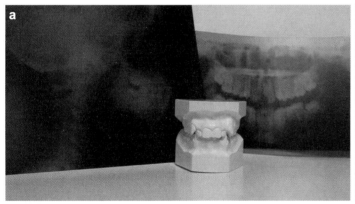
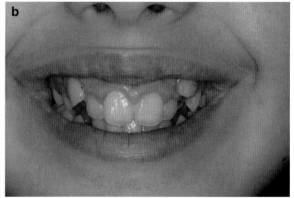

**图2.2** （a）牙科记录：头颅侧位片、全景片、石膏模型；（b）照片资料

工具，它们在患者和口腔专业人士的沟通过程中起到的重要作用不容小觑。为了对正畸过程进行全面而有效的记录，这些照片必须是高质量、标准化、经过仔细分析、有条理的保存，并且以医疗数据所需的保密性存储[10]。

一张高质量的口腔图像必须清晰、无变形[11]，正确曝光口腔内和面部特征。它还必须真实呈现牙列和周围组织的色调及颜色，避免不必要的伪影，经过校准后可以使用和复制。目前，这些严格的要求只能通过数码单反相机[12-13]以及最新的微单相机来满足。

我们必须牢记，在一个繁忙的正畸诊所，摄影设备一定要保持设置简单、易于工作人员操作。但是，要根据预设的严格流程，使结果必须是一致的、可预测的及可复制的。

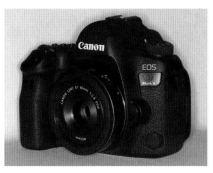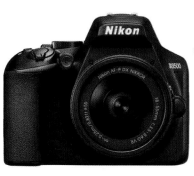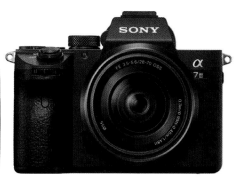

**图2.3**　数码单反相机和微单相机。从左到右：Canon、Nikon、Sony

## 2.2.1　相机机身

袖珍相机之所以流行，部分原因在于其设置简单且自动化、价格较低。它们具有体积小、重量轻、没有经验也容易使用的优点。然而，袖珍相机的微距功能有限、图像质量普通，尤其是在光线不足的情况下，图像质量适中，集成闪光灯不足以拍摄近距离照片[14-15]。

在过去10年中，智能手机已经成为人人都在使用的"相机"[16]。虽然通过各种应用程序和Wi-Fi使拍摄和分享变得容易，但智能手机拍摄的照片尚未达到良好临床数据所需的标准[17]。

文献中普遍认为数码单反相机和最近的微单相机（图2.3）最适合医学摄影[7,18]。当需要完全操控摄影流程时（例如口腔临床摄影），强烈推荐使用数码单反相机和微单相机。然而，没有必要一味追求出色的结果而选择最昂贵的器材（表2.1）。

**表2.1**　正畸设置中数码单反相机的优缺点

| 优点 | 缺点 |
| --- | --- |
| 传感器更大，拍摄的图像质量更高 | 更贵 |
| 可以精细地控制设置 | 操作人员需要更多的专业知识 |
| 可即时查看的LCD屏幕 | 更重 |
| 矩形图片 | 更高的学习曲线 |
| 图像具有一致性和可重复性 | 对于新手不友好 |

## 2.2.2　镜头

口腔摄影包括近距离拍摄牙列和相对近距离（1.2～1.5m）拍摄口外照片。选择合适的镜头对于获得精确且可重复、失真最小的照片至关重要[19]。85～105mm的定焦微距镜头可实现出色的口内、口外摄影，比例最真实，被摄对象的失真程度最小（图2.4）。这些镜头短而轻，无需三脚架即可使用。不推荐使用变焦镜头，因为变焦镜头在放大时倍率不太稳定，微距聚焦能力有限，亮度较低，图像的清晰度略低于定焦镜头（表2.2）。

## 2.2.3　闪光灯组件

光线是摄影中最重要的因素[20]。需要非常高的焦比（f-stop）（非常小的光圈：f/22或更小）来获得足够的景深，实现整个牙列的清晰。这就需要使用辅助光源，使充足的光线持续地照射口腔。

### 2.2.3.1　相机内置和弹出式闪光灯

相机内置的闪光灯（镜头上方）是单点闪光灯，在牙科摄影中并不理想，因为它的位置较为不利，在镜头上方会产生很大的阴影，导致拍摄对象上的光线分布不均匀。与集成在相机机身上的闪光灯不同，外置闪光灯的安装方式使其能够提供最佳的、均匀且无阴影的口内照明。

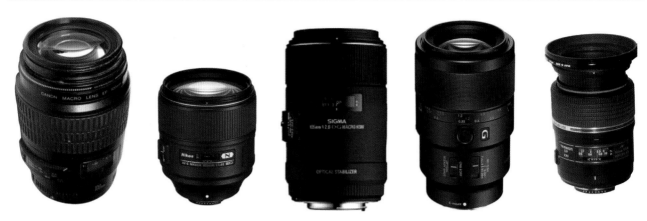

**图2.4**    用于口腔摄影的不同微距镜头。从左到右：Canon 100mm™、Nikon 105mm™、Sigma 105mm™、Sony MacroG 90mm™、Tamron 90mm™

**表2.2**    微距镜头在牙科摄影中的优点

| 微距镜头 | 变焦镜头 |
| --- | --- |
| 图像质量高 | 图像质量普通 |
| 可调节和改善放大倍率 | 功能多且更加便利 |
| 亮度较好 | 携带的设备更少 |
| 口内、口外摄影时均与被摄对象保持良好距离 | 距离可变 |
| 图片具有可重复性 | 再现图像时具有可变性 |
| 与变焦镜头相比提高了清晰度 | 不如定焦微距镜头清晰 |

### 2.2.3.2    环形闪光灯

环形闪光灯是位于镜头周围的圆形闪光灯。该闪光系统提供均匀照明，可以消除任何阴影，创建了一个没有影深的平面图像。环形闪光灯使用方便，是手术、充填治疗、修复摄影和正畸摄影中涉及后牙段、不希望有阴影时的理想选择。然而，由于没有阴影，对牙齿覆盖的拍摄效果很差[8]（图2.5）。

### 2.2.3.3    双点闪光灯支架（带或不带漫射器）

为了避免由于环形闪光灯产生的阴影不足从而导致图像深度损失，可以用与环形闪光灯相同的方法将双点闪光灯组件安装连接到镜头上（图2.6）。R1系统有两个或更多闪光灯（图2.6b）。R2系统配备了可伸缩臂，可将闪光灯移动至更为侧面的位置和方向（图2.6a）。双点闪光灯有助于构建更柔和的阴影，从而提高人像的质量。漫射器，也称为

闪光灯漫射器，是一种简单的光调节器，通常由白色、半透明塑料或反射材料制成，安装在闪光灯上来散射闪光灯的光线。它们可以柔化阴影并减少闪光灯对牙列表面的反射。如果闪光灯位置不正确，带有可伸缩臂的R2系统可能会在口内后牙段产生阴影。双点闪光灯需要更多的操作，结果取决于操作者的专业知识[8]。它们更适合专业摄影师，可能不太适合忙碌的正畸诊所（表2.3和表2.4）。

### 2.2.4    数码单反相机、微距镜头和外置闪光灯使用原理的总结

为了在口腔诊所实现高质量的口腔临床摄影，应使用高质量的相机机身、微距镜头和适合微距摄影的专用闪光灯[20]。正确设置相机的能力和知识是最重要的。一开始或许超出预算，但是该相机系统可以使用多年而无需升级，一次投资将获得持续的回报。

临床照片应下载并保存在与数码X线片相同的软件中，作为综合资料的一部分（表2.5）。

## 2.3    口腔摄影技术

### 2.3.1    口外摄影

正畸治疗包括重要的美学组成部分，正畸治疗

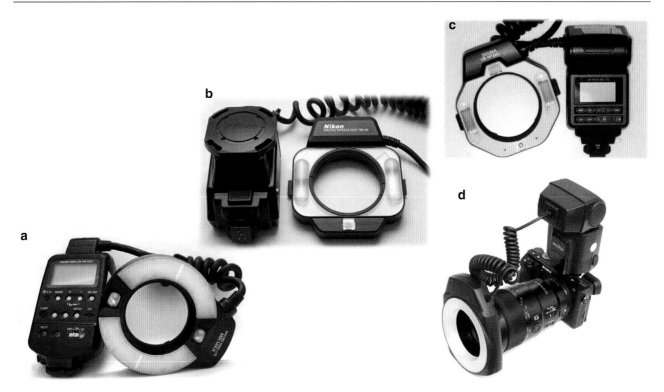

**图2.5**　用于数字化牙科摄影的不同环形闪光灯。（a）Canon MR14EX；（b）Nikon SB29；（c）Sigma EM140；（d）Godox ML150

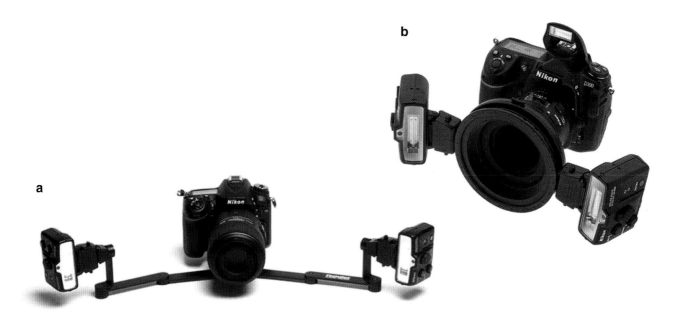

**图2.6**　双点闪光灯。（a）Nikon带有R2双点闪光灯支架；（b）Nikon 4804带有R1无线双点闪光系统

过程中应有口外照片及口内照片。人像摄影因其临床价值而被应用于正畸治疗。因此，必须严格按照规程以保证摄影的质量及可重复性。拍摄患者口外照片时，应使用与口内照片相同的相机、镜头和闪光灯装置[7]。将相机设置为人像模式竖直放置。不需要助手或其他特殊配件。拍摄口外照片时，患者站立或笔直坐在平坦、无反射的背景前，摄影师和患者之间的距离必须保持不变，从而确保照片在一段时间内的一致性和可重复性[21]（图2.7）。

**表2.3**　数码闪光摄影的优缺点

| 优点 | 缺点 |
| --- | --- |
| 闪光灯消除了相机抖动（照片不会模糊） | 设备与电池增加额外的成本 |
| 高强度的光可以使用小孔径，从而得到清晰的牙列图像 | 必须进行正确的设置，过强的闪光会造成拍摄对象失明 |
| 闪光灯的色彩平衡是太阳光的色彩平衡（白平衡设置为"闪光"会产生逼真的色彩） | 设备重量增加 |
| 外置闪光灯足够小巧轻便，可以进行手持摄影 | 闪光灯系统特别是R1和R2系统的体积可能会吓到患者 |
| 生成的图片吸引人、有说服力 | 操作员需要另外的培训 |

**表2.5**　数码单反相机的优缺点

| 优点 | 缺点 |
| --- | --- |
| 出色的图像质量 | |
| 完全控制光线、光圈、放大倍率、色彩 | 操作人员需要更多的专业知识 |
| 可以使用合适的镜头将图像失真降至最低 | |
| 可用于口腔摄影中口内、口外照片的拍摄 | 可能需要助手协助 |
| 可立即查看的LCD显示器屏幕 | 较重 |
| 矩形图片 | 更高的学习曲线 |
| 图像具有一致性和可重复性 | 对于新手不友好 |
| 可以长期使用，性价比高 | 初期投入费用高 |

**表2.4**　用于口腔摄影的闪光灯

| 弹出式闪光灯 | 环形闪光灯 | 带和/或不带伸缩臂的闪光灯 |
| --- | --- | --- |
| 光线强度和方向不足 | 光线均匀分布 | 光线为定向光 |
| 刺眼，阴影大 | 阴影被消除：图像扁平化−降低人像画中的3D感，无法显示牙齿覆盖 | 伸缩臂柔化了光线并提供更柔的阴影，是人像和创意摄影的理想选择；减少牙列上的反射光；更好地显示牙齿覆盖 |
| 无法控制亮度或光的方向 | 手术和口内摄影的理想选择 | 拍摄口内后牙段时会产生阴影 |
| 无法调整 | 无需调整 | 根据拍摄对象和光线方向调整伸缩臂 |
| 有暗空间（颊廊区） | 消除了水平向的暗空间 | 需要调整伸缩臂来避免口内后牙段出现阴影 |

当患者接受正畸治疗时，必须拍摄一系列口外照片。包括但不限于正面照片（放松和微笑）、右侧斜45°照片（放松和微笑）、右侧面照片（放松和微笑）（图2.8）。在患者面部不对称、准备正颌手术或者临床情况需要时，可能会增加其他照片

（图2.9）。

在准备拍摄口外照片时，一定要注意背景与周围的光线。重要的是要一直使用相同背景，摄影师及患者距离也保持不变，从而保证临床摄影的可重复性和一致性[22]（图2.10）。

#### 2.3.1.1　正畸人像摄影中最常见的相机设置

当人像用于审美或营销时，拍摄的规则并不严格，以不同的目的拍摄照片，艺术兴趣可能主导摄影（表2.6）。

### 2.3.2　口内摄影

在口腔正畸学中，标准口内照片应包括：咬合时的正面照片、咬合时的左右侧位照片、上下𬌗面照片[23]。患者应坐在牙椅上，在保证舒适的同时更好地控制体位（图2.11）。相机处于水平向模式，相机镜头与要拍摄的牙列表面保持90°角。

可以根据临床上患者的情况和正畸医生的偏好添加其他照片（图2.12和图2.13）。

拍摄口内照片需要使用工具拉开软组织，以便清楚地看到牙列。因为患者并不经常能将嘴张开至

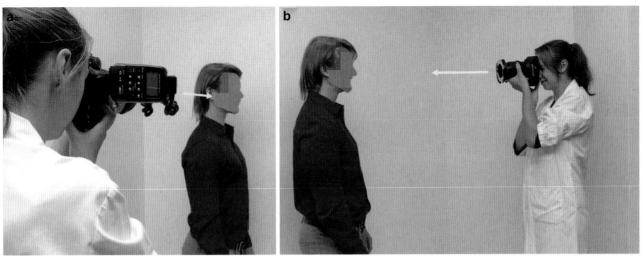

**图2.7**　摄影师在获取口外照片时的位置。（a）摄影师和摄像机的位置；（b）镜头和患者的位置

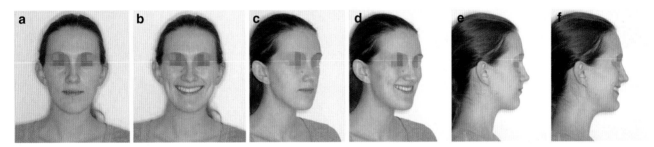

**图2.8**　正畸照片记录内容中口外照片的常见姿势。（a）正面放松；（b）正面微笑；（c）右侧斜45°放松；（d）右侧斜45°微笑；（e）右侧面放松；（f）右侧面微笑

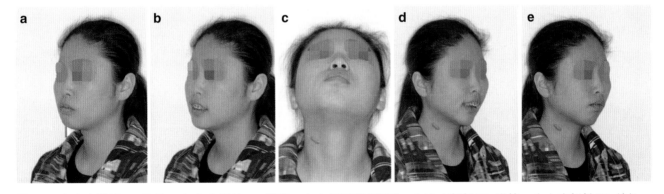

**图2.9**　（a）左侧斜45°放松；（b）左侧斜45°微笑；（c）颏下垂直视图；（d）右侧斜45°微笑；（e）右侧斜45°放松

临床拍摄所需的大小，因此我们一般会使用颊部拉钩、颊面镜和咬合镜（图2.14和图2.15；表2.7和表2.8）[7]。

### 2.3.3　数码摄影在正畸中的应用

口腔摄影为诊断提供了独特且极具价值的信息。一张能说明和验证正畸医生讲解的照片，往往会增加患者对医生的信任。2D临床摄影的价值往往取决于图片的一致性和照片的可重复性，因此，容易、简单和高效的操作流程是临床摄影成功的关键。与3D模型相关联的高质量2D口内外数字化照片也有助于未来正畸医生定位牙齿和牙龈轮廓与周围软组织、嘴唇及面部的关系。

出于对审美的追求，越来越多的患者选择正畸治疗。正畸学科已经从简单地对齐牙列和改善颌骨

a　　　　　　　　　　b　　　　　　　　　　c

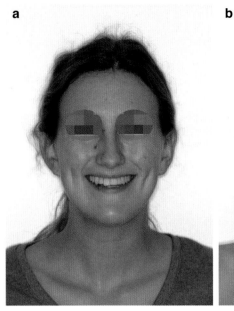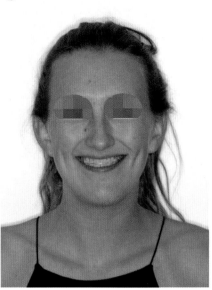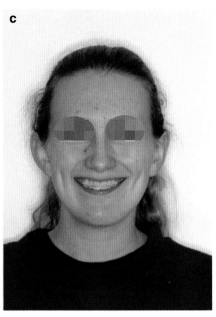

**图2.10**　示例说明摄影师和患者之间的恒定距离对于一致结果的重要性。（a）初始记录；（b）12个月后；（c）30个月后

**表2.6**　正畸资料采集中高质量人像摄影所需的相机设置

| |
|---|
| 相机模式：手动（M）或光圈优先（Av）模式 |
| F值：f/5.6~f/11 |
| 快门速度：1/125秒（避免相机抖动） |
| ISO：100~400（可调的最低值） |
| 白平衡：闪光灯（5000~6000K） |
| 闪光功率：M1/1或ETTL，在Av模式下闪光同步速度 |
| 对焦模式：手动放大倍率1∶10或自动对焦，患者和摄影师之间的距离预设 |

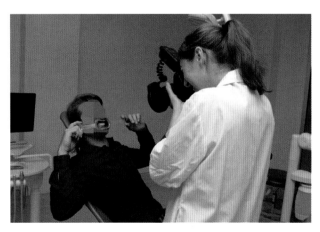

**图2.11**　口内摄影时患者与摄影师的体位示例

关系转向恢复软组织平衡和提高面部整体美观[24]。如今，良好的咬合和准确的侧貌不再是正畸治疗的唯一目标[25]。

　　Andre Wilson Machado提出了微笑美学的10个标准[26]：

1. 笑线
2. 上颌中切牙的比例和对称性
3. 上颌前牙之间的比例
4. 上颌前牙之间没有间隙
5. 牙龈外观和露龈程度
6. 颊廊区
7. 中线
8. 牙齿的角度
9. 牙齿颜色和外形
10. 嘴唇的厚度和外形

　　这10个方面均可通过高质量的临床照片轻松评估数据，辅助制订治疗计划，使患者获得最美微笑。

　　外貌在我们的社会环境中起着重要的作用，因此在制订正畸治疗计划时，应该非常重视患者的微笑。推荐以临床照片与视频的形式进行全面的临床观察和记录[27]。

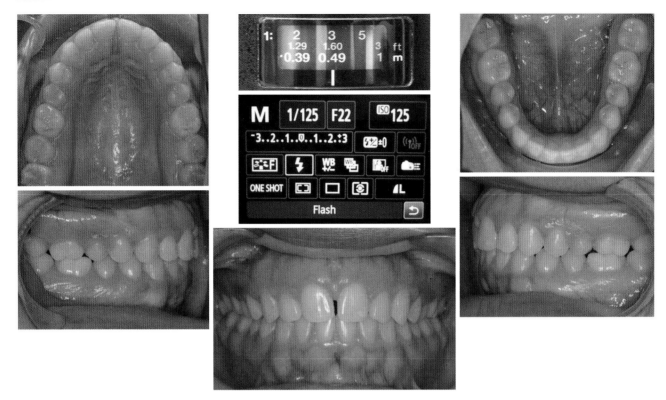

**图2.12**　相机的设置和最常见的口内照片

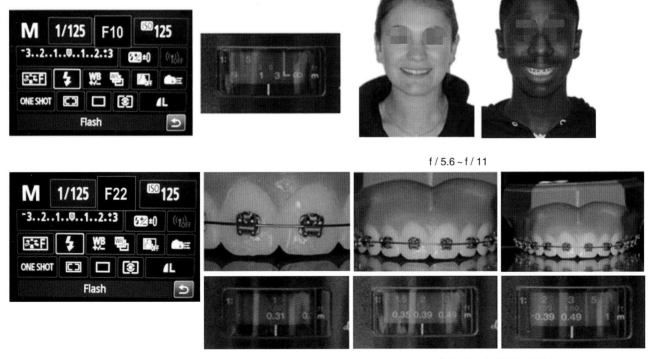

**图2.13**　相机的设置和同一景象的不同放大倍率。这些图像可以在手动（M）或光圈优先（Av）模式下拍摄

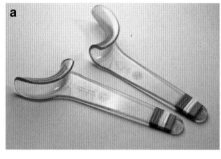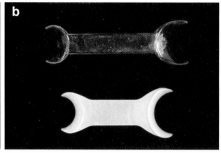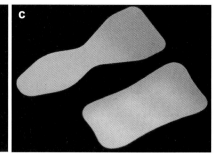

**图2.14** （a）唇部拉钩；（b）颊部拉钩；（c）咬合镜和颊面镜

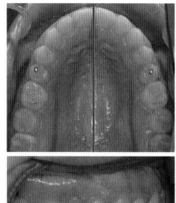

取景器如何对齐图像，
❇ 指示对焦位置

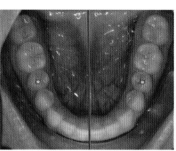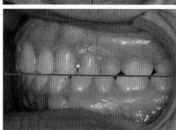

**图2.15** 正确的图像取景和对焦

**表2.7** 拍摄口内照片的相机与闪光灯设置

| 相机模式：手动（M）或光圈优先（Av）模式，在Av模式下设置同步闪光 |
| --- |
| 光圈：f/22～f/32 |
| 快门速度：1/125秒，或根据Av模式下给定相机机身的速度同步闪光 |
| ISO：100～400（可调的最低值） |
| 白平衡：闪光灯（5000～6000K） |
| 对焦方式：手动倍率1∶3。不推荐使用自动对焦，因为它不能预设患者和摄影师之间的距离，无法实现标准化操作 |
| 闪光功率：M1/4或ETTL |
| 相机水平向放置 |

**表2.8** 拍摄口内照片时患者的准备流程及体位

| 患者保持舒适坐姿（最好是在牙椅上），保持稳定且易于操作 |
| --- |
| 摄影师站在坐姿患者的9点位置 |
| 拍摄完整口内照片的设备：拉钩、咬合镜、颊面镜（用于间接拍摄左右颊侧的照片） |
| 镜头与要拍照的牙齿表面成90°，以避免失真 |
| 吸唾器和气枪将有助于减少硬组织和软组织上的唾液 |

#### 2.3.3.1　笑线分析

　　笑线可以描述为微笑时上颌前牙和侧切牙的切缘与下唇之间的曲线关系（图2.16）。正如Ackerman[28]所描述的那样，它在微笑审美方面起重要作用[27]。通过2D照片可以很轻松地对笑线进行评估，观察结果对治疗计划的制订、正畸的美学效果以及患者最终满意度均有较大的影响[29]。

对微笑像的评估是通过分析中线、微笑宽度、露龈程度、牙列与嘴唇的位置关系、牙齿大小和放松与微笑时的露齿程度来进行的（图2.17）。通过治疗过程中拍摄的高质量2D临床照片，可轻松评估正畸治疗期间的变化。

由于我们生活在一个高度视觉化的世界中，对图像非常敏感，因此在制订治疗计划时要侧重改善微笑，恢复笑容的"平衡"，从而使患者满意[30]。

### 2.3.3.2　数字化微笑设计

数字化微笑设计（DSD）是一种制订治疗计划的工具，它使用2D照片、来自短视频的动图和软件分析，使患者的牙列相对于嘴唇和面部的理想3D定位可视化。它对治疗结果进行模拟，加强了医患之间的沟通和理解[31]。

DSD工具利用8个步骤来确定患者的最佳笑线[19]：

- 评估面中线和瞳孔水平连线
- 分析笑线的形状位置
- 确定上颌前牙之间的宽度比例
- 注意中切牙宽度和长度比例
- 确认牙龈曲线
- 评估牙龈乳头曲线
- 描绘V形曲线
- 绘制牙弓曲线

全面的临床观察结合高质量的临床照片及后续分析是最重要的[32]。

### 2.3.3.3　通过照片分析和3D模拟改善微笑

DSD软件使口腔医生可以使用最先进的技术追求卓越效果、提高精确性、加强与患者的沟通。鼓励患者积极参与自己的治疗计划，共同设计未来的笑容，同时能够更有效地与正畸医生交流他们的需求和想法[33]。

DSD软件平台依赖于最新的数字化技术。用于改善牙齿问题的软件有iTero™、3Shape™、Maestro™、SureSmile™、Onyxceph™和OrthoClear™等。医生将会比较选择不同的技术和供应商，从而帮助患者获得最佳疗效。

DSD不仅仅用于改善微笑。有了这个流程，正畸医生可以进一步预测治疗结果，为患者提供无与伦比的体验。DSD提升了现代口腔临床的精确度及效率，从而确保患者对治疗后的微笑更加满意。

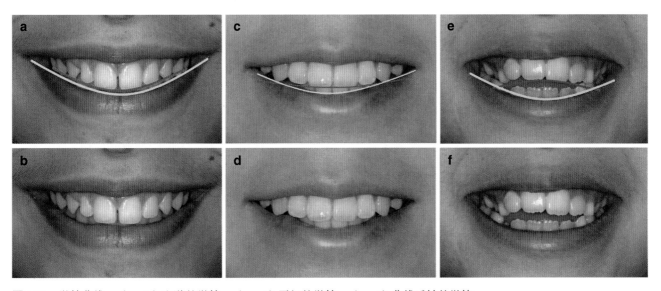

**图2.16**　微笑曲线。（a，b）和谐的微笑；（c，d）平坦的微笑；（e，f）曲线反转的微笑

图2.17 （a）患者微笑的正面口外照片，用拉钩拉住嘴唇；（b）正常嘴唇；（c）12点位置展示中线、（d）12点位置展示微笑曲线、（e）牙弓宽度

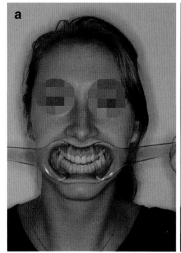
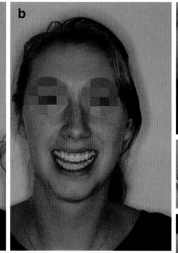
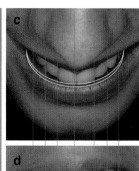
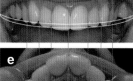
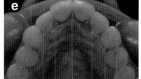

## CBCT

3D CBCT在正畸领域得到很大发展，改善了诊断和治疗计划的制订[34]。这种类型的断层扫描消除了结构的重叠，为患者的视图增加了第三个维度，可以更准确地诊断牙齿问题，医生也可以根据3D图像改进诊断及治疗策略[35]。

使用CBCT可以更轻松地评估牙齿移动的方向和幅度。根据所选的视野大小和分辨率，单次扫描即可获得患者的冠状面、轴向面、矢状面、全景片、头颅侧位片、横截面以及软组织图像[36]。辐射剂量远低于传统CT扫描，并可根据特定患者的需求进行调整[34]。

## 口内扫描仪

在过去几年中，口内扫描仪的使用迅速增长，并迅速成为正畸治疗的行业标准[37]。使用口内扫描仪的流程简单，对患者来说也相对舒适。现代扫描机器比传统印模更准确，并且在CAD软件中也更容易操作[38]。数码扫描可选的扫描仪包括Straumann™、3Shape™、iTero™、Carestream™、Medit™等。这些扫描仪会创建一个STL文件，该文件将被上传到一个软件中，用于"清理"和删除工作[39]。

通过扫描，正畸医生可以为患者制作虚拟的模型，用于隐形矫治、矫治器的个性化定制或者只是对不同的治疗计划进行模拟。

目前在正畸临床治疗过程中，会将口内扫描的数据文件改变格式，为错𬌗畸形的矫治提供一个更为个性化的治疗方案。iTero™和3Shape™扫描系统还提供了一个治疗结果模拟器，使患者可以看到最终可能达到的治疗效果（图2.18）。

这些模拟效果是由软件驱动的，可以由正畸医生根据需求进行改进。这也证明了智能软件使用机器学习实现真实模拟的潜在能力。

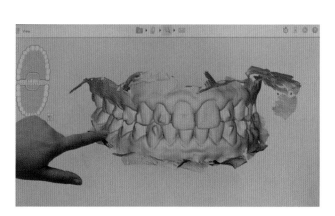

图2.18 使用iTero™系统进行口内扫描的数字化模拟

**改善患者治疗效果**

正畸行业的技术进步改善了数百万错𬌗畸形患者的预后[40]。随着进一步的可视化及图像化，可以更加高效地展示口腔内的总体情况、范围和牙齿的移动，正畸医生可以设计和实施更加高效、可行的治疗方案，并让患者看到可能达到的治疗效果，从而使他们更加积极地参与治疗方案的选择。

高质量的2D数码照片与3D模拟相结合，可以使用最先进的技术追求卓越效果、提高精确性、加强与患者的沟通并使患者完全满意[41]。鼓励患者积极参与制订自己的治疗计划，共同设计未来的笑容。这些新的可视化工具帮助患者了解他们的牙齿状况，加强了他们与正畸团队的沟通。

计算机设计软件与足够的2D诊断照片、CBCT和口内扫描相结合，加强了患者对自己正畸情况的理解，告知他们可选的治疗方案，并可以使他们看到预测中微笑的变化。

可以利用这些设计微笑的软件，分析笑容、重新定位牙齿和/或重塑牙齿形态，最终的牙列可以重叠在患者已有的微笑照片上，向患者呈现治疗结果的真实模拟，使患者对治疗效果有更清晰的预测及更好的理解[42]。

## 2.3.4　由2D设计引出的3D设计中排齐牙齿的指南

"尽管美学参数不能确保治疗的持续时间，但它仍是我们的患者评价治疗效果的唯一标准，这也使其成为治疗成功不可或缺的一部分[43]。"

最佳面部美学是面部各部分及其邻近结构的美学总和。口腔的美学只是面部美学的一部分[44]。

微笑美学是面部美学的一个组成部分，被认为是构成面部美学中最重要的一环[45]。基本上，在设计微笑时，必须考虑邻近牙齿的部位、牙龈、牙间乳头、牙齿的质地以及整个面部特征、位置、尺寸、比例、脸型及其各部分形态[46]。

患者是正畸治疗结果的最终评判者。从患者的角度来看，治疗将从面部的角度进行评估，微笑代表治疗的宏观美学方面。然后，患者将分析与面部特征相关的牙齿排列（微型美学），最后通过检查牙齿排列细节来完成他的评估（微观美学）[47-48]。

所有这些信息都可以通过患者微笑或放松时的高分辨率人像照片来获取和分析。当分开来看时，就像拼图一样，不同的正畸元素（包括牙齿的形状、颜色和位置）在美学上毫无意义。把它们放在一起，就可以得到一个完整的图（图2.19和图2.20）。当图像碎片分散时，正畸医生很难对最终图像进行准确描绘，在没有参考点的情况下，对图像进行重新排列非常困难。

### 2.3.4.1　使用专业算法指导美学规划

最佳的口腔美学设计需要一套完整的数据，而不仅仅是一组模型、头颅侧位片和全景片。

研究最初的资料包括一系列的口外照片（放松、微笑、斜45°、侧面），它们提供了很多关于牙列与面部特征相关的位置信息。还有助于与患者建立沟通，从而更好地了解患者的治疗需求。

图片所提供的信息可以即时评估。将这些照片导入专门的计算机软件，就可以更系统地研究这些图像。这种软件分析患者的美学参数并提供数学分析（例如黄金比例[49]）和其他一些分析，以量化获得"最具审美吸引力的治疗结果"所需要的变化（DSD或其他）。口腔软件协助正畸医生定义美学目标，并可以在治疗开始之前模拟多种治疗方案。几个可选的方案可以在指定的条件下进行模拟测试，并介绍给患者进行选择。

不同的图像软件，将自动或手动识别面部预定义的点，并测量它们之间的相互关系。通过几何坐标测定获得"最具审美吸引力的治疗结果"所需要的变化量。正畸医生和患者确定治疗方案后，预定的治疗结果将被整合到患者的治疗计划中，患者虚拟治疗后的口外照片将被上传到软件中。

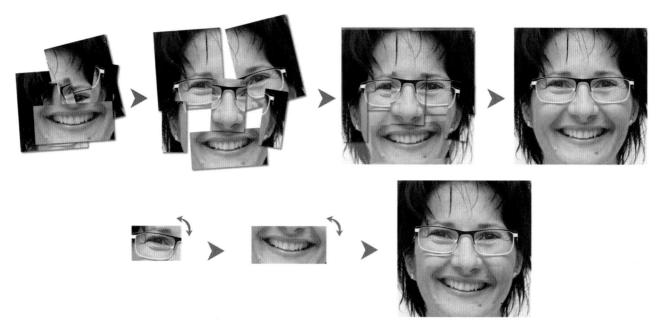

**图2.19**　（上排）图像是分开拍摄的，无法对任何一个单独的面部组成部分进行审美评价；（下排）图像被放在一起，可以进行审美评价

**图2.20**　在正确的引导下将面部各部分组合起来

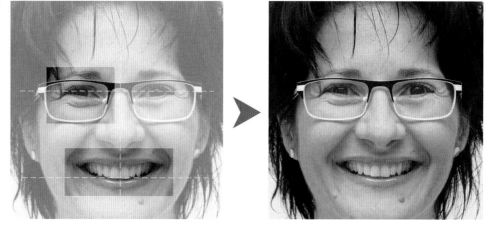

### 2.3.4.2　通过DSD软件进行面部规划

对口外照片进行特定的标记。要考虑的第一个参数是建立面部对称性。瞳孔的中心连线确定第一个水平参考面轴。面下1/3所作的平行线将确定开口时的水平轴。从该水平线的中间画一条垂线，确定垂直轴（图2.21）。

### 2.3.4.3　在没有软件提供标记的情况下排齐上颌前牙

正畸医生的经典做法是通过直接观察面部来评估患者的审美要求。首先通过确定中线来分析牙列的正面定位。将这条中线与人中及面部的垂直轴进行比较。将前牙边缘嵴参照这条面部假想轴进行对齐。这种以正面观作为参考排齐牙列的方法，主要考虑的是面部美学需求，而不是牙齿模型或头影测量。

全景片、头颅侧位片和模型分析只能在一定程度上辅助设计面部微笑，因为它们与患者的面部对称线无关[50]。也可以考虑使用正位片（AP），通过左右颅骨参考点来确定面部轴。然而，这种方法没有考虑到在面部美学中起重要作用的软组织和微笑线，因此预测的结果可能并不全面[51]。

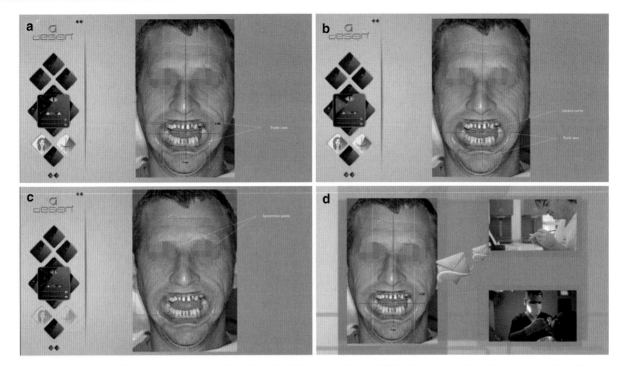

**图2.21**  面部的规划和协调。（a）通过标记绘制的面部轴线；（b）微笑曲线设计；（c）瞳孔对称轴；（d）直立修正

#### 2.3.4.4  数字化正畸排牙

这种3D数码设计技术使用口内扫描并将数据导入牙齿移动软件，例如Invisalign™、SureSmile™、Maestro™、OnyxCeph™等。目前，只有牙齿的咬合和单颌牙弓内部的牙间关系可供正畸医生设计患者未来的微笑。

这类软件没有考虑到面部的特征和各类参考线，如面轴线、唇线、唇曲线以及牙齿微笑曲线。因此，模拟的排牙仅在牙弓水平上进行，没有考虑在颅面结构中牙列的前后向3D定位。

参考的牙列是按照正畸医生的说明完成的，关于牙列在颅面结构中的定位信息非常少。这是一个反复试错加反馈修改的模式[52]，而不是通过3D数码设计提供预测。

#### 2.3.4.5  利用DSD规划微型美学

正畸医生使用专门的软件对微笑进行数字化设计[33]。设计需要导入的信息来自2D的口内外照片。通过移动不同的组成部分，对必要的移动进行2D模拟，这将有助于制订正畸治疗计划。这个工具简

单，可以在患者面前现场模拟，使患者看到后更好地理解治疗过程（图2.22）。

正畸中的微笑设计使用不同位置的人像照片：微笑、大笑、使用唇部拉钩的口内照片。

### 2.3.5  将2D图像转换为3D数字化模型

首先仅使用唇部拉钩拉开的口内正面照片将2D图像的DSD模板转换成（伪）3D设计。可以使用免费软件（例如DSD CONNECT、G DESIGN），或其他类似的软件完成这一过程（图2.23）。

将信息从2D图像转换为3D数码设计背后的原理基于：

- 将DSD设计信息中的2D图像重叠在3D数字化模型上，同时修改透明度
- 重叠并重新校准3D牙弓内的2D图像
- 将2D设计获得的信息拼接到3D模型上。根据拼接的2D信息指导3D移动设计

软件设计分为两部分。第一部分是对总体移动的模拟，可以为患者展示模拟的治疗结果，并为正

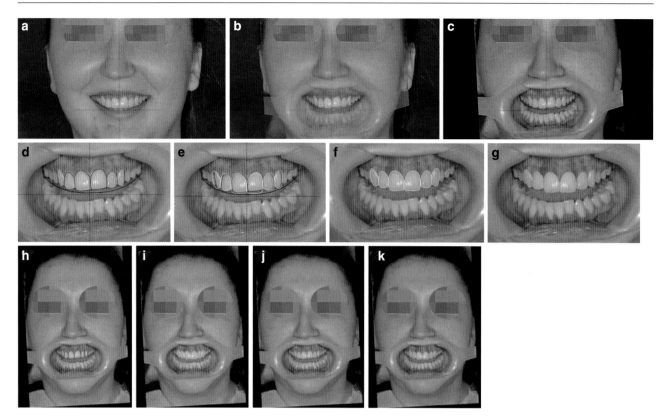

**图2.22** （a）未进行牵拉的微笑；（b）牵拉的微笑曲线；（c）矫治后的牵拉的微笑曲线；（d）矫治前的微笑曲线；（e）矫治前后的微笑曲线的重叠；（f）矫治后微笑曲线的轮廓；（g）无轮廓的矫治后的微笑曲线；（h，i）有轮廓的矫治前后的牵拉正面像；（j，k）无轮廓的矫治前后的牵拉正面像

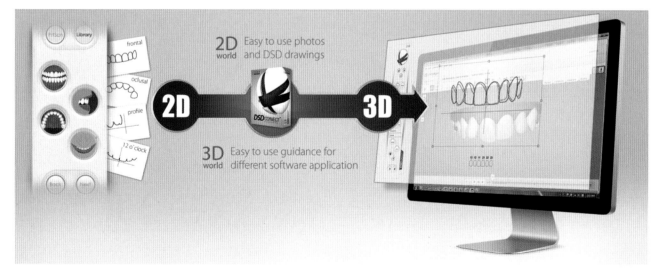

**图2.23** 照片和DSD绘图

畸医生提出一些可行的治疗方案。第二部分进行更精细的治疗模拟，并使用3D软件在更稳健和结构化的环境中完善与规划病例。

### 2.3.5.1 使用转录软件的数字化制导

该软件将患者选择方案的所有2D设计的初始模拟信息，传输至通过口内扫描或实验室扫描获得的3D模型。首先是从初始位置和选择的治疗模拟结果中导出面部轴线与牙齿轮廓。将图像导入软件后，在3D模型上对其进行校准，并在3D正畸设计的引导下重新定位。这些信息与从2D设计中获得的信息一起被导入3D软件，该软件会将数据转换为3D建模算法（图2.24）。

使用人工智能和机器学习，该软件将提供牙列最准确的数字化正畸定位，从而使患者获得最美观的微笑。可以使用任何一个牙齿定位软件，例如Invisalign™、Clear Correct™、3Shape™、Maestro™、SureSmile™或其他软件，因为前述的3D软件是牙齿移动软件的附加软件（图2.25）。

该软件辅助的转录系统使3D设计更加方便和快速。该软件自动处理图片，为精确的3D设计、面部轴线、切端曲线和人像的重新定位模拟提供必需的信息（图2.26）。因此，3D设计更容易、更快、更安全，结果更准确地反映出患者选择的治疗模拟结果。

现代软件（例如DSD），应用简单快捷，可以自动识别所需的面部点，并默认使用面部轴线和切端曲线（图2.27）。遵循面部美学原则的微笑设计的必需基本信息是完全自动化的，因此可以交给工作人员操作。

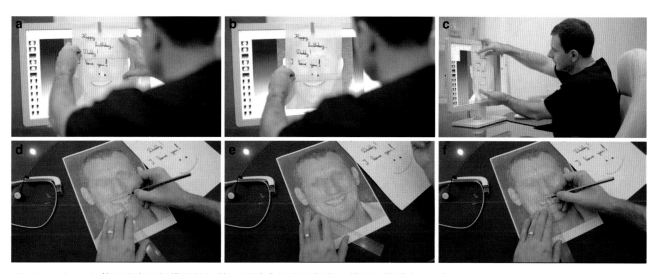

**图2.24** （a～f）使用患者选择模拟的初始2D设计来校准和定位3D模型的简单方法示例

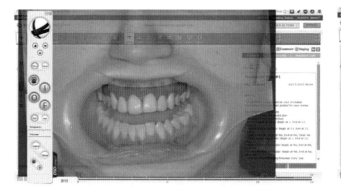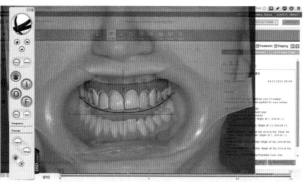

**图2.25** 模拟前后的照片轮廓

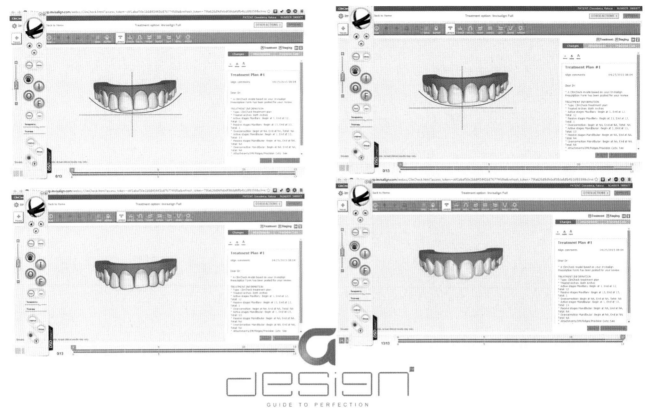

**图2.26**　使用软件根据2D照片分析获得的预定位置对牙列进行重新定位

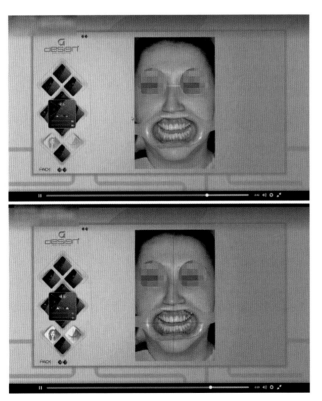

**图2.27**　（上图）瞳孔之间的线；（下图）面下1/3平面和中线

2D软件获得的信息会自动校准，并与口内扫描获得的3D渲染图重叠传输（图2.28和图2.29）。信息拼接过程中，软件进行实时监测移动和模拟，无论是在Invisalign™的软件中，还是任何其他3D设计软件（CEREC™、Exocad™、3Shape™、InLab™等）中。

然后，3D软件（G Design）将辅助验证今后的牙齿定位是否符合最初微笑设计软件设置的参数。如果不符合，则会使用一个简单的截屏功能，提示模拟团队审查设置，从而遵循正畸医生设置的技术参数。

除了口腔CAD/CAM设计外，牙列的最终位置还遵循患者的面部信息及患者的期望。该软件利用面部轴线、微笑线和软组织关系，非常有助于未来牙齿的排列设计，也使治疗结果更容易预测。通过该软件的截屏功能，可以捕捉进行信息处理后的人像照片，并将其转发给技术团队。这张图片将提供面部轴线转移到3D模型上所需的所有信息（图2.30）。

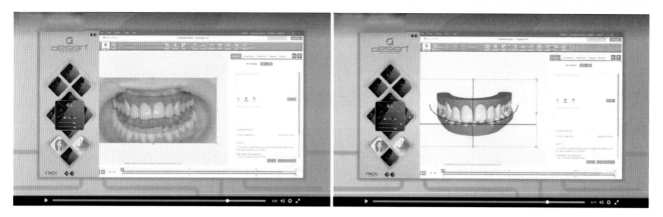

**图2.28** 验证模拟

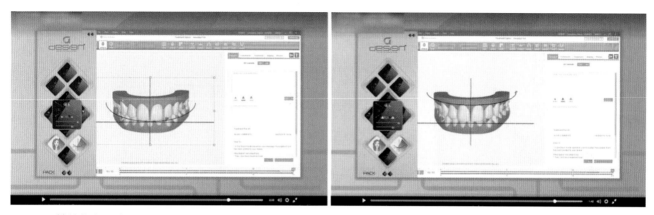

**图2.29** 轴的校准和验证

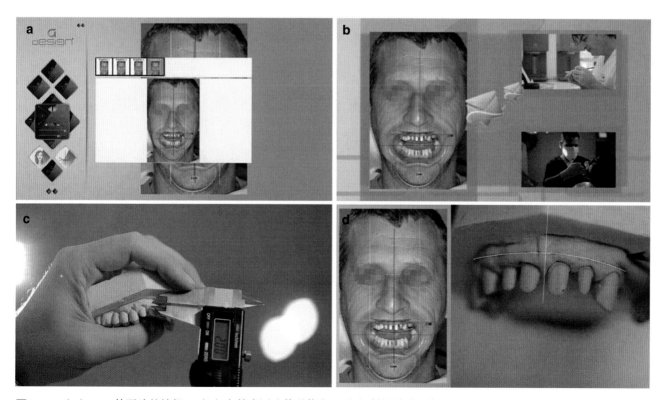

**图2.30** （a）2D口外照片的捕捉；（b）向技术团队传递信息；（c）制订治疗方案；（d）口内情况监测

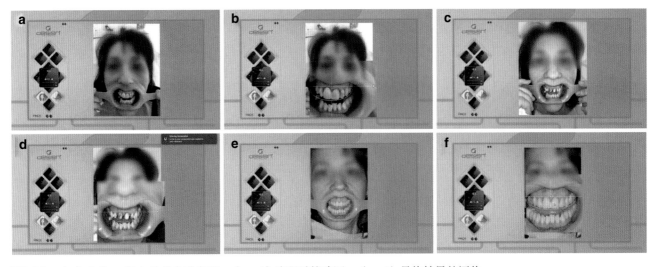

**图2.31**　（a）人像；（b）轴的自动应用；（c，d）流程后的验证；（e，f）最终结果的评价

### 2.3.6　使用软件DSD Connect/G Design监测治疗结果

模拟软件还可用于监控治疗过程，并对最终治疗结果进行评价（图2.31）。积极主动有助于医患之间更好地合作，从而使结果更符合预期，令医患双方都满意。患者可以一一见证双方共同确立的治疗方案、治疗过程、治疗结果。

在竞争激烈的现代社会中，一个迷人的微笑可以为我们打开一扇门，打破我们和更充实、更丰富生活之间的阻碍。必须明白的是，并没有万能的"理想"微笑。正畸中最重要的美学目标是实现"平衡"微笑。微笑的构成不该有严格的定义，正畸医生应该是每位患者的"个人艺术向导"。对于正畸医生而言，重要的是要尽可能地创造一种和谐的平衡，为每位患者带去最迷人的微笑[30]。

### 2.4　结论

临床照片获得较为容易，获取方法是非侵入式的，获取和存储的成本相对较低。

一张照片可能有多个用途：

- 正畸检查、诊断和治疗计划过程
- 记录治疗前的情况
- 监测治疗进度
- 与患者、同事、口腔技师及学术界进行交流
- 法律文件
- 自我评估
- 市场营销工具
- 出版和教育

患者通过照片可以看到自己的正畸情况、治疗计划和治疗结果[53]。

高质量的临床照片对于医生评估、研究和计划正畸治疗是非常有用的工具，因为它们能最真实地反映患者的病情。

适当的临床照片不仅可以提供信息，还是一种营销工具。它们为正畸医生提供了一种符合伦理的工具来对患者进行宣教，并积极引导他们选择正畸治疗结果。一张能说明并证实正畸医生讲解的照片会提高患者的信任度。

随着摄影设备变得越来越高效、越来越便宜，我们有充分的理由将临床口腔摄影纳入临床正畸治疗。

# 第3章　牙齿变异的3D放射学评估及处理

## 3D Radiographic Assessment of Dental Anomalies and Management

Emad Eddin Alzoubi, Juliana No-Cortes,
Reinaldo Abdala-Junior,
Arthur Rodriguez Gonzalez Cortes

## 3.1　概述

当二维（2D）平片无法确定诊断时，CBCT是首选的放射学检查。CBCT应用于正畸诊断，包括腭裂、阻生牙、多生牙、牙根吸收等其他病理结果。在此背景下，许多医生报道偶然发现的问题可能需要长期随访；然而，其他情况则需要改变正畸治疗计划。

SEDENTEX指南根据视野（field of view，FOV）大小划分CBCT视图：FOV超过10cm（颅面区），小于10cm中小视野（牙槽区）[1]。

尽管CBCT被公认为是诊断和确定治疗计划非常强大的工具，但正畸医生仍应遵照指南判断使用CBCT技术的时机，并谨慎使用[1-2]。

E. E. Alzoubi
Department of Child Dental Health and Orthodontics, Faculty of Dental Surgery, University of Malta, Msida, Malta

Department of Restorative Dentistry, Faculty of Dental Surgery, University of Malta, Msida, Malta
e-mail: emad.alzoubi@um.edu.mt

J. No-Cortes
Department of Restorative Dentistry, Faculty of Dental Surgery, University of Malta, Msida, Malta
e-mail: jcort02@um.edu.mt

R. Abdala-Junior
Department of Radiology, UniFSP, Avaré, SP, Brazil

School of Dentistry, University of São Paulo, São Paulo, Brazil

A. R. G. Cortes (✉)
Department of Dental Surgery, Faculty of Dental Surgery, University of Malta, Msida, Malta
e-mail: arthur.nogueira@um.edu.mt

表3.1　牙齿阻生的病因

| 全身因素 | 局部因素 |
|---|---|
| 内分泌和营养： | 乳牙外伤导致恒牙胚移位 |
| • 生长紊乱 | 弯根牙 |
| • 维生素D缺乏 | 乳牙滞留 |
| 综合征： | 纤维粘连牙 |
| • 家族性牙龈纤维瘤病 | 多生牙 |
| • 颅骨锁骨发育不全 | 厚纤维组织导致牙齿阻生 |
| 非综合征： | 乳牙早失 |
| • 多发性多生牙和阻生牙 | 牙弓长度不足 |
| • 家族性阻生牙，如尖牙阻生 | |

CBCT在正畸学中最重要的应用之一是诊断阻生牙，即牙齿在生理性萌出过程中延迟，使其固定在牙槽骨中。因此，阻生牙被定义为"牙齿嵌入牙槽骨，且受周围牙槽骨或邻牙限制而导致的萌出受阻"[3]。尖牙和第三磨牙是最常见的阻生牙，在治疗中可能存在各种挑战[4]。牙齿阻生的病因可分为局部因素和全身因素（表3.1）。

## 3.2　上颌尖牙阻生

### 3.2.1　上颌尖牙的发育及萌出途径

在讨论与上颌尖牙相关的阻生之前，有必要讨论上颌尖牙的发育和萌出途径。这一点至关重要，因为尖牙的萌出路径与其他牙齿不同。恒尖牙的钙化发生在1岁左右，起初定位在第一乳磨牙的牙根之间。因此，它位于第一恒前磨牙牙根和第一乳磨牙附近。第一颗乳磨牙萌出后，恒尖牙和切牙将向前移动。7岁时，恒尖牙的牙冠位于乳尖牙牙根的内侧。在8岁和10岁时，尖牙向颊侧移动，并重新定位到侧切牙根尖的远侧。在所谓的"丑小鸭阶段"（8~12岁），恒尖牙牙冠有助于在前牙中创造空间，但只要它开始萌出，侧切牙就开始向更直立的位置移动。事实上，上颌尖牙有一条长长的、非线性的萌出路径。这种漫长而曲折的萌出路径直接导致上颌尖牙的萌出异常。

## 3.2.2　上颌尖牙阻生的病因

尖牙阻生的病因被认为是多方面的，例如存在病理异常（包括多生牙、牙瘤、囊肿、乳牙滞留、关节强直、综合征），颅骨锁骨发育不全，以及前面提到的长萌出路径。关于尖牙阻生的两个最一致的理论是尖牙引导论和遗传学理论[5-7]。尖牙引导论指出，尖牙移位是局部易感因素的结果，如侧切牙缺失、牙瘤、多生牙和干扰尖牙萌出的移位[5]。然而，Peck对这一理论表示怀疑，并引入了遗传学理论，该理论认为上颌尖牙阻生常伴有其他牙齿异常，如牙齿的大小、形状、数量和结构。所有这些异常都有遗传易感因素[8]。事实上，据报道，上颌尖牙埋伏的病例中牙齿缺失的概率高达33%，是普通人群的5~9倍[8]。一些学者证实，48%的尖牙阻生病例有相关的义齿或侧切牙过小甚至缺失的情况[9]。患尖牙阻生的患者伴有缺失牙的概率大约是普通人群的2.4倍[7]。比较两种理论准确性的证据目前还不充分；然而，许多学者认为这两种理论的结合可能会导致尖牙阻生。

## 3.2.3　腭侧与唇侧阻生

85%的病例中，阻生尖牙位于腭侧，其余15%位于唇侧[10]。单侧阻生比双侧阻生更常见，后者发生率约为8%[3]。此外，与亚洲人相比，白种人腭侧阻生的发生率是亚洲人的5倍[11]。女性的发病率是男性的2.3倍[12]。

## 3.2.4　放射学检查

CBCT已作为口腔和颅面结构3D成像的常规检查工具。CBCT可用于正畸诊断和对颞下颌关节（TMJ）的评估，这将在第7章中详细讨论。一些偶然发现最初可能是通过传统的X线片（2D）发现的，它提供了3D结构的2D视图，所以常常不能准确地进行诊断和治疗计划。因此，临床医生可能会通过CBCT寻求3D可视化，进行体积分析，并有信心地规划治疗计划。

尽管临床医生通过扪诊在8岁时就可以发现不对称，但在更大的年龄，10岁或以上，没有扪诊到牙胚才会被视为异常[13]。因此建议通过放射学检查来评估尖牙的萌出状态。Kurol和Ericson认为，根尖片可以清楚地显示尖牙。但是，使用视差技术（Clark's）定位尖牙的位置需要两张根尖周视图[13]。视差技术依赖于一个简单的概念，即物体和影像向X线柱的同一方向移动表明物体位于舌侧。然而，与垂直视差（69%）相比，水平视差在定位尖牙时显示出更高的灵敏度（88%）[13-14]。

由于传统射线技术的灵敏度和准确性不足，且有较大的误差，CBCT被认为是目前影像学检查的"金标准"。2000年，Kurol和Ericson指出2D平片在检查上颌前牙的牙根吸收方面具有中等的敏感性，因为平片会使切牙牙根和阻生尖牙的牙冠重叠。另外，CBCT能展现50%以上的吸收[15]。类似的，之前的一项研究报告称，全景片（dental pantamotomography，DPT）是评估前牙牙根形态的一个较差的工具，有6颗多生牙漏诊。此外，DPT仅显示出45%的灵敏度，这表明这种视图存在巨大的局限性[16]。理想的影像片需要用在3个维度展示阻生尖牙的位置（垂直、近远中和颊腭侧）。应观察阻生尖牙与中线和邻牙的关系，以评估牙根吸收情况。

Kurol和Ericson研究表明，在尖牙阻生的病例中，侧切牙和中切牙牙根吸收的发生率是不可忽视的，分别为38%和9%[15]。

同样，Walker及其同事得出结论，侧切牙和中切牙牙根吸收的发生率分别为67%和11%[17]。埋伏的尖牙与相邻侧切牙重叠降低了检查牙根吸收的灵敏度。这个缺点取决于使用的成像技术。在45%的病例中，阻生尖牙的牙冠会与侧切牙根部重叠，这使得做出正确诊断非常困难[13]。CT可以克服传统成像的局限性。据报道，当使用DPT时，牙根吸收率约为12%，但根据Kurol和Ericson在2000年进行的一项使用CBCT评估与阻生尖牙相关的侧切牙牙根吸收率的研究结果，这是错误的。牙根吸收的发生率上升至50%[15]。据报道，3D成像技术优于2D成像技术，后者显示0.71%的低至中等的灵敏度[18]。

因此，CBCT技术是准确定位埋伏尖牙并将任何手术干预的侵入性降至最低的最优方法[19]。囊肿、埋伏牙的内部吸收、邻牙吸收和牙齿移位均可能是埋伏牙的并发症[7]。据报道，超过14岁的女性，埋伏尖牙与中线的夹角超过25°，有较高的邻牙吸收风险[13]。以下因素用于评估埋伏尖牙的预后[20-21]：

1. 尖牙与中线的角度（图3.1）
2. 尖牙牙冠的垂直高度（图3.2）
3. 尖牙根尖的矢状向位置
4. 尖牙牙冠与相邻切牙的重叠
5. 切牙牙根吸收
6. 尖牙牙冠的唇腭位置
7. 尖牙根尖的唇腭位置

如果尖牙的角度更倾向于中线，则其未来萌出的预后较差。角度为0°～15°预后良好，角度为16°～30°预后一般，角度为31°或以上预后不良（图3.1）[13,22]。邻牙颈部水平的阻生尖牙预后良好；然而，位于邻牙牙根中等水平或更高水平的阻生尖牙往往预后很差[20]（图3.2）。此外，牙冠的唇腭位置可能是一个不利因素，例如牙冠位于颊侧。在这些情况下，由于角化黏膜并发症，拔牙风险更高[21]。

根尖的矢状向位置是一个非常重要的预后因素。如果阻生尖牙的根尖位于其固有位置，或位于第一前磨牙稍远中的位置，则预后良好（图3.3）。

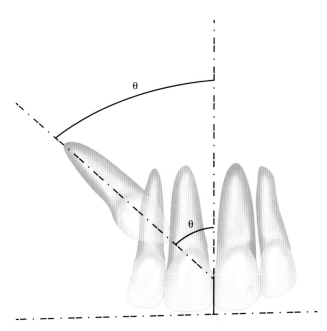

**图3.1**　尖牙与中线的角度

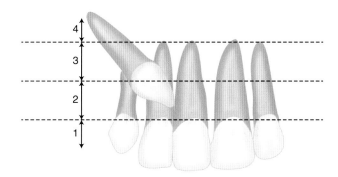

**图3.2**　尖牙的垂直高度

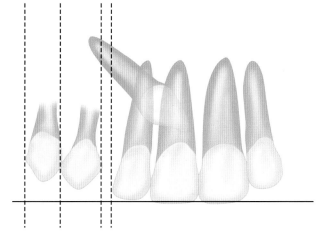

**图3.3**　阻生尖牙根尖的矢状向位置。1区：尖牙区上方；2区：上颌第一前磨牙区上方；3区：上颌第二前磨牙区上方

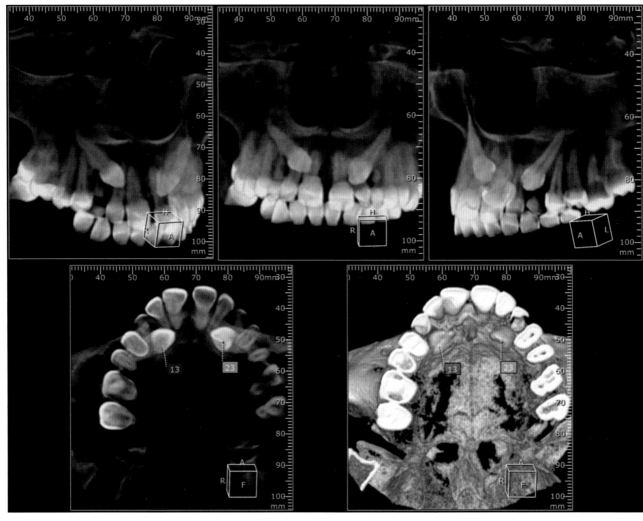

**图3.4**　CBCT显示腭部阻生尖牙的3D视图，有利于它们的定位

由于上颌前牙根尖在腭侧的重叠，DPT显示上颌前牙是不可靠的。此外，前牙区小的病灶容易导致患者定位错误，临床医生可以通过CBCT克服此类问题（图3.4）。临床医生很容易判断阻生尖牙相对于中线的位置，以及是否存在相邻牙齿的吸收。CBCT有助于准确评估尖牙根尖的唇腭向位置，并克服DPT的缺点[21]。

## 3.3　阻生牙的治疗注意事项

阻生尖牙的治疗方法如下：

- 监测
- 干预

### 3.3.1　监测

观察并监测对阻生尖牙萌出有利的空间。研究表明放射学检查应该在详尽的临床检查之后进行。通常在10～15岁进行放射学检查。已经证明，10岁之前的放射学检查往往不太可靠[13]。

指南指出，干预治疗须在10～13岁进行，除非移除物理障碍后，尖牙可自行萌出[23]。应清除任何物理性障碍，如残留的乳牙或病理性疾病、牙瘤，以使萌出路径通畅。Kurol和Ericson指出，91%的病例可通过拔除乳牙使阻生牙自发萌出，但当阻生尖牙位于侧切牙水平时，萌出率下降至64%（图3.5）。

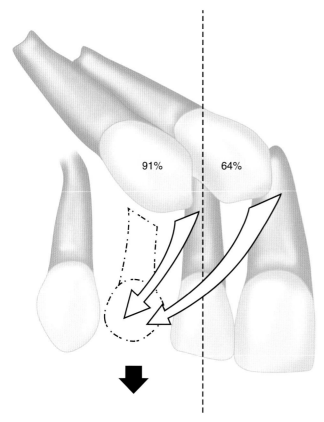

**图3.5**　当拔除乳尖牙时，恒尖牙的自发萌出率为91%，而当阻生尖牙的牙冠通过侧切牙时，恒尖牙的自发萌出率为64%

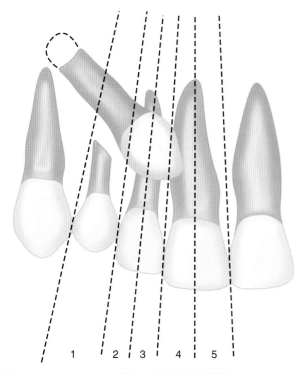

**图3.6**　Kurol和Ericson对阻生尖牙位置的分类

Kurol和Ericson根据尖牙位置总结了扇形分类法，以评估尖牙不同的阻生程度（图3.6）[13]。基本上，尖牙牙冠越向近中方向靠近，其通过正畸治疗萌出的可能性就越小[13]。如图3.7所示，位于第5区的阻生尖牙，这意味着仅用正畸完成治疗非常困难。这种方法可以指导正畸医生改变建议的治疗方案，从排齐尖牙，到采用联合治疗。

### 3.3.2　干预

干预可以是：

1. 在正畸指导下进行手术暴露

2. 自体移植（很少考虑）

当正畸医生干预的方法失败时，应采取手术暴露结合正畸牵引的方法。有两种暴露尖牙的技术可供考虑，即封闭或开放暴露，这两种技术在研究人员中都存在争议。系统综述认为封闭和开放之间没有区别[24]。

由于自体移植牙的牙根吸收等并发症，自体移植是一种不太常用的选择。理论上，外科医生将为未来的尖牙牙槽窝做准备。为此，CBCT有助于精确测量牙根长度，并于口腔内手术开始之前在虚拟数字化模型上模拟手术。这种方法执行起来更复杂，也会带来更多的并发症，因此很少选择。在困难的情况下，拔除阻生尖牙并放置义齿可能是一种选择。

## 3.4　未萌出的切牙

上颌切牙萌出发生在7～9岁，但在一些个体中，上颌切牙未能萌出的原因有很多，例如乳牙过早脱落从而导致空间丢失、创伤、病理性原因（例如囊肿）、唇腭裂和乳牙滞留。未萌出的中切牙或侧切牙会对面部和牙齿的美学产生重大影响（图3.8）。由于传统的成像技术在前牙区域有相当大的局限性，因此CBCT可用于诊断和治疗计划。

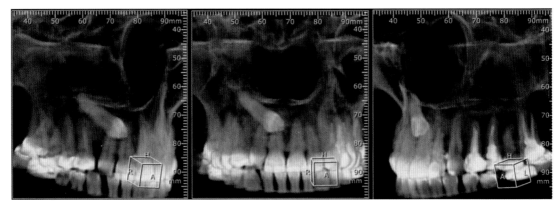

**图3.7**　埋伏尖牙朝向牙列中线

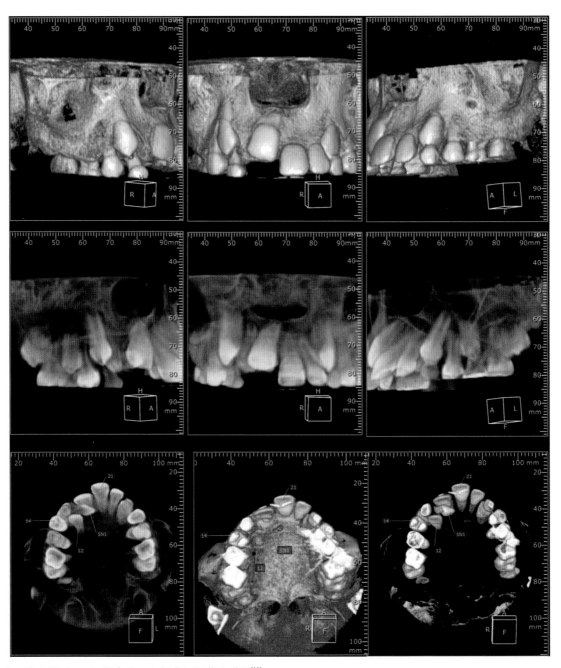

**图3.8**　由于多生牙（SN1）的存在，上颌中切牙萌出受阻[11]

## 3.4.1　诊断和管理

临床医生在检查未萌切牙时应仔细观察对侧同名牙。如果存在的差异超过6个月，这意味着萌出过程中可能存在问题。临床医生应该检查下恒切牙萌出后上颌切牙是否在6～12个月未萌出。彻底检查是否有任何异常萌出，即是否有中切牙之前的尖牙或侧切牙萌出[25]。

根尖片或标准咬合翼片有助于确定位置和任何异常的存在[25]。此外，垂直视差技术和水平视差技术可用于定位未萌牙的位置或相关病理结果，如囊肿、牙瘤或多生牙。在这种情况下，垂直视差技术可能会带来相当大的误差，这使我们将CBCT视为"金标准"。欧洲指南和SEDENTEXCT指南建议，如果常规射线没有帮助，则使用小视野CBCT；在切牙弯根的情况下，牙根CBCT是有用的。目前，英国正畸学会（British Orthodontic Society，BOS）指南指出，临床医生没有理由进行常规CBCT检查，在进退两难的情况下应征求口腔颌面部放射学科的意见[2]。

## 3.4.2　未萌出中切牙的治疗

### 3.4.2.1　清除任何物理障碍

萌出延迟可能是由于物理障碍，如牙瘤或多生牙。多生牙的存在往往会延迟恒切牙的萌出，而骨瘤则会阻碍恒切牙的萌出。中切牙阻生很常见（28%～60%），拔除多生牙有利于阻生中切牙的自我矫治和自发萌出[26-27]。此外，为切牙萌出创造足够的空间，同时清除阻碍物将有助于切牙萌出。有学者指出当创造出足够的空间时，就会发生自发萌出[26,28]。同样，Pavoni等指出，清除障碍物后的自发萌出率为82%。简单的间隙创造可以通过活动或固定装置实现[29]。

## 3.4.3　外科干预

如果在没有自发萌出迹象的情况下清除了阻塞物，可能还需要手术暴露上颌切牙。手术暴露有助于切牙牵引至所需位置。对于多生牙手术切除，没有科学证据清楚地表明治疗阻生切牙最佳方法是立即粘接切牙还是等待其自发萌出[25]。移除阻碍物或多生牙将导致30%～50%的阻生切牙自发萌出，这使同一患者再次接受全身麻醉的概率为50%，因此在拔除多生牙的同一时间暴露阻生切牙更明智[26]。

## 3.5　含牙囊肿和上颌窦囊肿

牙源性囊肿通常是一种慢性疾病，可能无症状或表现为突然暴发的疼痛。颌骨中可形成多种囊肿，其中大部分是偶然发现的。含牙囊肿是颌骨中最常见的牙源性囊肿，有时会阻碍牙齿的萌出[30-31]。正畸治疗开始前，通过全景片（2D）可以检查是否存在含牙囊肿和上颌窦囊肿。全景片（DPT）的局限性在于囊肿将以2D圆形展现，临床医生无法估计病变和损害的范围。CBCT使临床医生能够全面评估囊肿，以确定合适的治疗方案。如果病变靠近重要结构，CBCT有助于规划手术，例如下颌第三磨牙因含牙囊肿移位，外科医生可利用CBCT估计病变的范围，以避免下牙槽神经束等重要结构受损。含牙囊肿可以通过手术摘除或造袋术治疗，但这并不能保证牙齿的自发萌出，进而导致手术拔牙[32]。当造袋术成功且牙齿自发萌出时，正畸医生可以将新萌出的牙齿粘接在一起，并将其在牙列中排齐。

据报道，上颌窦囊肿的发病率为10.9%～69.1%[33]。上颌窦病变倾向于炎症，与此相关的伪影可能不会出现在DPT上，但异常的迹象应该是明显的。CBCT有助于观察黏液潴留性囊肿，这些囊肿往往会自行消失，对正畸治疗没有影响（图3.9）。

牙源性相关病理可累及上颌窦，表现为上颌窦异常。因此，应进行合适的临床检查，以得到适当的诊断和治疗方案。临床医生能利用CBCT进行3D重建来确定与上颌病理相关的患牙（图3.10）。有时拔牙是治疗根尖周病变的唯一方法，这种病变一

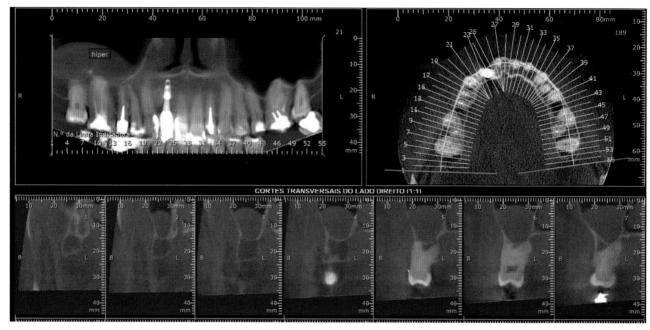

**图3.9**　通常在常规检查中发现上颌窦黏液潴留性囊肿

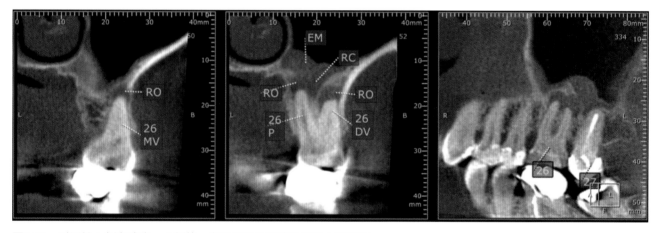

**图3.10**　牙源性上颌窦感染。上颌第一磨牙的根尖周感染穿透上颌窦底

直延伸到上颌窦。

在这种情况下，如果拔牙间隙可以通过正畸关闭或放置种植假体，就须寻求联合治疗。

## 3.6　牙瘤

牙瘤被认为是最常见的上皮性和间充质性牙源性良性肿瘤[35]。牙瘤约占所有牙源性肿瘤的22%[35]。

牙瘤分为组合型和混合型两种，大多数混合型牙瘤发生在颌骨前部（61%），而组合型牙瘤发生在颌骨后部（34%）[34-35]。牙瘤的病因尚不清楚；然而，它与病理条件有关，如局部创伤、炎症或感染原因，或遗传异常，如加德纳综合征。有学者认为，牙瘤是牙齿发育过程中基因突变造成的[34]。

传统的全景片或上颌咬合X线片（2D）有助于诊断牙瘤；然而，在2D视图中很难确定病变的大小和类型。另外，CBCT可以在3D视图中显示病变，这允许临床医生测量其范围并准确确定其类型（图3.11a，b）。

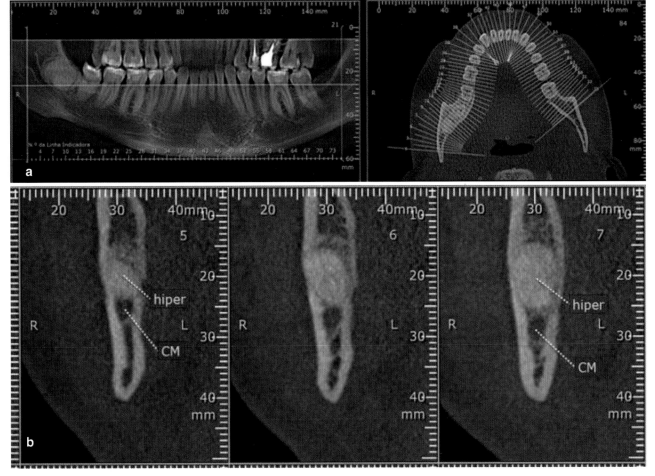

**图3.11** （a）在3D中评估牙瘤的大小以及与重要结构的接近程度；（b）冠状面显示牙瘤与下牙槽神经管相邻病变切除后须行病理组织学检查以确认临床诊断

## 3.7 牙齿易位

牙齿易位被认为是异位萌出的一种形式，两颗相邻的牙齿或牙胚互换位置，一颗牙齿的萌出位置通常被另一颗牙齿占据[36]。

牙齿易位的病因尚不清楚；然而，越来越多的证据表明有遗传因素[37]。牙齿易位通常与其他先天性牙齿异常有关，如缺牙症和过小的上颌侧切牙[36]。牙齿易位更容易发生在女性和左侧[36]。

环境因素在牙齿易位中也具有关键作用，例如乳牙滞留。

易位分为真性易位和假性易位。真性易位是指牙齿完全换到新的位置，而假性易位是指易位后牙根仍处于原始位置，牙冠与邻牙重叠[38]。传统的2D X线片，如根尖片和全景片，有足够的准确性来帮助医生诊断易位的类型。CBCT为医生提供了更高质量、更清晰的牙齿可视化图像以辅助医生制订治疗计划。CBCT可以显示牙根根方的牙槽骨。如果颊侧骨皮质较薄甚至骨开裂，这将影响正畸治疗计划，因此是有意义的。

牙齿易位的治疗可以通过正畸矫治来实现，这取决于它是真性易位还是假性易位。理想情况下，正畸医生可以接受真性易位，如尖牙和侧切牙易位（图3.12）。

在假性易位的情况下，常常通过将牙齿倾斜移动，退回至其原始位置，并将其在牙列中排齐。

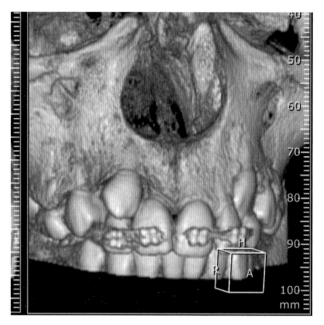

**图3.12** 侧切牙位置的右上尖牙易位，伴有较薄的颊侧骨板

## 3.8 多生牙

多生牙是指由牙胚形成的牙齿或牙源性结构的数量超过该区域通常的数量[39]。多生牙可以出现在牙弓的任何区域，但最常见的是在颌骨前部。一些假说解释了其形成的原因，但目前仍不明确[39]。环境和遗传因素在它们的形成中起着重要作用[39-40]。女性患多生牙的概率是男性的2倍；然而也有报道称，一些与性别相关的多生牙有特定发生的位置。例如男性通常发生在中线或前磨牙区，女性通常发生在切牙和尖牙区[28]。

多生牙可能出现在恒牙和乳牙中。这些多生牙可能出现在单侧或双侧，是单颗、两颗或多颗牙齿，发生在上颌、下颌或双颌中。根据多生牙的定位、形态、位置、方向，多生牙可有多种分类（表3.2）。

**表3.2** 多生牙的分类

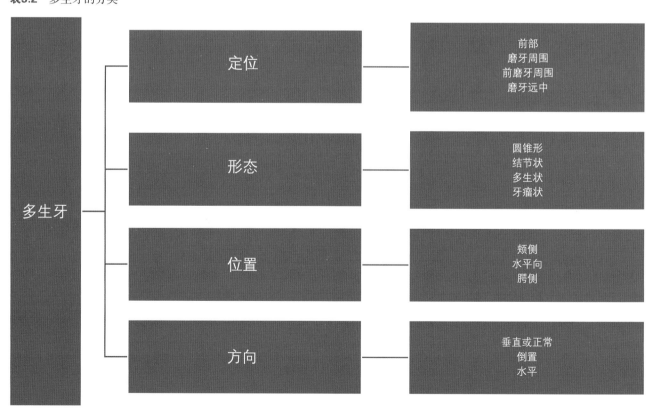

| 多生牙 | 定位 | 前部<br>磨牙周围<br>前磨牙周围<br>磨牙远中 |
| --- | --- | --- |
| | 形态 | 圆锥形<br>结节状<br>多生状<br>牙瘤状 |
| | 位置 | 颊侧<br>水平向<br>腭侧 |
| | 方向 | 垂直或正常<br>倒置<br>水平 |

多生牙和结节状牙瘤好发于上颌骨前部。多生牙可单发、多发，位于单侧或双侧。患病率为0.15%～1.9%，男性患病率高于女性[41]。据报道，在意大利9岁儿童中，近年来多生牙的患病率从0.64%上升到1.06%[41-42]。多生牙呈锥状或钉状，通常在上颌中切牙之间[41-42]。结节状多生牙比锥状、桶状的牙根更大，与恒切牙相比，可能有不完整或异常的牙根形成。

在临床检查中，当一侧的中切牙或侧切牙比对侧萌出延迟时，临床医生会使用放射学检查以评估诊断。传统的DPT视图是用于评估整个牙列的方法；然而，由于上颌前牙根尖与腭部重叠，上颌前部较小的病灶并不能清晰显示。上颌前牙区通常需要一个补充视图，如上颌咬合片以弥补后者的缺点。DPT显示前牙牙根形态的能力较差，在许多情况下，如果没有上颌标准视图的补充，多生牙就会漏诊[16]。因此，CBCT填补了巨大的空白，帮助临床医生在3D中查看上颌骨前部。可以选择小的或中等的视野，这样既可以观察到多生牙的部分，又避免了不必要的辐射。

总之，在牙科中使用CBCT产生了非常显著的影响，并提升了诊断和治疗计划的水平。然而，根据指南和协议应在必要时使用。据Isaacson的说法，保护患者的利益应该始终具有最高优先级，如果传统视图不够，那么就可以获得所需区域的小视野[2]。

# 第4章 锥形束计算机断层扫描成像（CBCT）在正畸诊断中的应用

## Cone Beam Computerized Tomography Imaging for Orthodontic Diagnosis

Normand Boucher, Muralidhar Mupparapu, Kensuke Matsumoto

## 4.1 正畸诊断的3D方法概述

第一台商用CBCT装置大约是在2000年。到目前为止，正畸诊断主要局限于矢状向和垂直向牙-骨骼关系。由于头颅定位问题和头部结构广泛重叠降低了诊断质量，使用2D前后头颅X线片进行有价值的水平向骨性诊断尚未被业内普遍接受。CBCT成像使正畸医生可以从第三个维度平面评估牙-骨骼关系（图4.1）。

颞下颌关节（TMJ）的放射学评估同样受限于正畸医生在2D方向上的记录。TMJ的CBCT冠状位和矢状位视图可以看到关节内软组织紊乱与髁突重建，这可能影响青少年上下颌生长的潜力或成人咬合的稳定性。

鼻腔、鼻咽、口咽和咽下区的CBCT成像为正畸医生提供了一种筛查工具，可以评估对青少年口面部发育和成年患者全身健康产生不利影响的气道结构。

N. Boucher (✉)
Department of Orthodontics, University of Pennsylvania, Philadelphia, PA, USA

M. Mupparapu
Division of Oral and Maxillofacial Radiology Department of oral Medicine, University of Pennsylvania, Philadelphia, PA, USA

N. Matsumoto
Department of Periodontics and Orthodontics, University of Pennsylvania, Philadelphia, PA, USA

## 4.2 CBCT成像特点

### 4.2.1 视野

CBCT成像中的视野（FOV）是指患者头颈部拟成像的解剖区域，该区域能为正畸医生提供所需的最大信息量，同时患者接受的辐射剂量尽可能低[1]。通常，这是一个具有高度（H）和宽度（W）的圆柱形状（图4.2）。

视野决定了在采集基础图像期间将捕获的容积，并最终确定了患者接受辐射的剂量。视野范围从4cm×4cm到20cm×20cm，中视野在10cm×10cm范围内。在正畸诊疗中，小容积和中容积可用于判断阻生牙与邻牙的关系，也可用于与上颌扩弓、临时锚固装置定位以及类似需要更高分辨率的情况中。对于头部测量需求和TMJ区域的可视化，建议使用大容积CBCT（图4.3）[2]。

### 4.2.2 分辨率

CBCT成像的分辨率取决于用于获取容积的几个物理参数。本质上，视野决定了基础分辨率，因为大多数CBCT机器都有内置算法来管理CBCT采集的容积以进行存储和显示，因采集计算机会调整分辨率[3]。分辨率是人们可以看到和解读图像的清晰

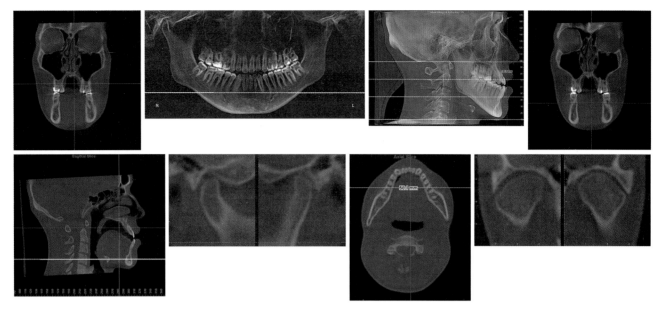

**图4.1**　CBCT图像用于正畸诊断的示例

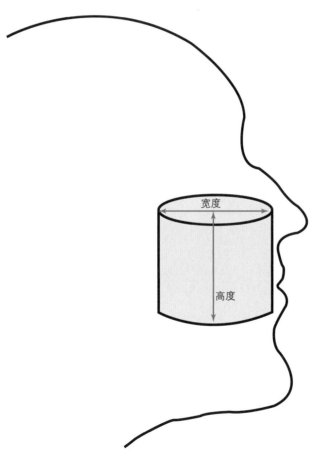

**图4.2**　视野（FOV）特点的示意图

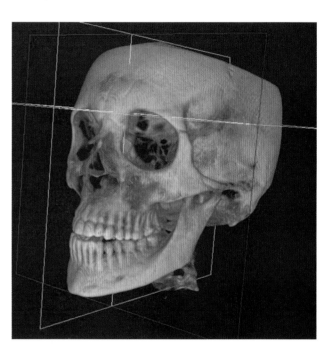

**图4.3**　原始CBCT数据重建的全容积

度。传统的X线片有较高的线对分辨率（lppm）和较低的对比度分辨率。CBCT和CT模式的线对分辨率（解剖）较差，但对比度分辨率非常好。

解剖分辨率以微米（μm）或毫米（mm）为单位。例如如果解剖分辨率为200μm，则相当于0.2mm。这基本上变成了机器自身分辨率。最薄的切割可以在一个像素深度的厚度上进行。骨形态需要较厚的切割，例如1mm或2mm厚度，这样可以通过增加厚度将噪点降至最低。

## 4.2.3 辐射概述

通常在传统的CT扫描仪中，如果断面厚度、体素大小或螺距（通过机器控制的扫描患者移动增量）增加，辐射剂量会随着管电流（mA）和对应电压（kVp）的下降而上升。在其他因素保持不变的情况下，增加辐射剂量可以降低噪点，产生更好的对比度[4]。

尽管按照惯例，CT剂量指数（CT dose index，CTDI）和剂量长度乘积（dose length product，DLP）以灰度（Gy）为单位测量，有效剂量以西弗（Sv）为单位测量，但是这些方法不适用于CBCT剂量测量，因为两者的光束几何形状和散射辐射剖面非常不同。商用CBCT扫描仪内部设计了个性化的专用可变参数，操作员可以通过调整光束准直（视野）、图像质量（基础图像数量、分辨率和轨迹弧线）和曝光参数（mA和kV）来改变患者的辐射剂量；因此，不同机器对于同一视野，会有显著的剂量变化。例如使用不同CBCT机器扫描一个15cm×15cm的大视野，可能会产生的剂量为52[5]~680μSv[6]。同样，使用小容量CBCT（4cm×4cm），患者的辐射剂量为31[7]~166μSv[8]。尽管CBCT内置的剂量变化很大，

但与430~1410μSv[9]范围内的MSCT剂量相比，剂量要低得多。

## 4.2.4 透视图和正交视图

### 4.2.4.1 透视图

透视图本质上是CBCT容积，看起来像2D（平面）X线片，例如头颅正侧位片。尽管透视图是从CBCT容积中提取的，但它们本质上模拟了2D平面头影测量视野。这其实没有额外的好处，除了它们可以数字化而且很容易导入到头影测量软件中进行头影测量分析（图4.4）。传统头影测量片会因为射线从头颅左侧到右侧的发散而出现不利的失真。透视图试图复制传统头影测量片的放大倍数，这使得临床医生可以将CBCT机器生成的图像与传统的2D射线机器生成的图像进行比较。

### 4.2.4.2 正交视图

正交视图没有放大或失真，投射出的就是"实际的解剖"。正交视图以原始解剖结构成直角。它们通常称为横截面视图。正交视图经常用于评估上颌和下颌牙槽突的颊舌向大小。这种比2D平面图像有优势的方法已经开始重新定义Ackerman–Proffit治疗界限，避

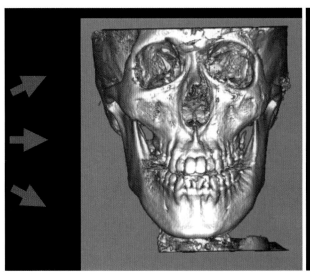
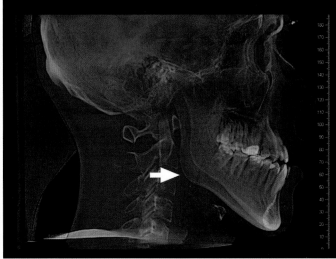

**图4.4** Dolphin Imaging的透视图，注意下颌不对称的夸大表现（下颌骨体部和下颌支后缘）。射线从发射器的中心发出。有放大和失真（在辐射中心光束上方和下方）

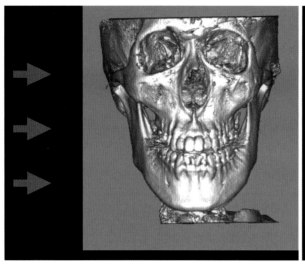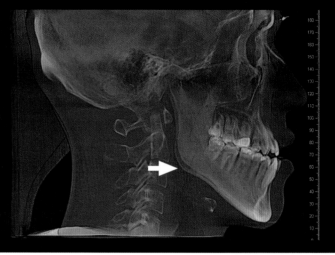

**图4.5**    Dolphin Imaging的正交视图，解剖结构真实显现，0失真。没有放大和失真，辐射束是平行的

免正畸治疗对牙周的不利影响[10]。矢状面、冠状面和轴向正交视图都可用于正畸诊断（图4.5）。

## 4.3    CBCT数据图像重建

### 4.3.1    头位

2D平面图像只允许矢状向的定位。为了增强可视化和透视效果，CBCT图像定向在空间里的3个平面。一步一步定位始于"倾斜方向（头向左侧或右侧倾斜）"，左右眼眶的最下点与水平参考点平行。"偏航"方向（头向左侧或右侧转）是通过定位矢状向，使左右眼眶的最后点完全重叠。矢状面的"俯仰"方向（抬头或低头）是指与额点正交的垂直平面，因此临床牙冠最突点的中心的水平距离是在调整到自然头位时临床估计的距离[11]。

定位的结果可以为正畸医生提供减少失真的视觉画面。正确的定位可以提高不对称区域的识别能力（图4.6）。

### 4.3.2    分割

CBCT软件可以提供软组织、硬组织和半透明头影，增强解剖标志的识别（图4.7和图4.8）。

### 4.3.3    正畸诊断图像的逐步构建

使用Dolphin Imaging 11.95 Premium 3D软件构建诊断图像的步骤在附录1~附录5中有详细说明：

1. 建立侧位片
2. 建立全景片
3. 建立正位片
4. 建立TMJ影像片
5. 建立气道研究

## 4.4    数字化模型整合于CBCT图像

口内扫描的数字化模型可以与CBCT合并。牙根的可视化使正畸医生能够把牙根良好定位于牙槽骨内来设计治疗中咬合的变化。

正畸医生可以根据牙周的界限制订治疗计划，以潜在地减少医源性并发症，例如牙龈退缩和根面敏感。

将数字化模型的牙冠与CBCT图像的牙冠合并，可以让正畸医生将牙冠的形态和位置与牙根的形态和位置联系起来。后牙牙根倾斜度和前牙牙根角度可以从颌面部的正面进行评估。前牙牙根倾斜度和后牙牙根角度可以从颊侧进行评估（图4.9）。

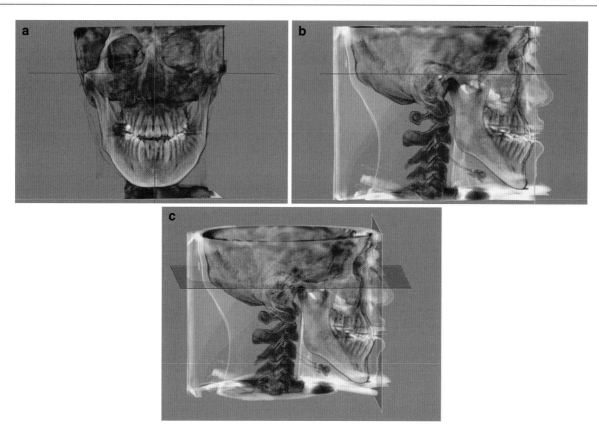

**图4.6**　（a）冠状–水平视图：眼眶最下点与水平面接触；（b）矢状视图：垂直平面与额点内侧相切，旋转头部以复制调整后的自然头位；（c）组合平面

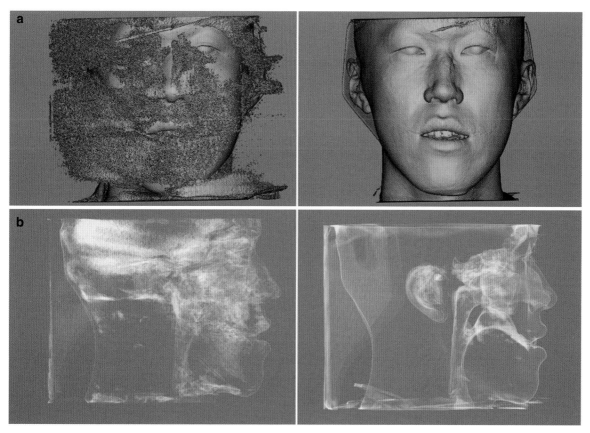

**图4.7**　（a）软组织头影效果示例；（b）半透明头影效果示例

**图4.8**　（a，b）硬组织头影效果示例

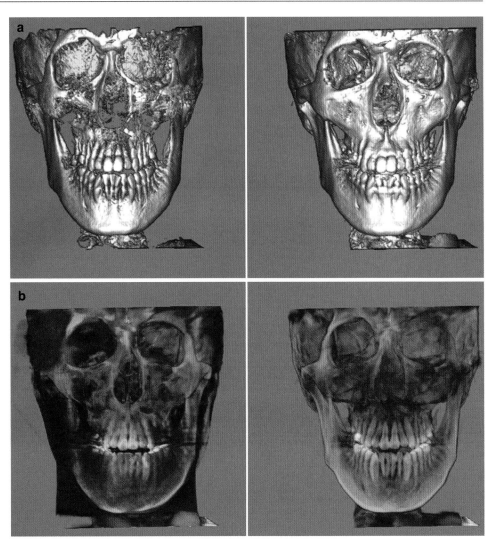

**图4.9**　数字化模型整合于CBCT图像。（a）口内扫描的数字化模拟；（b）CBCT 3D模型；（c，d）数字化牙科模型与CBCT 3D模型整合

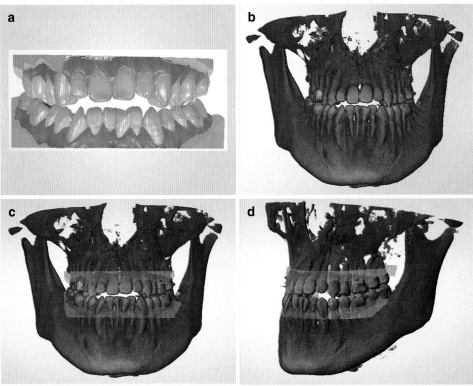

## 4.5　口面部正畸诊断

### 4.5.1　矢状向–垂直向

在CBCT容积中，矢状透视包括全头颅、左右半颅骨（可被Dolphin剪裁以识别不对称性），以及2mm正中切片以评估上下颌前部牙槽突的质量（图4.10）。

#### 4.5.1.1　下颌正中联合

上下颌面下1/3的垂直向发育过度导致支撑上下颌前牙牙根的牙槽突伸长和变窄[12]。这对于下颌正中联合尤其重要。2D平面图像投射整个颏部，从而增大了下颌联合的体积。2mm矢状CBCT图像提供横截面视图，精确评估骨的颊舌侧体积（图4.11）。设定前牙的前后向目标位时，下颌联合的体积是一个考虑因素。

### 4.5.2　水平向

许多关于矢状向和垂直向牙–骨性头影测量分析都是由正畸界先驱制定的，并随着时间的推移被人们接受，成为正畸诊断教条。CBCT冠状和轴向视图的水平向维度分析正逐步为人们所接受。最可信但未经验证的方法来自CBCT的Andrews Element Ⅲ分析[11,13]。方法如下（图4.12）：

1. 上颌第一磨牙近中颊尖矢状深度的冠状切面
2. 上颌第一磨牙根分叉垂直水平的轴向切面
3. 测量上颌第一磨牙近中颊尖处颊侧骨壁的直线距离（X）
4. 下颌第一磨牙近远中根中点矢状深度的冠状切面

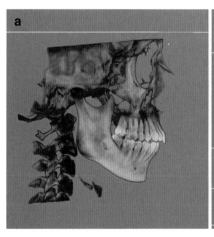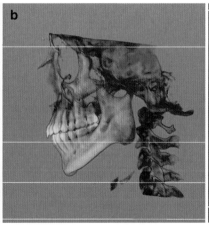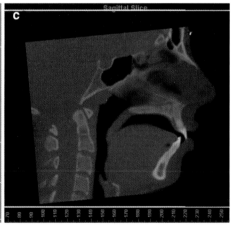

**图4.10**　（a）右侧矢状视图；（b）左侧矢状视图；（c）矢状切面显示上下颌前牙牙槽突

**图4.11**　（a）长面型导致下颌正中联合伸长和变窄；（b）短面型导致下颌正中联合变短和变宽

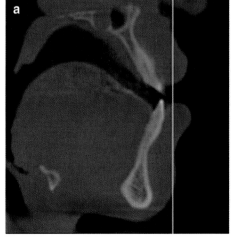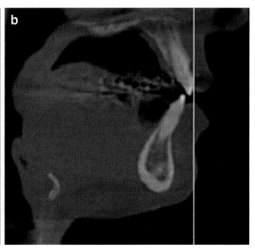

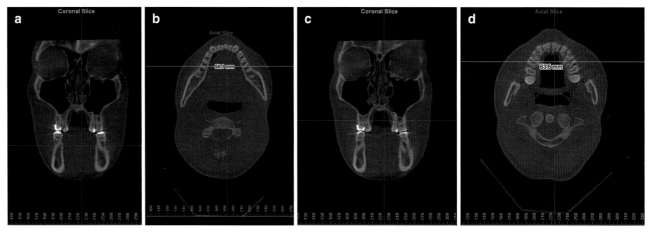

**图4.12** （a）第一磨牙近远中根中点矢状深度的冠状切面；（b）下颌第一磨牙根分叉垂直水平的轴向切面；（c）上颌第一磨牙近中颊尖矢状深度的冠状切面；（d）上颌磨牙根分叉垂直水平的轴向切面

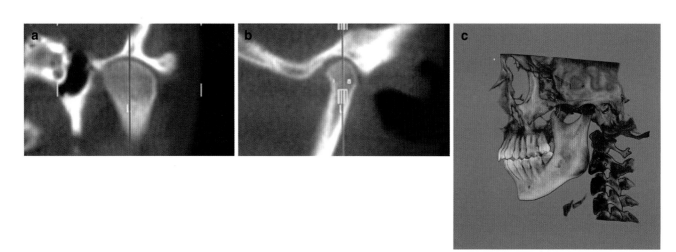

**图4.13** （a~c）关节盘移位的关节间隙改变导致上下颌骨的矢状向生长减少

5. 下颌第一磨牙根分叉垂直水平的轴向切面

6. 测量颊侧骨壁内近远中根之间的直线距离（Y）

7. 理想的上颌骨宽度相对于下颌骨宽度计算公式：X+5mm=Y

### 4.5.3 颞下颌关节诊断

CBCT可以识别出与颞下颌关节紊乱病（TMD）相关的风险标志物。研究表明，识别关节良好生长型（逆时针）与不良生长型（顺时针），发现正常与有问题的颞下颌关节（TMJ），不良生长型是重要病因学因素（图4.13和图4.14）[14]。传统的观点认为，成人生长结束后骨骼型趋于稳定，但是当考虑到颞下颌关节的状态时，这个观点受到了挑战（图4.15）。髁突垂直向受损会导致头颈部局部区域的适应和空间关系的改变[15-16]。

有研究报道了正畸治疗前青少年颞下颌关节盘移位的发病率较高[17-18]。关节盘移位与生长缺陷有关，通常称为"生长惩罚"[18]。生长缺陷的严重程度与关节损伤的严重程度成正比，与发病年龄间接相关[19]。关节损伤会损害髁突生长区域，限制软骨内成骨和患侧下颌骨的生长。单侧关节损伤可导致下颌骨不对称，而双侧关节损伤导致的局部适应性变化可能与长面生长型和前牙开𬌗有关[20-22]。

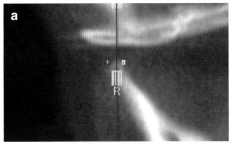
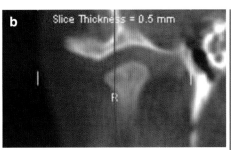
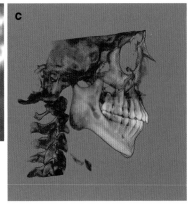

图4.14　（a~c）严重的髁突退行性吸收导致下颌骨向内、向后移位

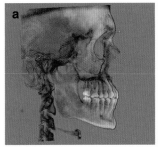
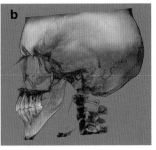

图4.15　（a）TMJ正常呈逆时针生长和上下颌骨的正常发育；（b）TMJ退行性病变导致上下颌骨顺时针向下和向后移位

### 4.5.3.1　TMJ间隙

TMJ间隙的CBCT评估对每位正畸患者都很重要。

**最佳TMJ间隙**

正畸牙–骨骼矢状向诊断的第1步是判断髁突在正中关系（CR）时，前、上和后关节间隙是否符合Ikeda建立的TMJ CBCT影像的矢状向标准[23]（图4.16和图4.17）。根据Okesson的说法，正中关系（CR）位置是建立骨性稳定咬合的必要因素[24]。它可以定义为髁突位于关节窝的前上区域，关节盘夹在中间，同时牙齿处于最大牙尖交错状态。

当TMJ结构的形态和/或间隙关系不是最佳时，CR的概念被Dawson建立的临床实体取代，称为适应性正中姿势位（adaptive centric posture，ACP）。Dawson认为ACP也可以满足骨性稳定咬合的标准。

他指出，这个位置在临床上是可以接受的，但可能不太稳定[25]。

### 4.5.3.2　关节间隙改变：CBCT矢状位关节前间隙增大

Ikeda标准中最常见的关节间隙改变是关节前间隙增大、关节上间隙增大和关节后间隙减小（图4.18）。尽管是轶事，对于正畸医生来说髁突与关节窝的关系发生了改变，有3种流行的解释。第一种解释，也就是大多数临床医生接纳的说法，是存在过早的后牙接触，导致前牙开𬌗，当前牙以牺牲髁突的后/下位移为代价时，该支点位于最大的牙尖交错位。结果是关节前间隙更大、关节后间隙减小。用𬌗板解决支点问题会导致后面高降低、前面高增加。关节前间隙增大的第二种解释是基于关节盘前移，使较厚的关节盘后带在关节结节处向下和向前，导致髁突向后移位。Mariano Rocabado医生对关节前间隙增大提供了第三种解释。他认为颅颈畸形可以改变髁突在关节窝中的位置[26-30]。颈椎后凸与向前的和向后旋转的头位导致下颌后缩、关节窝中髁突远中移动[26]。

关节前间隙增大和关节后间隙减小可以将髁突挤压向关节窝后壁，并且可能与退行性改建有关，其特征是髁突后斜面的体积减小，而没有相应的垂直高度降低。退行性改建可能是治疗性下颌骨近心端后移的结果，例如颌间牵引和BSSO正颌手术。

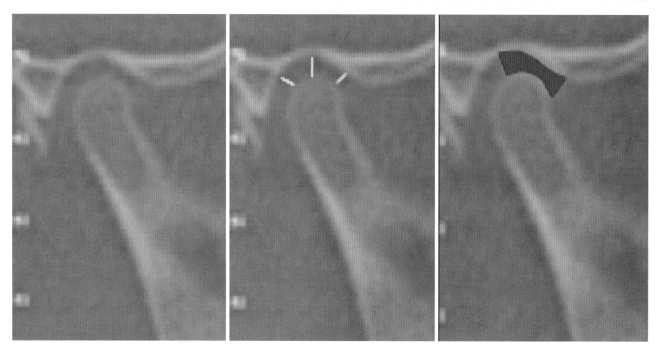

**图4.16**　理想的关节间隙

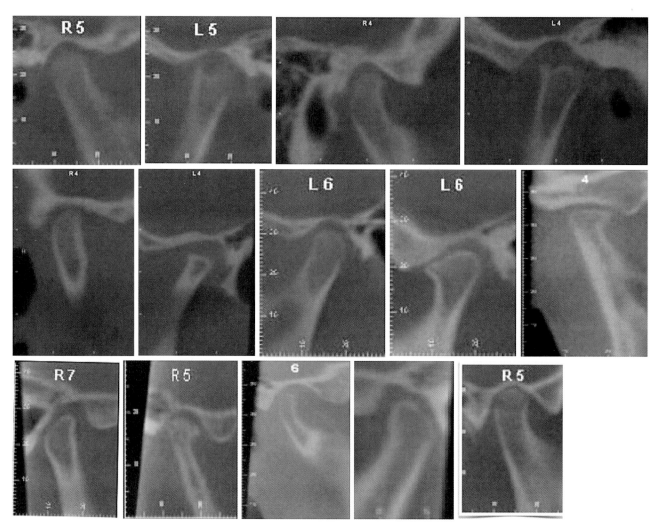

**图4.17**　关节间隙改变的示例

图4.18 关节前间隙增大而后间隙减小，下颌导向关节窝后部从而导致Ⅱ类错殆（注意：由于对关节窝后壁的压力，髁突头后缘退行性改建）

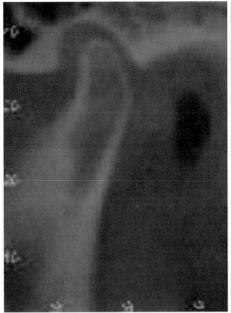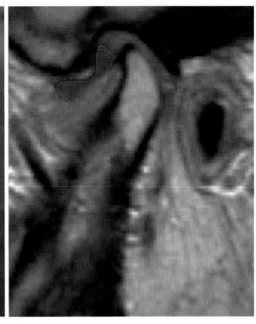

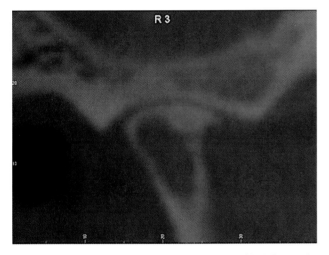

图4.19 关节盘移位导致关节上间隙缩窄，伴随盘后组织穿孔

### 4.5.3.3 关节间隙改变：CBCT矢状位关节上间隙变窄

关节盘移位，随之髁突和对应颞骨之间的关节组织变薄或穿孔后，可能会发生关节上间隙变窄。当关节盘处于最适位置时，可能会发生穿孔。当关节盘移位时，可能会发生盘后组织穿孔。

软组织穿孔常导致骨质破坏，经过硬化修复最终发展为缩窄的关节间隙和与之相称的关节表面（图4.19）。髁突垂直向尺寸的损失称为髁突的退行性改建，可能导致下颌骨"远中漂移"，伴随前面高高度增加、后面高高度降低、下颌平面更陡峭

以及Ⅱ类磨牙/尖牙关系。在正畸治疗期间出现活跃的退行性改建可能会导致难以预测的结果。

### 4.5.3.4 CBCT诊断骨性不对称

骨性不对称的诊断是复杂的，Hatcher诊断树对其进行了总结，其中最常见的病因是单侧颞下颌关节的损伤继发关节炎，导致下颌与上颌的"局部适应性改变"[15-16,31]。单侧损伤可导致患侧出现以下特征（图4.20～图4.23）：

- 下颌支变短
- 髁突变短
- 下颌平面角增大
- 殆平面抬高
- 下颌后缩
- 骨性颊廓减小
- 正面观下颌支与上颌骨之间距离缩短
- 颏部偏向患侧
- 患侧关节窝位置降低
- 患侧下颌体部更加舌倾
- 下后牙牙根逐渐偏向患侧
- 患侧髁突后弯
- 患侧下颌支远中的凹面更加陡峭
- 患侧乙状切迹到牙弓的距离减小

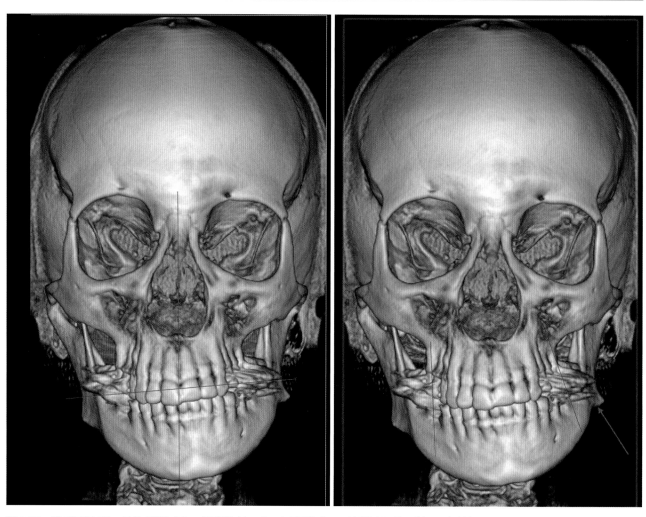

**图4.20**    秴平面抬高；骨性颊廓减小；颏部偏斜；上、下颌缩窄；下颌体部更加舌倾；角前切迹更明显

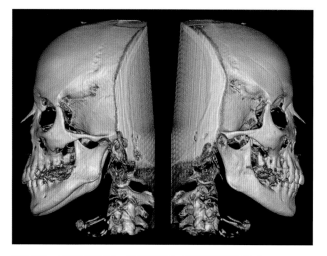

**图4.21**    下颌支变短；髁突变短；下颌平面角增大

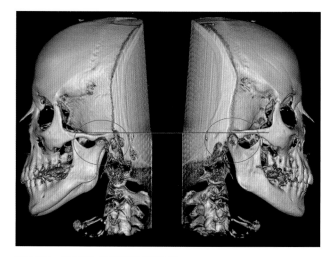

**图4.22**    重塑的关节窝位置降低

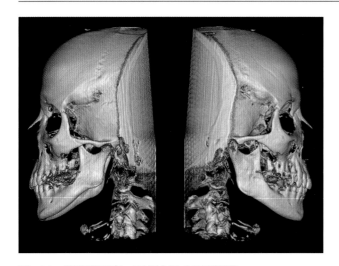

**图4.23** 髁突颈后弯；下颌支远中面更凹陷

- 患侧冠突相对较大
- 在患侧下颌体部，磨牙牙根下骨量相对较少
- 患侧角前切迹更明显

　　总而言之，上颌与下颌的不对称性有助于深入了解颞下颌关节异常可能对口腔系统产生的重大影响，以及对每例颞下颌关节状态进行诊断的重要性。

## 4.5.4 CBCT气道诊断

　　对儿童和成人阻塞性睡眠呼吸暂停（OSA）认识的不断提高，将气道评估推向了正畸诊断重要性的前沿[31]。上气道通过骨骼与软组织的解剖定义，从鼻孔开口开始，延伸到气管和食道的咽分叉处。收缩区域会导致气道阻力增加，称为"气道瓣膜"。鼻瓣膜区位于鼻道前中1/3交界处，经常与鼻中隔偏曲相关。软腭、舌和会厌作为软组织，也可以形成收缩区域，产生气道瓣膜，这些组织的解剖异常（例如鼻甲增大、腺样体和扁桃体肥大、大舌头或者鼻中隔偏曲），会导致气道阻力增加，并可能导致阻塞性睡眠呼吸障碍（OSDB）。

　　尽管CBCT容积、面积和线性的测量不足以做出明确的阻塞性睡眠呼吸障碍诊断，但CBCT图像可以通过与阻塞性睡眠呼吸障碍相关的解剖学特征识别存在阻塞风险的表现[32-39]。

### 4.5.4.1 CBCT气道图像的局限性

　　CBCT评估气道研究的最大局限是扫描采集时身体、头部、下颌和舌的位置[40-41]，吸气和呼气阶段对上气道的尺寸也有显著影响。为了减轻不准确性，提出了以下要求：患者必须保持静止；必须避免吞咽；屏住呼吸；坐直，眶耳平面与地面平行；保持正中关系；嘴唇放松[42-44]。

　　空旷空间CBCT成像的"敏感性"也是一个限制，不像医疗CT扫描那样，CBCT扫描不能提供绝对的Hounsfield单位（HU）值，其机器未校准到实际的HU数值。CBCT HU数值因制造商、机器，甚至扫描区域而异[45-46]，密度更高的组织会有更高的数值，但并没有正确校准到实际的HU范围。

　　通过Dolphin图像软件，图像灵敏度的调整决定了气道中的种子点如何响应气道HU读数，提高灵敏度需要更大的HU范围。对于同一患者相同曝光条件的扫描，灵敏度应该相同，通常应调整灵敏度至气道与鼻气道和咽壁相近，但不会渗入壁组织。据报道，尽管阈值敏感值的选择在检查者内与检查者间的可靠性较差，但随着检查者的经验增加会有所改善，即便对于口咽部这一通常收缩最大的区域也有很好的效果[47]。

### 4.5.4.2 CBCT气道分段

　（a）鼻段分界

　（b）咽段分界

**鼻段分界**

　　鼻气道阻塞（NAO）影响多达1/3的美国人，是患者向耳鼻喉科医生、头颈外科医生和基层医生最常见的主诉之一[48]。在健康的患者中，足够的鼻气道尺寸可提供正常的鼻呼吸模式，而当阻塞时，鼻呼吸变得困难，患者可能会转向以口呼吸为主。研究表明，鼻气道阻塞不仅显著损害生活质量，而且与阻塞性睡眠呼吸暂停（OSA）和颅面发育改变等负面后果有关[49-50]。

　　特别是对于鼻气道，CBCT已成为诊断鼻息

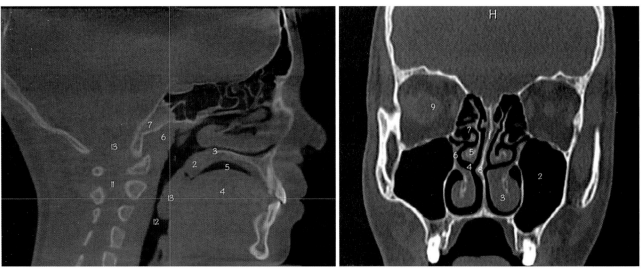

**图4.24** （左）矢状位CBCT图像（骨窗）显示该部分无明显病变；（右）冠状位CT（骨窗）显示左下鼻甲肥大（3），鼻中隔偏曲（8）

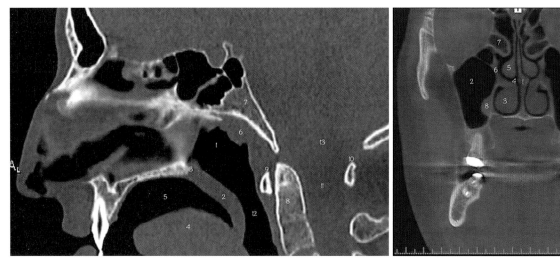

**图4.25** （左）矢状位CT（骨窗）显示筛窦气房黏膜炎，咽扁桃体轻度肿大（6）；（右）冠状位CBCT（骨窗）显示沿右上颌窦内壁的黏液性息肉（8），其余未见异常

肉、肿块、鼻甲肥大、泡状鼻甲、鼻中隔偏曲和其他解剖变异的有效方式（图4.24～图4.26）[51]。

**冠状位图像**

1. 鼻中隔偏曲影响一侧鼻腔的呼吸

2. 上颌窦——正常，病变（判断是否通畅需要滚动浏览）

3. 下鼻甲（或鼻甲骨）

4. 中鼻道

5. 中鼻甲（正常和异常）

6. 钩突

7. 筛窦

8. 鼻棘（在DNS 2中为黏液性息肉）——评论认为有了这个特定的问题，阻塞会变得更加复杂

9. 眼眶

**矢状位图像**

1. 鼻咽

2. 悬雍垂

3. 后鼻棘

4. 舌

5. 口腔

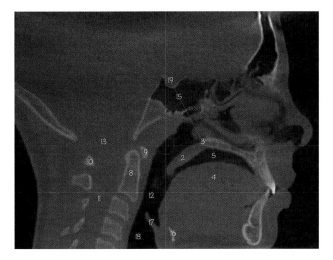

图4.26 矢状面数字标识气道解剖结构与分界

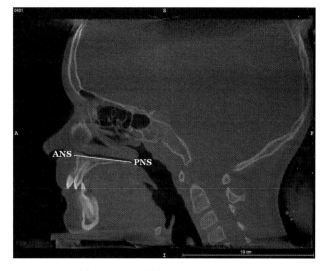

图4.27 下界为ANS-PNS连线

6. 咽扁桃体（腺样体）

7. 斜坡

8. 齿状突

9. 寰椎前弓

10. 寰椎后弓

11. 椎管

12. 口咽部

13. 枕骨大孔（在一张图中是腭扁桃体）

14. 右腭扁桃体

15. 连接蝶鞍中心和后鼻棘的直线

16. 舌骨

17. 会厌

18. 喉咽

19. 蝶鞍

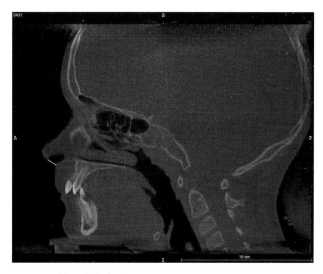

图4.28 前界为前鼻孔

### 4.5.4.3 3D CBCT鼻段气道的解剖学分界

鼻腔和鼻咽是不同的解剖区域。与鼻气道不同的是，咽气道由鼻咽、口咽和喉咽（通常意义的咽）气道空间组成。上气道包括会厌基底部轴平面上方的咽气道和鼻气道，如果同时考虑窦腔和鼻气道，"鼻窦"气道是最恰当的术语。

以下要点通过3D CBCT进行一致的分割与量化，侧重于鼻气道解剖学分界的"金标准"，边界组织如下：（1）下界为ANS-PNS连线（图4.27）；（2）前界为前鼻孔（图4.28）；（3）后界为S-PNS连线（图4.29）；（4）上界与颅底平齐，不包括孔裂及鼻旁窦（例如额窦、筛窦、蝶窦和枕部气房）（图4.30）。

### 下界ANS-PNS

与大多数既往研究一致，鼻气道分段的下界通过轴向平面定义，包括前鼻棘（ANS）和后鼻棘（PNS）形成的连线[52-53]。

### 前界前鼻孔

空气从开口或前鼻孔进入鼻子，因此前界正

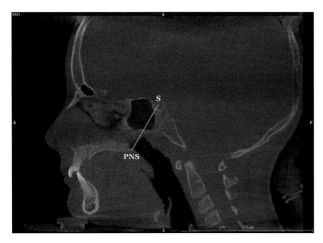

**图4.29**　后界为正中矢状面上从蝶鞍中心（S）延伸到后鼻棘（PNS）的连线，作为后鼻孔定位的硬组织标志

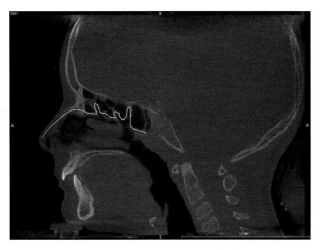

**图4.30**　上界与颅底平齐，不包括孔裂及鼻旁窦如额窦、筛窦、蝶窦和枕部气室

好定义为前部的开口和前部软组织边界内的任何空气。将这部分空气包含在前部是很重要的，因为侧壁塌陷会导致鼻气道阻塞，虽然不使用CBCT也可以轻松检测到这一因素，但仍应予以考虑。

### 后界S-PNS

鼻气道和鼻咽气道之间真正的解剖学划分是后鼻孔。该处结构非常复杂，因此对后鼻孔的定义可能具有一定挑战性，这点在可能导致鼻气道阻塞的后鼻孔闭锁和狭窄情况下更甚。与后部解剖结构相关的巨大变化可以通过既往研究的各种后界定义来举例说明，这些边界使用诸如寰椎前弓[54]、枢椎齿突[55]、后鼻平面[56]，甚至包括鼻咽本身[57]等结构来

定义。由于后鼻解剖结构的复杂性，因此需要硬组织标志物为定量分析提供更多可重复的结果，而蝶鞍中心（S）和后鼻棘（PNS）是识别鼻后孔区域的可靠且易获得的指标。

### 上界颅底除外开口和鼻旁气窦

为了确保准确的鼻气道解剖学分界，上界被定义为与颅底平齐，不包括孔裂和鼻旁窦（例如额窦、筛窦、蝶窦和枕部气房）。

#### 4.5.4.4　使用ITK-SNAP®演示和评估所提议的标准分割[58]

目前缺乏使用CBCT进行鼻气道分割的"金标准"，ITK-SNAP®是一种DICOM成像软件[59]，由美国宾夕法尼亚大学和犹他大学开发，旨在满足这一需求并提供以下建议：

1. 改善3D CBCT中鼻气道的解剖学分界
2. 创建更为可靠和精确的鼻气道3D CBCT分割，用于辅助诊断、治疗和监测鼻气道阻塞以及异常识别

ITK-SNAP®虽然忽略了鼻气道，但在上气道的体积分割方面提供了可靠的结果，同"金标准"相比，体积误差小于2%[42]。将CBCT DICOM切片（.dcm）导入软件后，操作者通过半自动分割算法和手动分割完成对鼻气道进行标记的过程（图4.31）。具体的过程从半自动分割开始，在ITK-SNAP®上也称为"主动轮廓分割模式"，分为3个阶段：（1）预分割；（2）初始化；（3）进阶。预分割首先需要确定感兴趣区：在这一步中，目标是区分并仅标记剩余图像的一种结构（在该情况下为空气），可以通过阈值函数来实现，该函数允许选择属于所需结构的体素的强度范围。

最终结果呈现的图像为选中的气道显示白色，所有其余未选中的结构显示蓝色。一旦选好了所需的结构，就可以通过将种子点添加到所需结构中来手动完成初始化。这些种子点本质上是3D的，并最终扩展到最后的分段，这种扩展称为进阶，在该

**图4.31** 使用ITK-SNAP®示例鼻气道的CBCT分割，在（a）矢状面、（b）冠状面、（c）轴向面、（d）3D重建中以浅蓝色显示

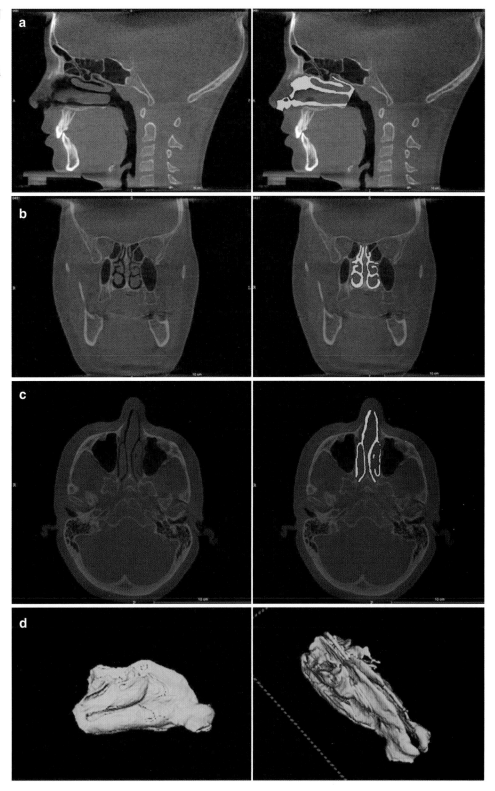

终末阶段，种子点均匀地膨胀以填充白色的选定结构，而从蓝色的未选定结构中褪去。以这种方式完成标记后，每个方向（矢状、冠状和轴向）的切片都会经过审核与手动修改。

使用ITK-SNAP®可获得体积和强度数据，从而确定鼻气道的体积以及Hounsfield单位强度的平均值和标准偏差。

不同患者气道边界可在矢状面内通过以下参数

进行标准化：（1）前界为前鼻孔开口；（2）后界中心为S-PNS；（3）下界为ANS-PNS；（4）上界与颅底平齐，不包括孔裂及鼻旁窦（例如额窦、筛窦、蝶窦和枕部气房）。

### 4.5.4.5　咽部气道

**气道体积与正畸诊断的相关性**

气道的体积已被证明与牙面发育呈一定比例相关：Ⅲ类患者的上气道总体积大于Ⅰ类或Ⅱ类患者[60]；上颌与下颌的逆时针生长导致气道比顺时针生长更宽；与鼻呼吸相反，以口呼吸为主可能不利于口颌系统的生长和发育[61-64]；鼻通气减弱可导致顺时针生长模式，其特征是下面高增大、下颌平面与𬌗平面陡峭、腭穹隆狭窄高拱[65-66]。气道的体积从7~18岁持续增长，其中男性比女性增长更多，气道也更宽[67]。

**气道横截面积和半径与正畸诊断的相关性**

根据Poiseuille定律，气道半径减小增加气流阻力，为维持流量需要更加用力吸气，从而导致鼻咽区域和肺部之间压差增加，增大的压力梯度会导致鼻气道和/或咽气道塌陷。已确定气道横截面积与气道阻塞高风险之间存在以下关系：高概率——轴向最小面积<52mm$^2$；中间概率——轴向最小面积为52~110mm$^2$；低概率——轴向最小面积>110mm$^2$。值得注意的是，咽瓣膜（轴向最小区域）常位于口咽部[65]，而口咽部在气道评估中具有出色的检查者内和检查者间可靠性[47]。最小横截面积随年龄增长而增加，12岁以上男性速度更快。以下解剖异常可致上气道横截面积减少，引发气道阻塞：腺样体和扁桃体肥大、过敏性和慢性鼻炎、先天性鼻畸形、

鼻外伤、鼻中隔偏曲、鼻腔息肉和肿瘤。改变鼻窦出入流量的鼻窦疾病，对上气道空气质量产生不利的影响。这些解剖异常引发功能变化，形成口呼吸，进而导致不良的面部生长模式、牙弓形状改变和错𬌗畸形[32,61-64]。

多导睡眠监测仍是诊断睡眠呼吸障碍和阻塞性睡眠呼吸暂停的"金标准"，不过正畸医生从CBCT获得的牙颌表型信息，再加上经过验证的青少年与成人睡眠问卷，同样可以作为潜在的筛查策略，用来识别具有阻塞性睡眠呼吸暂停罹患风险的个体。但正畸医生也应意识到来自CBCT图像的气道定量测量，不一定会在阻塞性睡眠呼吸暂停的发展中发挥重要的诊断作用，吸气时气道扩张的生理补偿可能会降低解剖危险因素的重要性[68-69]。

### 4.6　总结

文献中一些发现表明CBCT可能作为特定临床条件下关注的标准。我们认为临床检查和病史对于在标准2D与正畸CBCT成像之间的选择很重要。想象一位患有轻微错𬌗畸形而骨骼模式良好的患者，没有TMD体征或症状，牙周附着正常，基于经过验证的睡眠问卷测得正常睡眠指数，那么该患者可以通过2D图像进行诊断和治疗；另外，想象一位能从正颌手术中受益的严重骨性错𬌗患者，患有晚期牙周病，有TMD体征和症状，经验证的睡眠指数表明存在睡眠呼吸障碍的高风险，这些临床发现中的任意一项都表明用CBCT成像进行诊断对患者更有益，因其可能会改变治疗计划。

展望未来，正畸学界面临建立3D成像与2D成像对比指南的挑战。

## 附录1：在Dolphin 3D中构建（X线）成像

### 侧位片

- 确认所需容积的方向
- 通过"选择（Options）"确认创建何种类型的侧位片

–正交的

　没有放大

　无失真

　平行辐射束

–透视的

　有放大

　失真（辐射中心光束的上方和下方）

　辐射从发射器中心发出

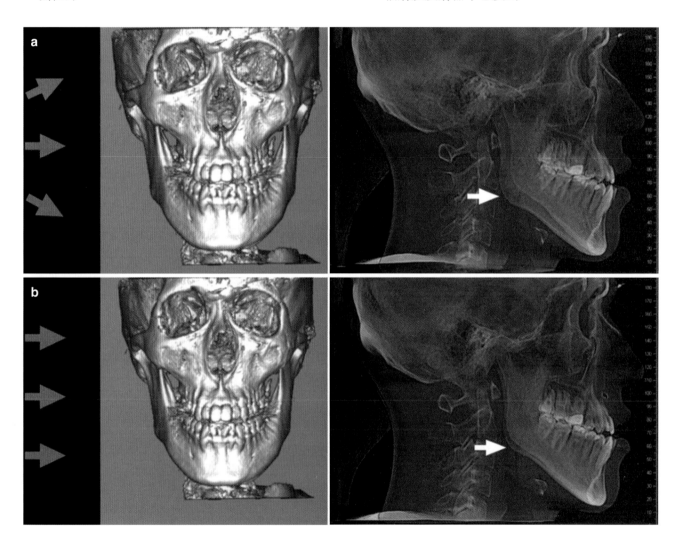

\* 对于透视图应选择投影中心，通常经过耳点

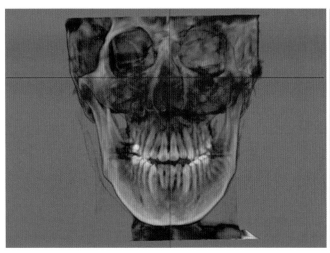 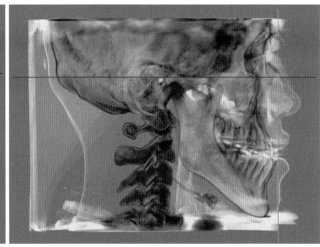

- 选择标尺选项
  - 刻度线或100mm标尺
    刻度线是首选
  - 定位
    该种情况下首选左侧
  - 如果容积很大，选择为X线片添加边距，并选择边框大小
  - 标尺的选择还允许将图像标记为透视或正交，以及图像中包含的放大倍数
- 通过"参数选择（Preferences）"，可以设置正交图像的放大倍率，以及透视图像中发射器到中心平面和中心平面到胶片的距离

- 单击"应用（Apply）"以创建图像，图像生成后需要对投影的每个级别进行理想化处理，再将图像保存到Dolphin Layout
- – Dolphin 1：Dolphin默认级别
  设置Dolphin 1级别（大多数侧位片最好设在+2）
  调整锐化度以获得最佳图像

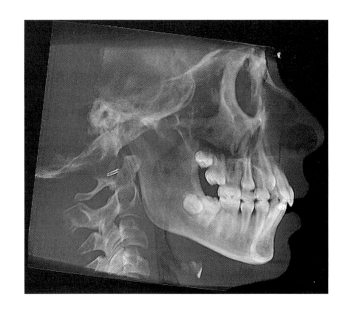

- Dolphin 2：软组织强化
  调整锐化度以获得最佳图像

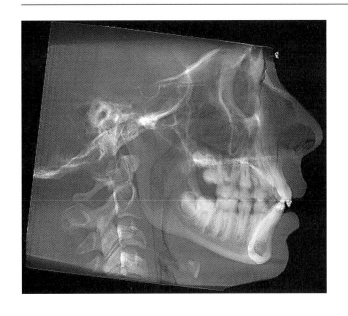

– Dolphin 3：硬组织强化
调整锐化度以获得最佳图像

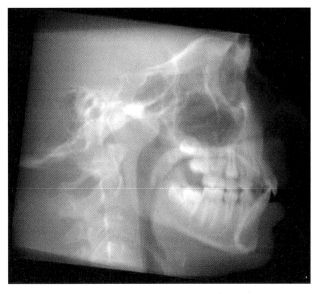

– Emboss：浮雕式图像
调整锐化度以获得最佳图像

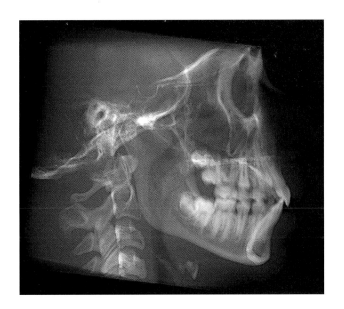

– 基于Ray Sum胶片的仿真图像
调整锐化度以获得最佳图像

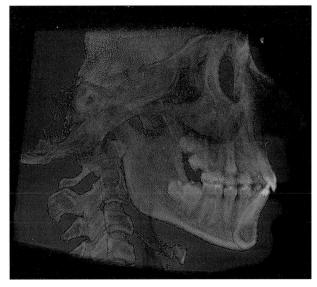

– MIP：最大强度投影，聚焦于表面
调整锐化度以获得最佳图像

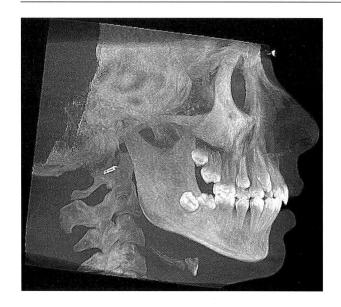

– Traced：基于选择性描摹的成像

调整锐化度以获得最佳图像

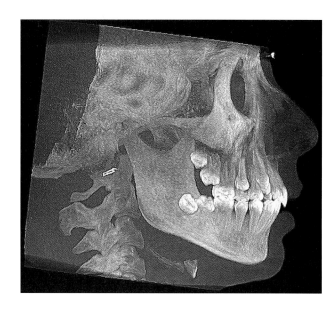

- 可以通过在任何图像上垂直或水平单击和拖动来调整亮度和对比度。调整完毕后，通过"发送快照（Send Snapshot）"按钮将图像保存到Dolphin数据库
- 通过单击每个图像右上角的图标，可以在Dolphin 2D中查看所有成像，并可以重复浏览

## 附录2：在Dolphin 3D中构建（X线）成像

### 全景片

- 确认所需的体积方向
- 调整X线片的视野

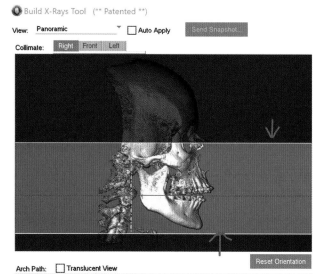

- 将蓝色虚线放在髁突的远端
- 选择切面位置（红色线）
  – 通常定位于下颌切牙的牙尖

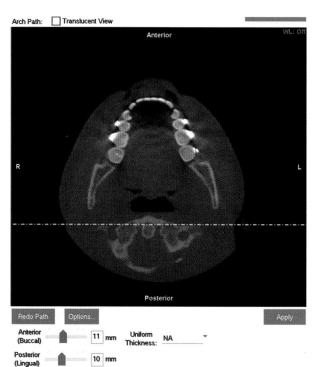

- 在切面视图中定义全景片的路径
  - 从右髁（靠近蓝色线）开始，选择下颌第一磨牙的下一个点，然后是尖牙，通过前牙的几个点（如果有拥挤，平均牙齿的曲率），然后是左尖牙、左磨牙到髁突
  - 双击以结束路径
  - 路径完成后可见一条曲槽

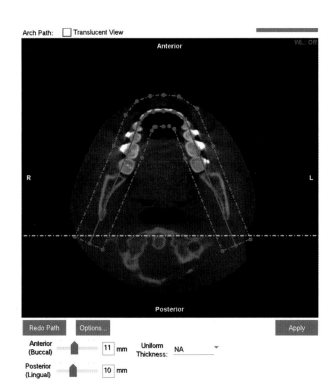

- 确认所有需要的解剖结构都包含在曲槽中
  - 如果曲槽不包括任何解剖结构，生成的全景片将有空白

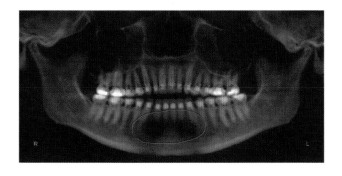

- 使用"半透明视图（Translucent View）"来验证硬组织的宽度和解剖结构

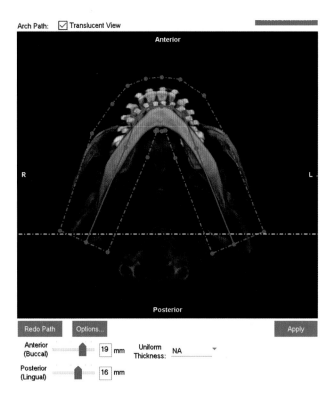

  - 利用调整前（颊）和后（舌）滑动加宽整体曲槽
  - 可以单击并拖动单个点以调整特定区域
- 单击"应用（Apply）"以创建图像。生成图像后，在将图像保存到Dolphin数据库之前，应将成像的每一级进行理想化处理
  - Dolphin 1：Dolphin默认级别
    设置Dolphin 1级别（大多数全景片最好设在+1）
    调整锐化度以获得最佳图像

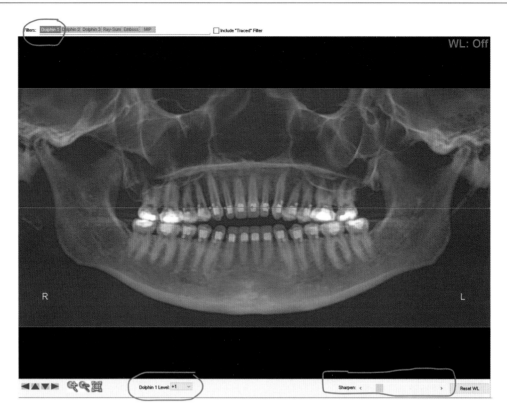

- Dolphin 2：软组织强化

调整锐化度以获得最佳图像

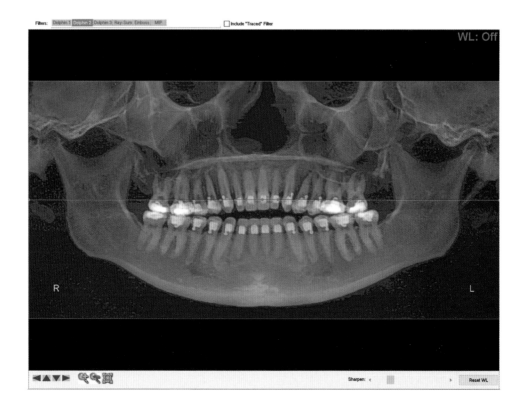

- Dolphin 3：硬组织强化
  调整锐化度以获得最佳图像

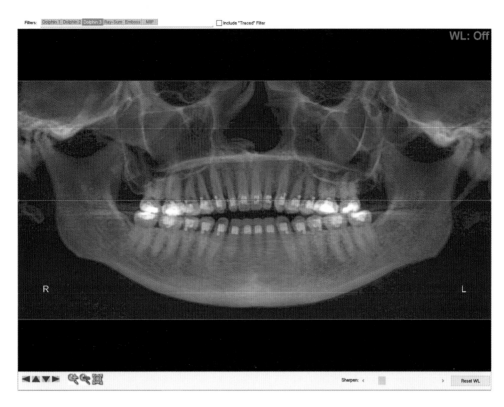

- 基于Ray Sum胶片的仿真图像
  调整锐化度以获得最佳图像

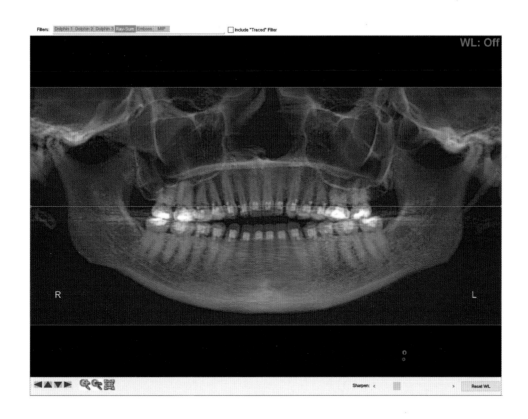

　– Emboss：浮雕式图像

　　调整锐化度以获得最佳图像

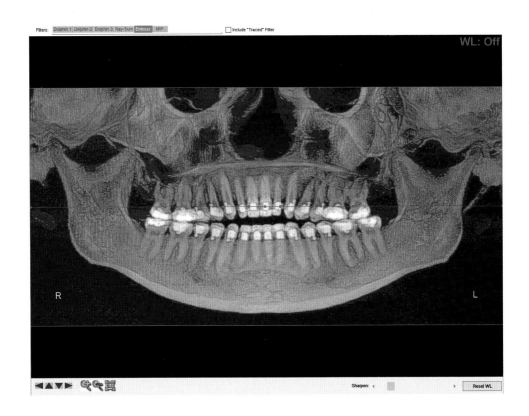

　– MIP：最大强度投影，聚焦于表面

　　调整锐化度以获得最佳图像

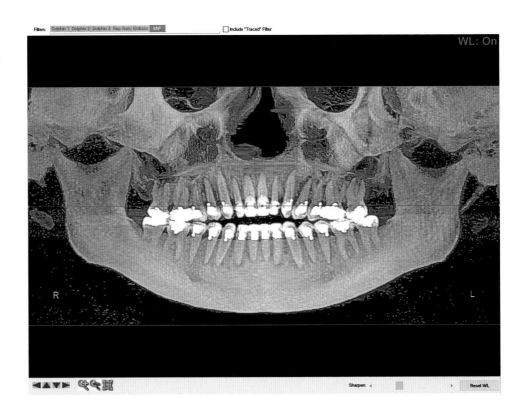

- Traced：基于选择性描摹的成像
　调整锐化度以获得最佳图像

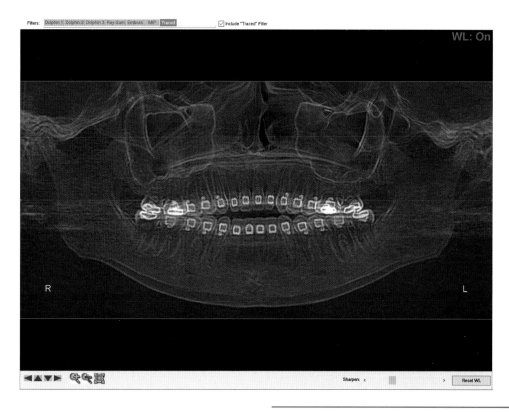

- 可以通过在任何图像上垂直或水平单击和拖动来调整亮度和对比度。调整完毕后，通过"发送快照（Send Snapshot）"按钮将图像保存到Dolphin数据库
- 通过单击每个图像右上角的图标，可以在Dolphin 2D中查看所有成像，并可以重复浏览

## 附录3：在Dolphin 3D中构建横截面研究

- 选择"冠状切片（Coronal Slice）"视图
- 滚动到上颌第一恒磨牙处，并将图像发送到Dolphin 2D

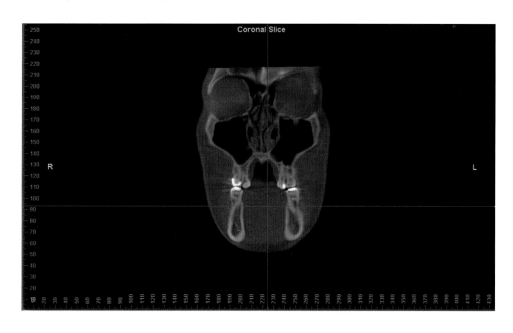

- 选择"轴向切面（Axial Slice）"视图
- 滚动到上颌第一恒磨牙分叉处，并将图像发送到 Dolphin 2D

- 使用"4-Equal Slices-Volume View"允许切面之间的交叉引用

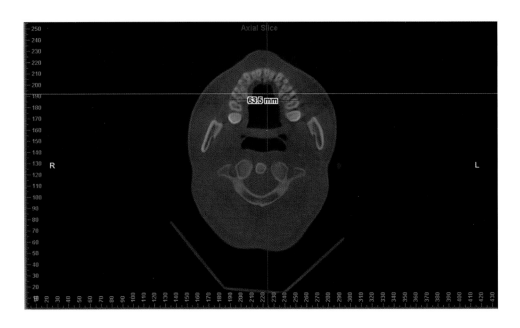

- 在"冠状切片（Coronal Slice）"视图中滚动到下颌第一恒磨牙处，然后在轴向视图中滚动至下颌分叉处，并将图像发送到Dolphin 2D

- 使用"4-Equal Slices-Volume View"允许切面之间的交叉引用

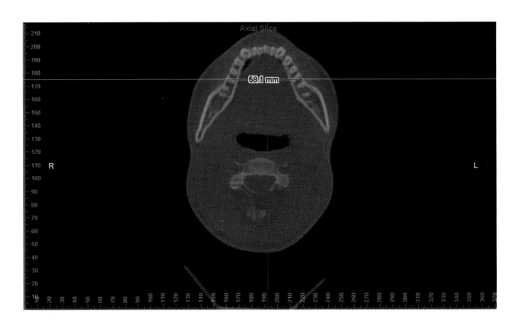

- 关闭Dolphin 3D，返回2D的患者屏幕
- 单击下颌轴向切面图像

- 右键单击图像，然后选择"注释和测量（Annotations and Measurements）"
- 将该图像校准为"DPI"，因为后续将准确校准到CBCT分辨率中

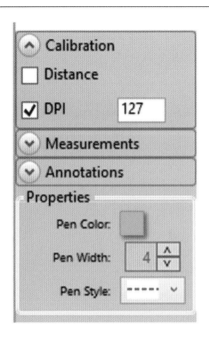

- 单击"测量（Measurements）"并选择"距离（Distance）"
- 在分叉处从每侧的内脊测量下颌骨的宽度
- 单击上颌轴向切面图像
- 右键单击图像，然后选择"注释和测量（Annotations and Measurements）"
- 将该图像校准为"DPI"，因为后续将准确校准到CBCT分辨率中
- 单击"测量（Measurements）"并选择"距离（Distance）"
- 在分叉处从每侧的内脊测量下颌骨宽度
- 注意：正确放置平面线将确保准确和可重复的测量

## 附录4：在Dolphin 3D中构建（X线）成像

### TMJ影像片

- 确认所需的体积方向
- 调整X线片的视野

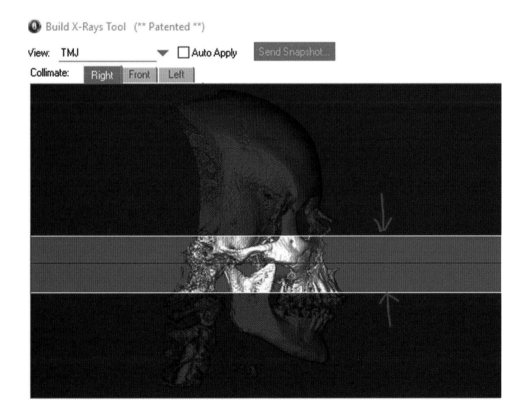

- 设置切面位置（红色线）
  - 通常通过髁的外侧极
  - 可能需要调整头部位置，使两个髁均位于切片线的水平面上
    通过右视图和左视图进行确认
- 使用冠状方向，将框设置在每个髁上，使髁在切割框内居中
- 使用上方的红点（切换）旋转框，将通过剪切框的长度近似髁的长轴

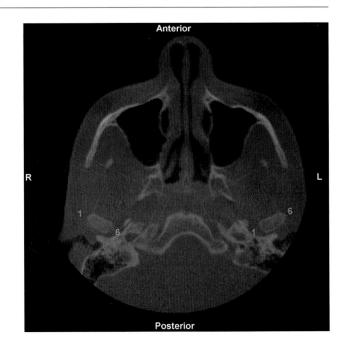

- 单击"应用（Apply）"以创建图像。生成图像后，在将图像保存到Dolphin数据库之前，应将投影的每一级进行理想化处理。注意：Dolphin级别仅适用于向上的图像，而不适用于切面视图。切面视图有一个专用的锐化滑块使图像清晰
- 选择切割的数量、切割的厚度和宽度

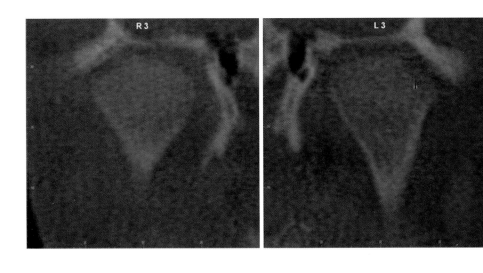

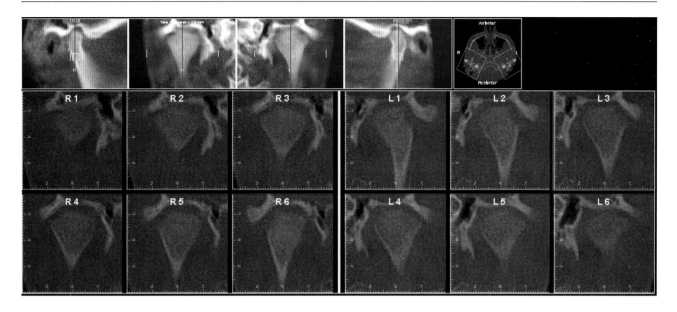

- 可以通过在任何图像上垂直或水平单击和拖动来

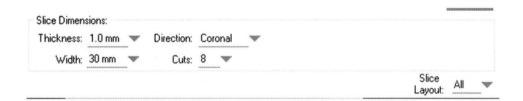

调整亮度和对比度。调整所有级别后，通过"发送快照（Send Snapshot）"按钮将图像保存到Dolphin数据库

- 要创建矢状视图，请将方向更改为"矢状（Sagittal）"，然后单击"应用（Apply）"以创建图像。生成图像后，在将图像保存到Dolphin数据库之前，应将投影的每一级进行理想化处理。
  注意：Dolphin级别仅适用于向上图像，而不适用于切面视图。切面视图有一个专用的锐化滑块来清晰图像
  - 调整切割的数量、厚度和切割的宽度
  - 将切线居中以创建所需的图像

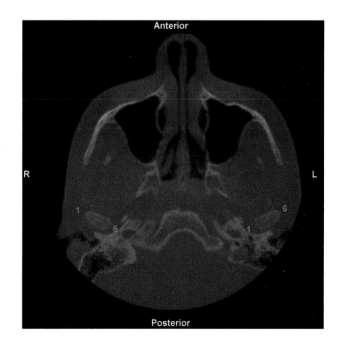

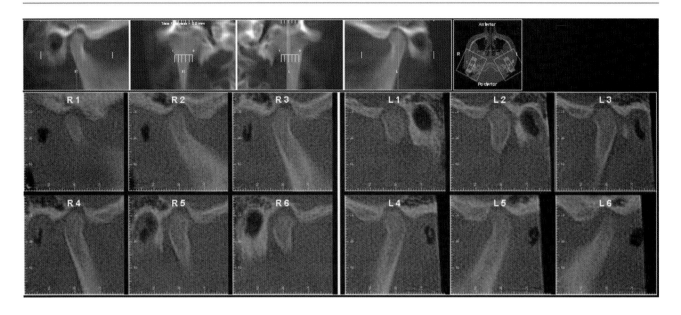

- 可以通过在任何图像上单击并垂直或水平拖动来调整亮度和对比度。调整所有级别后，通过"发送快照（Send Snapshot）"按钮将图像保存到Dolphin数据库
- 要在并排比较中查看其中一张投影，请双击任何

投影视图以调出并排视图
- 使用鼠标滚轮滚动切片
  – 注意：请务必记下图像顶部的切片编号
  – 请参阅上方的指南图像以参考视图中的切面

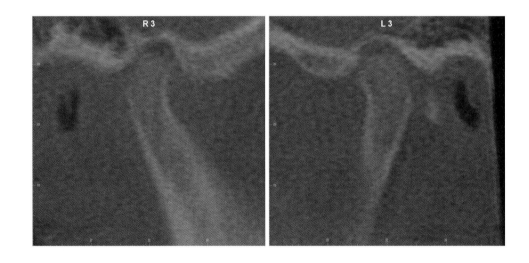

# 附录5：在Dolphin 3D中构建气道研究

鼻窦/气道

根据Zimmerman的咽喉边界定位[47]

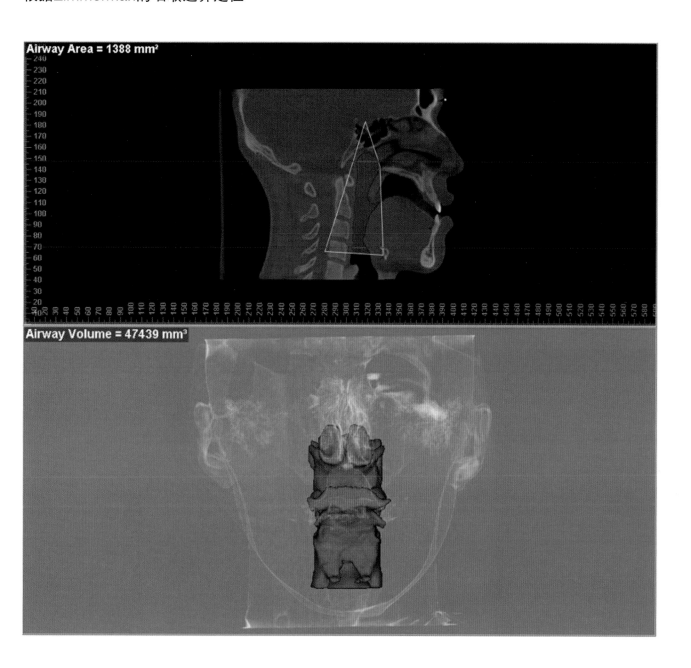

- 在草图侧选择要测量的区域边界
  - 如果研究上气道或鼻窦，可能需要在每个切片视图（矢状、冠状和轴向）中设置边界
- 在气道区域放置一个起始点
  - 根据正在完成的研究，可能需要超过1个气道点
  - 使用Quick或HU方法调整气道的灵敏度

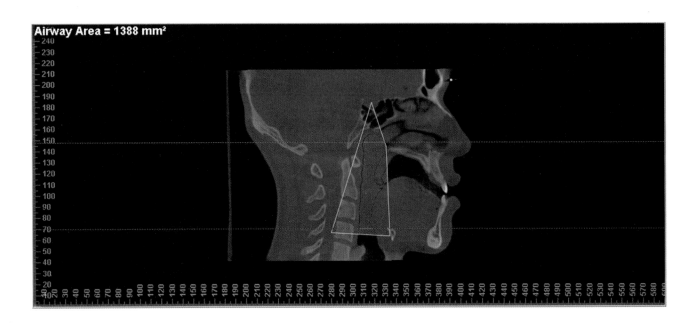

- 使用Quick或HU方法调整气道灵敏度
  - 切面试图

    所有3个投影都可以单独显示
  - 体积视图

    以表面或实体形式查看气道

    为气道选择所需的颜色

    软组织和硬组织可以添加到体积视图中

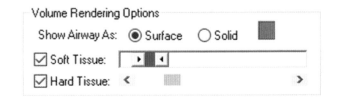

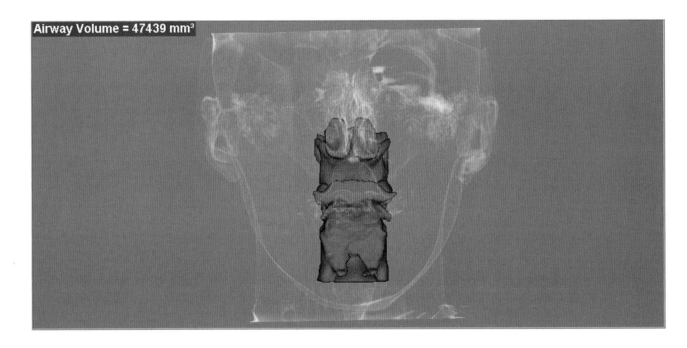

- 选择复选框以确定"最小轴向面积（Minimum Axial Area）"
- 单击并拖动红色线到将用于确定最小轴向面积的

区域的上限和下限
- 单击"查找（Find）"以计算切片和体积视图中的最小轴向面积

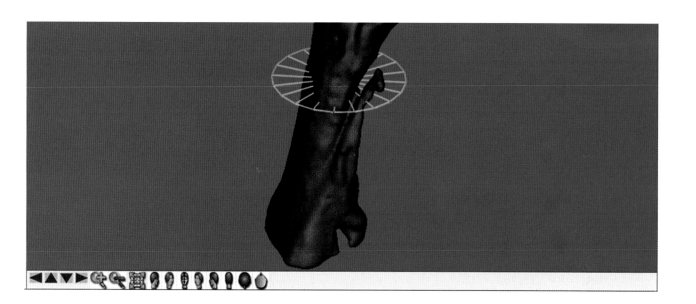

- 单击"保存（Save）"将工作文件保存在可用文件夹中

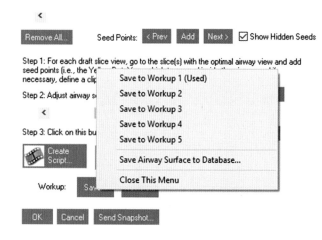

- 可以根据需要保存和恢复检查

## 上气道狭窄（带颜色图）

- 通过一系列点击定位要研究的气道
  - 点击两次结束气道定位
  - 使用Quick或HU方法调整气道灵敏度
- 单击更新气道以创建气道图像，并确定最小轴向面积
  - 切面视图
    所有3个切片都可以单独显示
  - 体积视图
    气道根据任何特定点的气道体积显示为颜色图
- 可以将软组织和硬组织添加到体积视图中
- 注意：鼻窦/气道法在屏幕的水平向采样气道收缩，而收缩上气道法垂直于用户定义的气道路径采样气道收缩
- 单击"保存（Save）"将工作文件保存在可用文件夹中

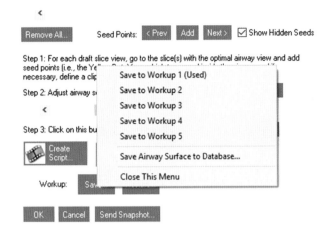

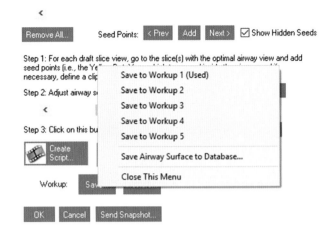

- 可以根据需要保存和恢复检查

- 气道容量显示在"Result Half"屏幕的顶部

- 可以单独研究气道的左侧和右侧（作为单独的研究）以进行比较

- 单击"保存（Save）"将工作文件保存在可用文件夹中

- 可以根据需要保存和恢复检查

# 第5章 3D头影测量

## 3D Cephalometry

Juan Martin Palomo, Hakan El, Neda Stefanovic,
Manhal Eliliwi, Tarek Elshebiny, Fernando Pugliese

## 5.1 概述

美国西储大学（Western Reserve University）的
X线头颅定位仪由Broadbent和T. Wingate Todd于美
国克利夫兰开发，它能够用于获取人类颅骨和下颌
骨的标准化侧位和前后位X线片（图5.1）[1-6]。1931
年，通过对该装置的改进，Broadbent-Bolton头影
测量仪问世（图5.2），这种成像方法也成为正畸
记录的标准部分，用于明确诊断和评估治疗结果。
头影测量的主要缺点是，它依赖于3D物体的2D投
影，导致投影和放大的误差[7-8]。CBCT的出现彻底
革新了正畸成像，使临床医生能够看到患者真实的
3D结构。本章的目的是阐明常规诊断之外的技术，
并为正畸患者的治疗计划和结果评估提供进一步的
信息。

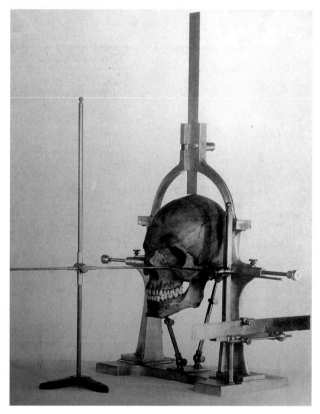

图5.1 Broadbent和Todd开发的头颅定位仪，作为第一个头
影测量头颅支架的前身

J. M. Palomo (✉) · M. Eliliwi · T. Elshebiny · F. Pugliese
School of Dental Medicine—Department of Orthodontics,
Case Western Reserve University, Cleveland, OH, USA
e-mail: jmp5@case.edu; mxe181@case.edu;
tme18@case.edu; fdp10@case.edu

H. El
School of Dental Medicine—Department of Orthodontics,
Hacettepe University, Ankara, Turkey
e-mail: hakanel@hacettepe.edu.tr

N. Stefanovic
Faculty of Dental Medicine—Department of Orthodontics,
University of Belgrade, Belgrade, Serbia

## 5.2 3D头影测量标志的准确性和可靠性

通过几秒内的影像采集，CBCT可以生成唇侧
和舌侧骨板的全景、横截面和重建图像，这在传统
的2D X线中由于图像重叠难以呈现，此外，以前

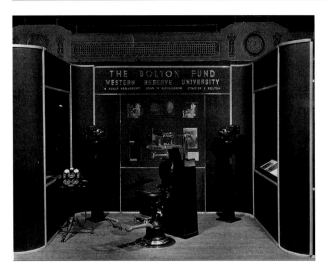

**图5.2**　1970年,在美国俄亥俄州克利夫兰市The Bolton Brush Growth Study Center牙科医学院3楼展示的第一台头影测量仪

不可获取的视图,如轴向视图、冠状视图、矢状视图和头颅左右两侧的单独视图,也可以被创建。几项研究比较了直接从3D CBCT头影影像和传统2D头影影像获得的测量结果:Zamora等[9]发现,两种方法的测量结果没有统计学差异;Lagravere等[10]通过CBCT图像评估了在颅底定位几个不同生理孔隙的可靠性和准确性以建立参考坐标系,表明所有标志点都具有较高的内部检查可靠性和准确性,可以将其视为可接受的标志点,用于建立未来3D叠层的参考坐标系;De Oliveria等[11]使用CBCT评估了3D标志点识别的可靠性,发现观察者内和观察者间的可靠性都非常好。如果遵循操作者培训和校准的程序,使用CBCT识别3D标志点可以提供一致且可重复的数据。

3D标志点可以在实际的3D图像中识别,每个标志点必须在3D方向上被识别:即前后向、垂直向和水平向。

## 5.3　面部不对称的3D评估

适当的对称性是面部美学的基本要素。如今普遍认为基本上所有正常个体都存在轻微的双侧不对称,完美的双侧对称在很大程度上是一种理论概念。由于人脸在面部中线上并不总是对称的,因

此人脸有限的不对称和偏差被认为是正常的[12]。然而,颅面部复合体的中度、重度或病理性不对称是不可接受的,需要单独正畸治疗或结合手术治疗。面部外观由硬组织和软组织组成,因此为了充分诊断不对称性,不仅要评估颅面部的骨骼结构,还要评估软组织[12]。

传统上,面部不对称主要通过后前位头影测量和临床照片进行诊断。然而,用于评估面部不对称性的后前位头影测量的可靠性是有限的,因为由于颅骨中复杂解剖结构的重叠,一些标志点很难识别[13],无法完整评估软组织是后前位头影测量的另一个局限性。因此,头颅后部隐藏的不对称性是由牙齿因素、骨骼因素,还是由两者共同造成可能很难确定。此外,通常由外耳道位置决定的头部定位可能会改变某些标志点的对称特征,使自然的头部位置难以维持,尤其是在那些不对称的患者中[13]。

CBCT的发展大大减少了后前位头影测量的误差,提高了我们诊断面部不对称和其他颅面畸形的能力。3D CBCT影像特别适合评估面部不对称性,这些图像使用内置的重建算法来纠正由于投影几何结构造成的畸变,并使临床医生能够通过1∶1比例的3D表面渲染或通过精确的2D切片来评估颅面骨解剖结构[14]。

为了更准确地评估不对称性,3D数字化图像需要经过称为"再定位"的过程来诊断数据[15],该过程涉及在软件图像上调整头部位置(图5.3)。再定位后,不对称性可以通过不同的定量方法进行评估。最近,有报道对使用双侧线性测量与使用镜像评估面部对称性进行了比较[13],这两种方法的关键都在于评估中使用的基准平面,需要基于颅底解剖结构的正中矢状基准平面来评估面部不对称性[16]。为了确定该基准平面,需要进行标志点定位,这是使用3D影像时精确且可重复的方法。

有一些研究表明错𬌗与骨骼不对称之间存在关系。经常提到的关系是安氏Ⅱ类亚类的患者,同时描述了骨骼和牙齿不对称,安氏Ⅲ类错𬌗有时也与下颌偏斜有关[14]。众所周知,面部不对称更常见于

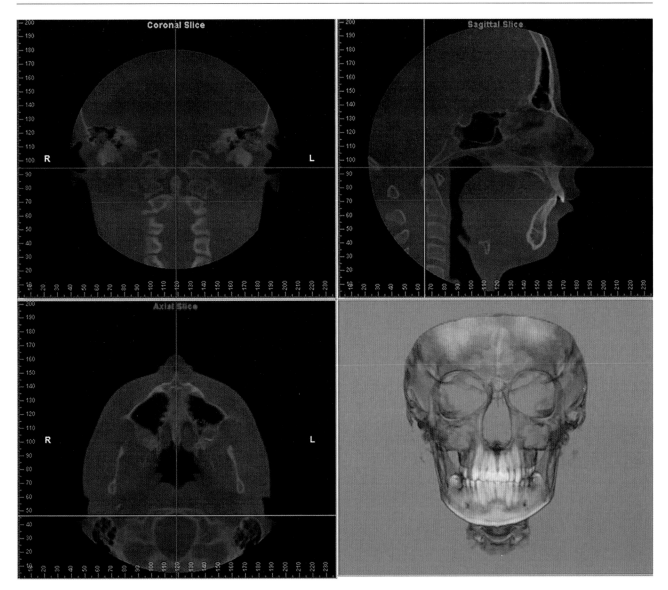

**图5.3** 使用Dolphin 3D成像软件的再定位方法

面下1/3[12]。据报道，下颌骨较上颌骨生长时间更长、更活跃，这是导致面下1/3不对称发生率增加的原因。当然虽然不对称性在下颌骨更为显著，但在上颌也可能存在不同程度的不对称[17]。

成像软件可以作为不对称性评估的有效工具。通过镜像和重叠方法，可以很容易地看到颅骨左右两侧的差异（图5.4）。另一种可视化和量化的方法来评估硬组织和软组织不对称性是使用镜像图像和彩色映射量化[17]。这是一种非常有用的方法，不仅可以用来规划正畸治疗，还可以简化与患者的沟通，因为这种方法可以以非常清晰的方式来可视化

面部两侧的差异。再定位后，使用正中矢状面作为参考，镜像3D头骨的右侧（图5.5）。原始3D头骨以右侧作为参考通过最佳拟合方法重叠在新3D镜像头骨上，不对称量化可通过彩色映射来进行评估（图5.6）。

无论采用何种评估方法，正确诊断颅面不对称的组织和区域都会带来更好的治疗方案[12]。3D评估对于理解颅面不对称的复杂性质非常重要，CBCT分析通过线性和彩色映射测量来评估不对称性，这可以更真实地展示两侧之间的形态差异。

图5.4  使用镜像和重叠方法
进行不对称性评估。（a）
Dolphin 3D成像软件；（b）
InVivo 3D成像软件

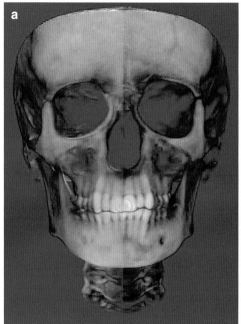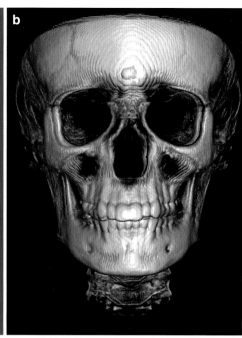

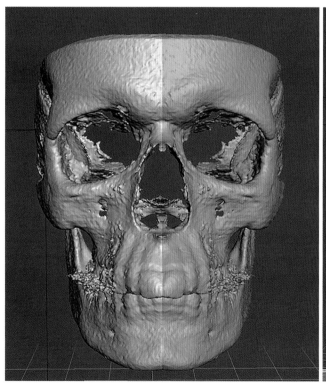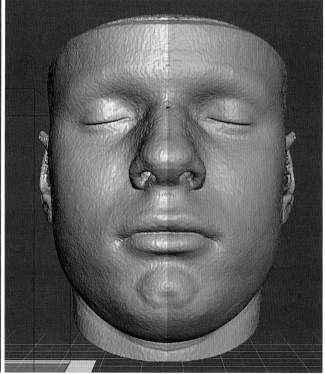

图5.5  右侧硬组织和软组织镜像

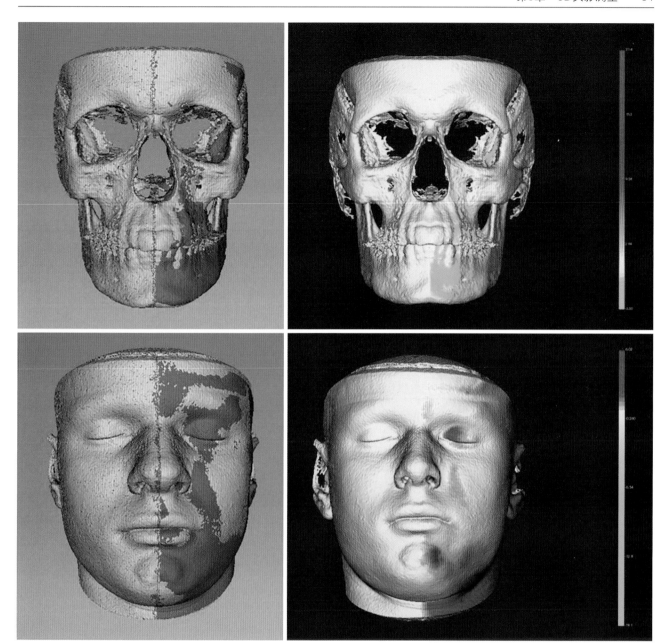

**图5.6**　不对称性评估的重叠和彩色映射量化

## 5.4　上气道的3D评估

　　人类呼吸道可分为上气道和下气道。上气道由口腔、鼻腔、咽和喉组成。在生长最旺盛的时期，咽气道阻塞和呼吸障碍可能会对牙列及面部发育产生显著的长期负面影响。上颌狭窄伴发腭盖高拱、覆盖增加、前牙开𬌗、后牙反𬌗和下颌平面角增大是与气道阻塞和呼吸紊乱相关的最重要的牙面变化[18-21]。牙面结构是正畸和矫形治疗的重点。许多正畸和矫形治疗方法，例如上颌扩弓[22-23]、功能治疗[24-25]、正颌外科[26-27]对上气道的大小和形状都有直接影响。因此，这就很容易理解为什么气道分析已经成为标准正畸诊断程序的一部分。

气道是可移动的3D结构，只有通过3D成像才能正确显示。尽管侧位头影已经被用于测量气道多年，但由于缺乏中侧位头影信息，致使2D信息无法利用，有时会产生误导。除非用于腺样体评估，否则不能将侧位头影用于上气道的研究[28-31]。另外，必须注意的是，气道的CBCT仅提供静态图像，而气道不是静态的，因此CBCT目前不是最适合用于诊断的成像方法，它无法评估气道的功能或塌陷性，而这是对睡眠呼吸暂停进行风险评估时必不可少的。CBCT可用于结果评估和监测治疗方法，但不能取代睡眠研究，也不像睡眠研究一样完整。

### 5.4.1　测量上气道的软件和方法

目前有多种软件可用于气道分析。最常用于气道分割的软件是Dolphin 3D（Dolphin Imaging & Management Solutions，Chatsworth，CA）、InVivo 6（Anatomage Inc.，San Jose，CA）和ITK-SNAP等开源替代产品（http://www.itksnap.org）。这些软件程序直观、易用，不需要大量培训。

#### 5.4.1.1　Dolphin 3D

在图像定向后，在鼻窦/气道部分进行自动气道分割。有两种方法可用于获取上气道测量值。

**方法#1（图5.7）**

（a）操作者沿着气道通路自上界（最常见的是后鼻棘）到下界［最常见的是第三颈椎（CV3）的最前下部分］放置几个点来标记上气道。

（b）一旦气道被分割，气道容积和面积测量值就会显示在屏幕顶部。这种方法还提供了彩色映射图像，右侧有说明的标度。

（c）气道的3D重建模型可以在所有3个空间平面上移动。

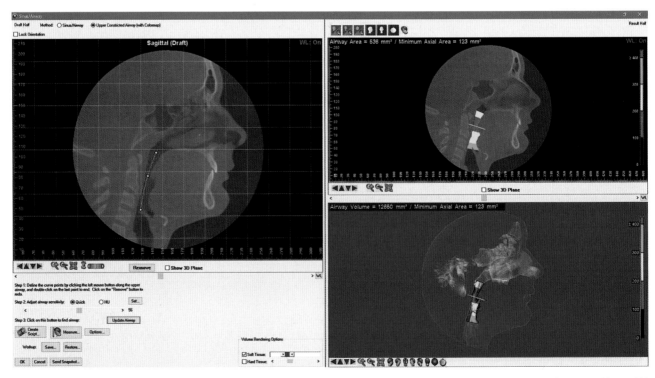

**图5.7**　操作员通过在气道通路上放置几个点来标记上气道，从上界（最常见的是后鼻棘）到下界［最常见的是第三颈椎（CV3）的最前下部分］。一旦气道被分割，气道容积和面积测量值就会显示在屏幕顶部。这种方法还提供了彩色映射图像，右侧有说明的标度。气道的3D重建可以在所有3个空间平面上移动

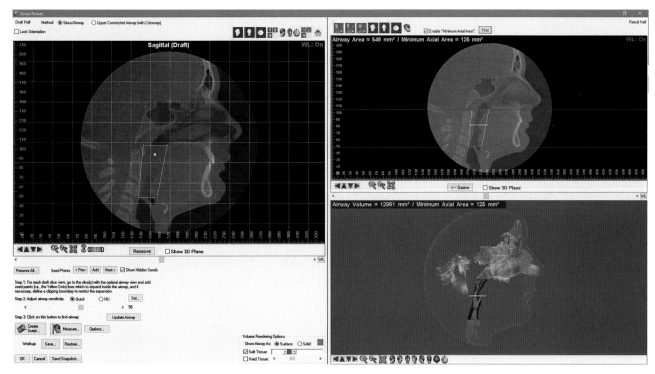

图5.8　标记了上气道的矢状（前气道和后气道）和垂直（上气道和下气道）边界，之后阈值种子点位于气道内。气道分割后，气道容积和面积测量值显示在屏幕顶部。使用这种方法时，无法使用彩色映射图像

**方法#2（图5.8）**

（a）标记上气道的矢状（前气道和后气道）和垂直（上气道和下气道）边界，之后将阈值种子点定位于气道内。

（b）气道分割后，气道容积和面积测量值显示在屏幕顶部。使用这种方法时，无法使用彩色映射图像。

（c）气道的3D重建模型可以在所有3个空间平面上移动。

**5.4.1.2　InVivo 6**

在图像定向后，在气道部分进行自动气道分割。

（a）气道上界标记在后鼻棘的水平处，下界标记在CV3最前下的水平处（图5.9a）。

（b）一旦对气道进行分割，气道容积和面积测量值将显示在彩色映射图像旁边。彩色映射的说明标度位于屏幕底部。右侧有前后向和左

右向的距离以及横截面积的示意图。气道的3D重建模型可以在所有3个空间平面上移动（图5.9b）。

（c）最小横截面积和示意图（图5.10）。

**5.4.1.3　ITK-SNAP**

ITK-SNAP开源软件用于气道分割。

（a）图像定向后，在轴向、矢状和冠状切片上确定感兴趣区（region of interest, ROI）（图5.11）。

（b）通过设置阈值，可以反转图片。将下限阈值降至"0"，并调整上限阈值，直到获得最佳气道呈现。调整后，气道显示为白色，周围结构显示为蓝色（图5.12）。

（c）添加阈值气泡以填充气道空间（不需要完全填充）（图5.13）。

（d）放置气泡后，按下"开始（Play）"按钮，更新分割，并对气道进行分割（图5.14）。

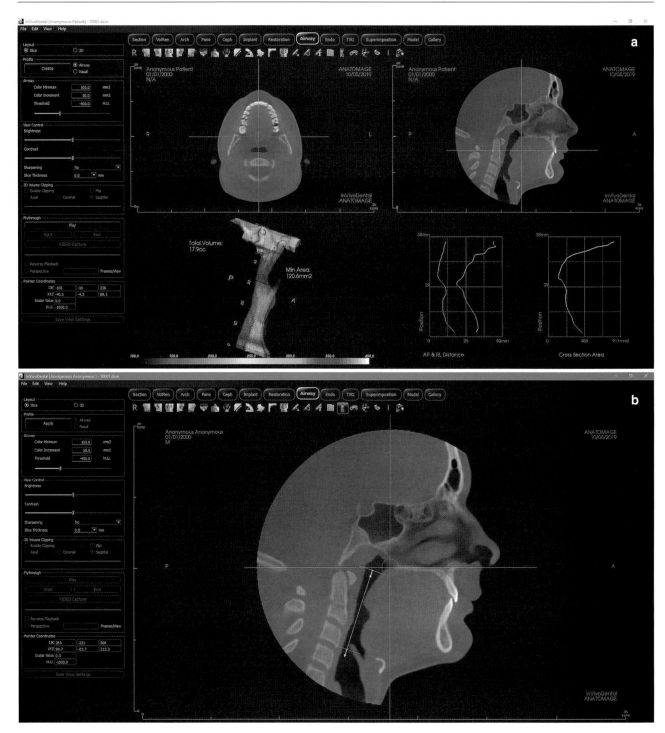

**图5.9** （a）气道上界标记在后鼻棘的水平处，气道下界标记在CV3最前下的水平处；（b）右侧有前后向和左右向距离以及横截面积的示意图。气道的3D重建模型可以在所有3个空间平面上移动

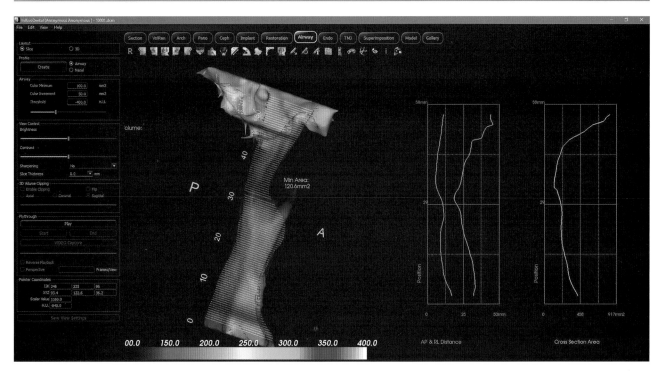

**图5.10**　最小横截面积和示意图

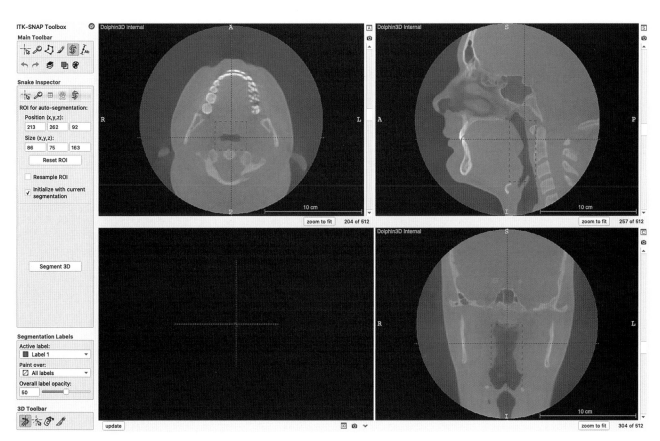

**图5.11**　在轴向、矢状和冠状切片上确定感兴趣区（ROI）

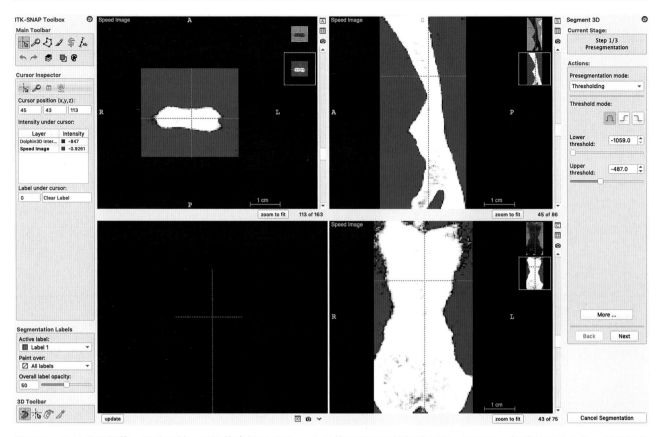

**图5.12**　通过设置阈值，图片反转。下阈值降低至"0"，上阈值调整至最佳气道呈现。调整后，气道显示为白色，周围结构显示为蓝色

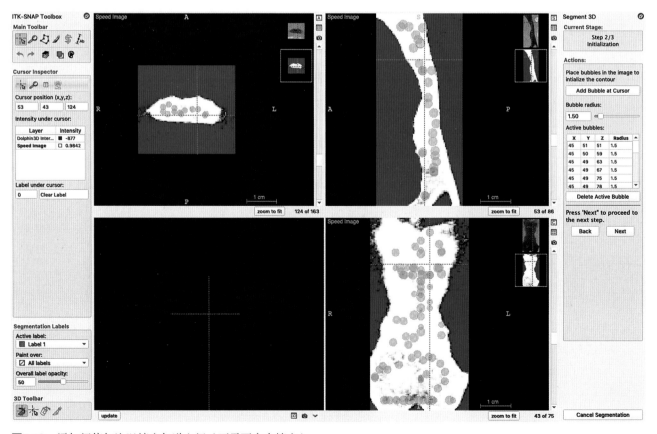

**图5.13**　添加阈值气泡以填充气道空间（不需要完全填充）

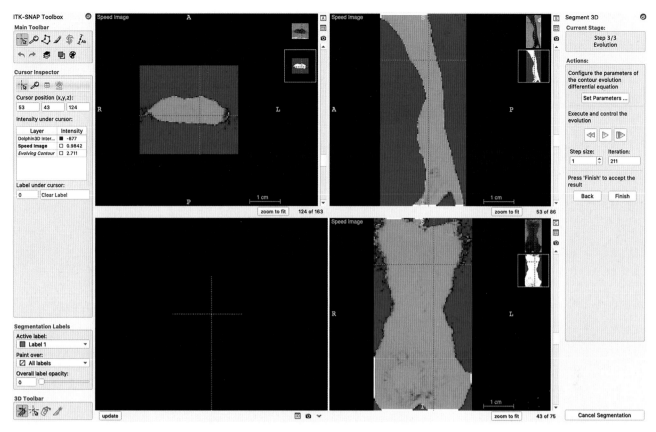

**图5.14**　放置气泡后，按下"开始（Play）"按钮，更新分割，并对气道进行分割

（e）除了3D重建外，还可以在轴向、矢状面和冠状面切片上观察到分割的气道（图5.15）。

## 5.4.2　气道成像的准确性和可靠性

在过去的10年中，使用不同软件从CBCT获得的上气道测量的准确性和可靠性经常被研究。大多数研究得出结论，使用CBCT测量准确可靠[29,32]；然而，使用不同的软件获得的值之间存在显著差异[33-34]。El和Palomo[33]研究了30份CBCT文件，以测试3个商用软件（Dolphin 3D、InVivo和OnDemand）的可靠性和准确性。他们发现，这3个软件在气道计算中都非常可靠，结果相关性很高，但精确度很低，表明存在系统性误差。Weissheimer等[34]评估了6个成像软件测量33名成长中患者上气道容积的准确性。通过使用Mimics、ITK-SNAP、Osirix、Dolphin 3D、InVivo、OnDemand3D进行交互式或固定阈值程序进行半自动分割和分割。他们得出的结论是，所有软件程序都是可靠的，但在口咽部容积分割方面存在错误。然而，研究表明，在当前的扫描方案下，容积测量显示出显著的可变性[35]，这使得最小横截面积在上气道评估中更有用。

尽管目前没有关于气道容积和最小横截面积的标准或最小值，但通过观察治疗前后分割的气道，可以很容易地了解治疗前后气道大小的差异（图5.16和图5.17）。

## 5.5　CBCT与阻塞性睡眠呼吸暂停（Obstructive Sleep Apnea，OSA）

OSA是一种常见的疾病，其特征是睡眠时上气道塌陷，导致低氧血症和惊醒[36]。CBCT可用于评估阻塞性睡眠呼吸暂停综合征患者的阻塞部位。一项研究使用CBCT图像对比了OSA患者和对照受试者的上气道结构[37]。结果表明，OSA患者的总气道容

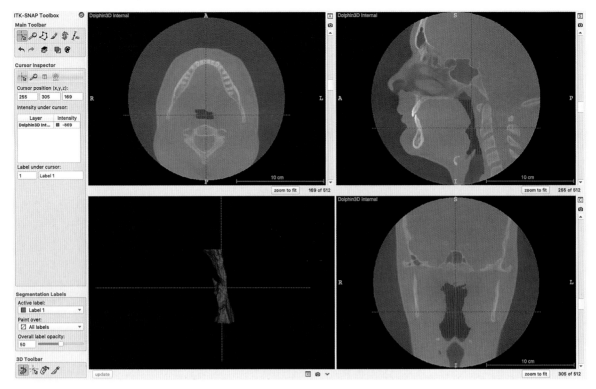

**图5.15**　除了3D重建外，还可以在轴向、矢状和冠状切片上观察到分割的气道

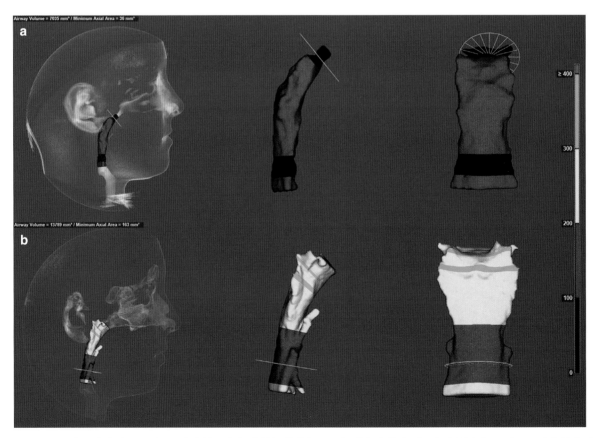

**图5.16**　Herbst矫治器治疗前后。（a）治疗前的彩色映射气道分割显示气道大小较小（红色和黑色）以及CV2下边界水平处最小横截面积的位置；（b）治疗后的分段显示气道大小（绿色）增加，尤其是最小横截面积（黄色）

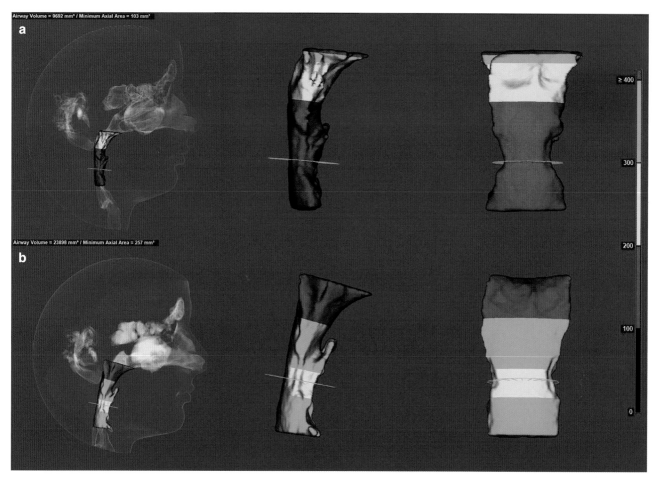

**图5.17**　面罩治疗前后。（a）治疗前的彩色映射气道分割显示气道大小较小（红色和黑色），最小横截面积位置略低于CV2下边界水平；（b）治疗后的分段显示气道大小（黄色、绿色、红色）和最小截面积（红色）增加。这种增加不如安氏Ⅱ类患者显著，但仍很明显

积较低，最小横截面积截断的前后向距离小，并且最小横截面积也较小。OSA组气道呈椭圆形，而非OSA组气道呈圆形或方形[37]。最近的研究使用CBCT评估了OSA和对照组受试者的上气道大小。结果显示，OSA受试者的平均最小横截面积、平均气道容积、总气道容积和平均气道宽度明显较小，OSA受试者的气道长度测量值显著增大[38]。

### 5.5.1　使用CBCT评估OSA治疗方法

#### 5.5.1.1　持续气道正压通气（CPAP）

　　CPAP是治疗OSA最有效的方法。它改善了主观和客观的嗜睡程度[39]。最显著的影响是通过咽侧壁的变化扩大气道。最近的一项研究通过分别在清醒和坐姿时对呼吸系统施加正压进行CBCT扫描来评估OSA患者[40]，一张图像是在静息呼吸周期中获得的；另一张图像则是在清醒时坐姿下、使用全面罩正压通气时获得的，扫描是在面罩与正压源相连，受试者在+10cmH₂O的面罩上呼吸时进行的（图5.18）。+10cmH₂O正压的应用显示所有区域的气道容积显著增加（36%），下咽容积增加最多，为50%，其次是口咽容积增加23%，鼻咽容积增加17.7%。最小横截面积从（100.57±38.74）mm²变为（130.64±64.01）mm²。

#### 5.5.1.2　口内装置

　　口内装置安装在上下颌牙列上，通过固定和/或向前移动下颌骨来发挥作用，防止舌后坠和/或增加口咽后气道空间，从而减少睡眠期间上气道塌陷[41]。口内装置可以作为一线治疗，但更常用于不适用

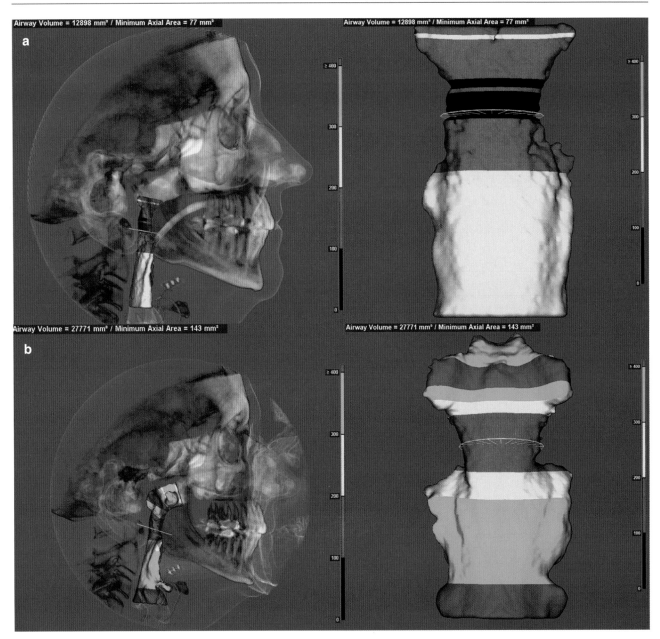

**图5.18**　一位患者上气道CBCT的3D渲染图像。（a）静息呼吸：静息呼吸循环中的矢状视图，显示上气道容积；（b）通过面罩施加正压通气（+10cmH₂O）。应用+10cmH₂O伴随气道容积增加时的矢状视图

CPAP且诊断为轻中度OSA的患者；口内装置也可以治疗简单的鼾症。最近，美国睡眠医学学会推荐口内装置作为轻中度OSA患者的一线治疗。最常用的口内装置是下颌前移装置，它将下颌、舌和舌骨向前重新定位，以增加上气道的容积[42-43]。图5.19显示了一位患者在使用和不使用口内装置时的气道容积变化。

### 5.5.1.3　双颌前徙

双颌前徙（Maxillomandibular Advancement，MMA）手术是一种治疗OSA的成熟的方法[44]。MMA的基本原理是多层面地增加上气道的前后向和水平向大小[45]。还可以通过舌骨的上、前移动减少上气道塌陷[46]。Schendel等通过CBCT和多导睡眠图评估了术前和术后10名接受MMA手术的中度或重度OSA患者。由于MMA，上气道间隙的容量显著增

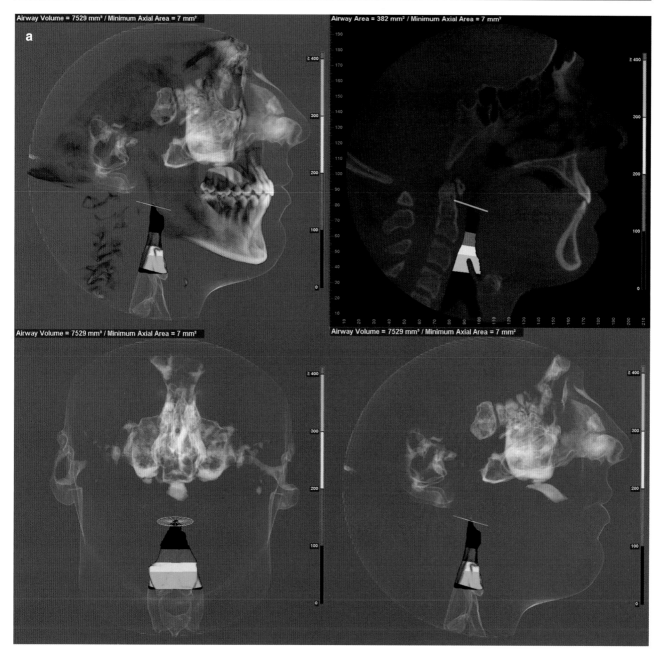

**图5.19**　一位患者上气道CBCT的3D渲染图像。（a）静息呼吸：静息呼吸循环中的矢状视图，显示上气道容积；（b）使用口内装置的患者气道容积增加

加（237%），腭后间隙容积增加（361%）超过舌后间隙容积（165%）[27]。使用CBCT评估OSA患者MMA后上气道的容积的形态学变化。结果表明，MMA增加了气道的总容积（图5.20）[47]。

### 5.5.1.4　上气道电刺激术

上气道电刺激（upper airway electrical stimulation，UAS）治疗是一种相对新颖且前沿的治疗方法，使用完全植入系统进行。Inspire植入物（Inspire Medical Systems，Inc.，Maple Grove，MN和美国FDA于2014年4月批准）用于治疗不适用CPAP治疗的中度至重度OSA，被证实可减轻患者OSA的严重程度和症状[49-51]。正如一开始描述的，治疗方法是在进行呼吸的同时通过电刺激舌下神经[45]。患者可以在睡前开始治疗，早上使用遥控器结束治疗。当设备被激活时，它会感知人的呼吸模式，提

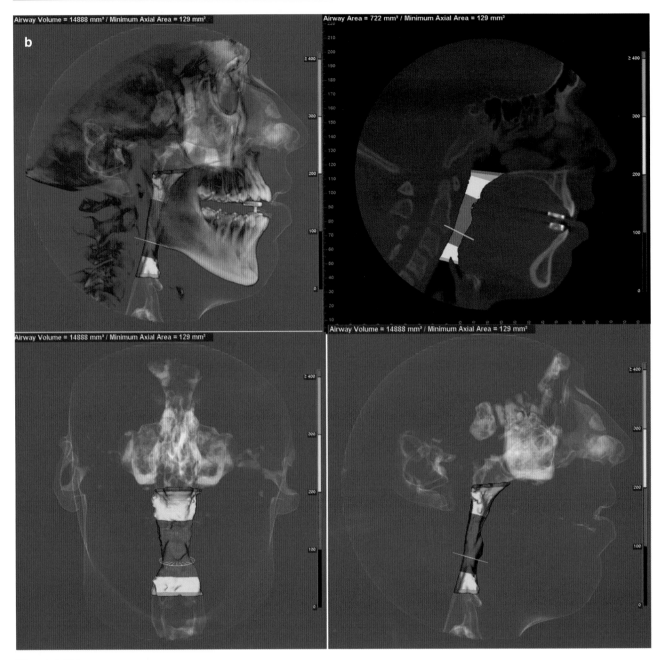

**图5.19（续）**

供轻微的电刺激以保持气道开放，其作用方式与起搏器类似。根据患者个性化的BMI和AHI，为每位患者定制刺激水平。最近的一项研究评估了7名曾在美国俄亥俄州克利夫兰大学医院病例医学中心（the University Hospitals Case Medical Center）接受过UAS治疗的患者。所有人都定期接受治疗，受试者通过CBCT扫描进行评估。第一次扫描是在静息呼吸周期中进行的，第二次扫描是在电刺激期间进行的，其电压振幅等于或接近该患者在睡眠期间用于治疗的电压振幅。舌下神经在UAS下刺激上气道在CBCT中的容积显著增加（+48%）。下咽部增加63%，口咽部增加54%，鼻咽部增加15%。刺激前的平均最小横截面积为100.5mm$^2$，刺激后的平均最小横截面积为139.2mm$^2$ [40,48]。

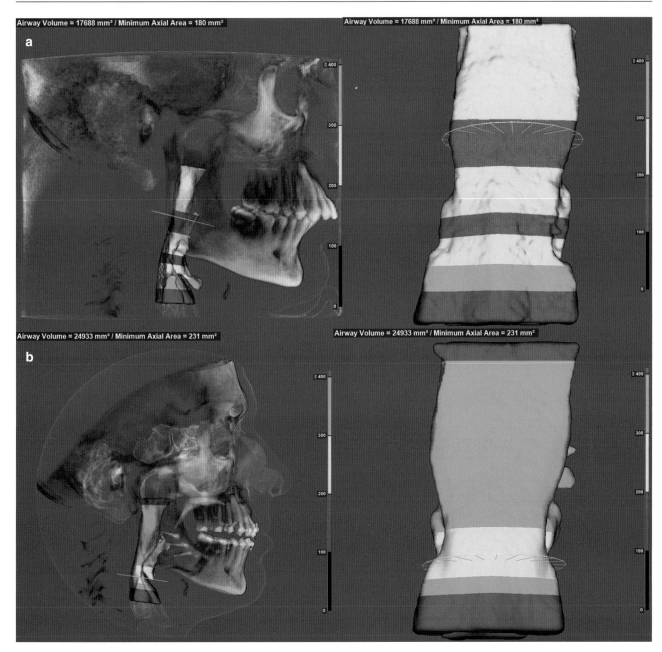

**图5.20** 一位患者上气道CBCT的3D渲染图像。（a）静息呼吸：静息呼吸循环中的矢状视图，显示上气道容积；（b）MMA后的同一位患者显示气道容积增加

## 5.6 3D虚拟手术规划（VSP）

多年来，临床医生依靠2D头影测量、粭架、面弓转移、牙科模型、照片和临床检查来规划和指导正颌外科的进行。决策和计划过程主要集中在牙科模型上，而忽略了来自整个头骨的解剖信息[52]。在今天的实践中，我们即将面对一种技术，该技术不仅能够使使用者评估咬合关系，还能用来评估面部软组织和其下的硬组织。为了实现这些目标，必须使用多个VSP软件和强大的硬件。目前，现有的软件都非常相似，大多有一个逐步进行的界面，在规划病例时指导用户。因此，VSP不仅是学习流程或使用哪种软件，而是更多应用这些软件作为综合工具传递临床医生的知识和治疗理念，以获得预期的结果。

### 5.6.1　数字化资料收集

为特定的患者执行VSP所需的数字化资料包括：
（a）数码照片

- 口外照片：尤其是正面和侧面照片有助于识别正面的不对称和矢状向及垂直向的不匹配。正面微笑照片用于评估上颌切牙暴露、微笑时上唇和下唇的位置，以及上颌切牙中线相对于面部中线的偏移。此外，为了确定上下颌牙弓中线的移位和咬合平面的倾斜，可以使用颊部或唇部牵开器拍摄照片（图5.21a～d）
- 口内照片：这些照片通常是为了在数字化模型与CBCT数据整合后检查咬合关系的准确性（图5.21e～i）

（b）CBCT

- 几项研究证明了CBCT的可靠性和敏感性，并表明获取的3D数据与直接从干燥颅骨获得的测量结果具有可比性[53]。这使得CBCT成为整个规划过程中最重要的数字化资料。为此，应选择大视野（field of view，FOV）的设备并设置相关的电流（mA）和

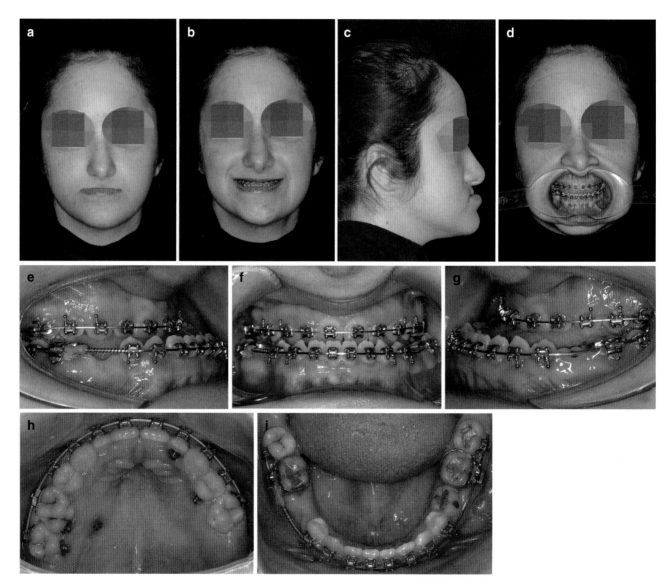

图5.21　术前为VSP程序拍摄的（a）正面照片、（b）正面微笑照片、（c）侧面照片、（d）正面牵拉口角照片；（e～i）口内照片在VSP中的作用不如口外照片。口内牙齿关系主要来自临床分析

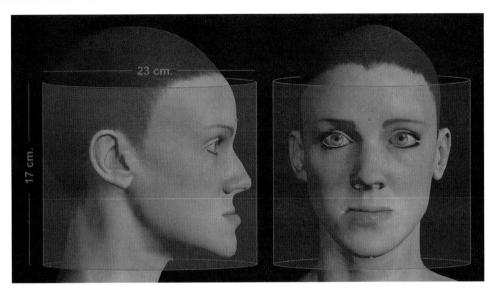

图5.22　具有23cm×17cm FOV的CBCT设备通常能够捕获VSP所需的所有重要信息。上面和下面的红色圆点分别代表软组织眉间点和颈喉点

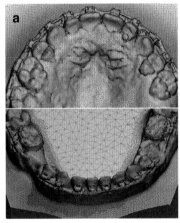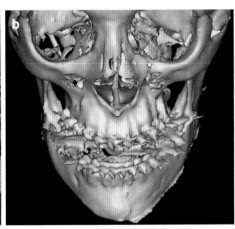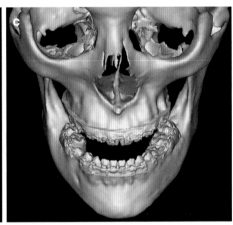

图5.23　口内或台式扫描仪获得的数字化模型提供了准确的结果。（a）注意与3Shape OrthoAnalyzer软件（3Shape A/S，Copenhagen，Denmark）自动形成的模型基底表面（低多边形密度）相比，3Shape Trios 3扫描仪的精度为（6.9±0.9）μm（高多边形密度）；（b）原始CBCT数据显示了咬合层面上的金属散射伪影；（c）与CBCT数据整合的数字化模型

对应电压（kVp）值，视野的垂直高度最好至少为15～17cm。通过这种方式，即使是长头型患者，图像中也可以包含软组织眉间点（上界）和颈喉交界处（下界）（图5.22）。在CBCT设备采集图像之前，应使用激光或阴影对准器进行头部定位[54]，尽可能调整头部位置，尽量减少对软组织或咬合部位的应力。应注意，头部的最终方向将在VSP软件中处理

（c）数字化模型

- 将数字化模型整合到CBCT数据中有3个主要原因：

- 口内和台式扫描仪扫描的数字化模型的空间分辨率优于CBCT图像[55]。用高质量的牙槽区扫描替换CBCT数据中的牙齿区域，可以提供准确的手术指导（图5.23a）

- 考虑到患者的VSP手术经常在患者在正畸治疗期间进行，CBCT对牙弓的显示常不足。牙齿无法准确显影的原因是，CBCT扫描在咬合层面上会出现金属散射伪影[56]（图5.23b）。因此，这两个原因是出于模型建造目的

- 如果获得CBCT扫描时没有任何类型的咬蜡记录，并且患者处于习惯性咬合位，那么由此产生的牙齿区域可能看起来有些"交错"，这可

能会导致软件错误识别上颌和下颌区域，最终导致误差。为了正确地分离和创建包括牙齿在内的区域，我们必须通过整合数字化模型向软件显示上颌骨和下颌骨的边界（图5.23c）。这是牙科模型整合的技术原因

（d）3D照片

- 软组织（皮肤）可通过CBCT或3D照片获得。软组织（皮肤）的构建特别有助于模拟硬组织移动在面部的反应，并通过测量各个区域的软组织厚度，从而能够预测硬组织再定位后的近似反应。目前，立体摄影测量、激光扫描和结构光技术被用于准确、无创地捕捉面部软组织（皮肤），从捕捉中获取的数据可由VSP软件与CBCT数据完全整合[57]（图5.24）

### 5.6.1.1　虚拟患者的创建

虚拟患者主要由CBCT数据组成。软组织和硬组织信息可以使用不同的阈值水平分别处理。由于前面提到的原因，将数字化模型整合到CBCT数据中是必需的，通常是第一个要完成的程序，尽管可能存在一些差异，但使用点对点定位算法（例如Procrustes定位）通常是一个简单的过程（图5.25）。这一步应该通过合适的技术和努力来完

成，因为不正确的定位可能会导致实际结果和手术指导的构建间出现差错。

下一步是使用适当的阈值从CBCT容积中提取软组织（皮肤），或整合3D软组织表面（3D照片）。3D照片可以采用与数字化模型类似的方法整合（图5.26）。为了从CBCT图像中提取软组织，必须将阈值设置为捕获所有软组织（皮肤）细节的范围。

此外，还可以添加其他几个层面，以获得更详细的虚拟患者，例如上气道、左右髁突和下牙槽神经（图5.27）。其中，最重要的层面是上气道的可视化和分析。大量文献证明，下颌骨后退术有可能缩小口咽气道空间，而上颌骨前移术往往会增加气道空间[58-59]。因此，上气道成为VSP中需要考虑的重要因素。

### 5.6.1.2　头颅定位

头颅定位是整个VSP程序的起点，也可以认为是最重要的步骤。VSP最常用的头颅定位方法有：

- 眶耳平面（FH平面）定位
- 自然头部定位

眶耳平面定位是2D头影测量中广泛使用的定位方法。主要原因是面弓转移也反映了将模型定位在关节架上的轴-眶平面。因此，所有记录可以相互一致。然而，对于3D数据来说，定位仅使用从眶

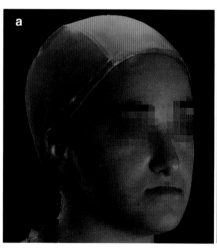
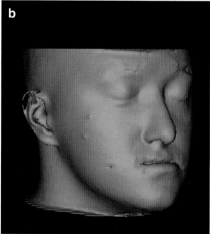
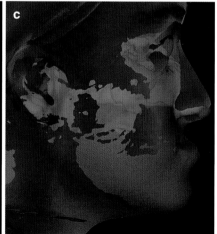

图5.24　（a）使用3dMd Face System（3dMD LLC，Atlanta，Georgia，USA）拍摄的具有真实色彩描绘的3D软组织（皮肤）；（b）使用相关阈值直接从CBCT数据中获取软组织（皮肤）；（c）从CBCT数据中精确地将3D照片整合到软组织（皮肤）是至关重要的。如果无法整合，则建议使用CBCT数据

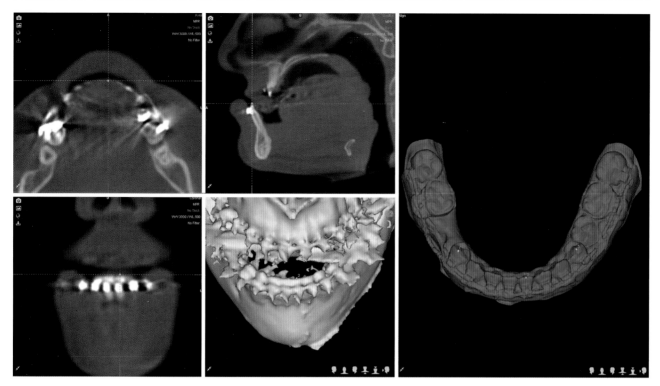

**图5.25** 使用3个或更多点进行点对点配准。首先，将一个点放置在CBCT数据容积渲染视图定义良好的表面上，并使用MPR切片（轴向、矢状和冠状）进行微调。然后，在同一位置的另一个点被标记在数字化模型上。最后，通过自动和手动校准完成整合

**图5.26** 将3D照片整合到CBCT数据的软组织（皮肤）表面与数字化模型整合完全相同。图中显示了一些可用于点对点配准的典型标志点。脸上的基准标记也提供了更好、更容易的整合

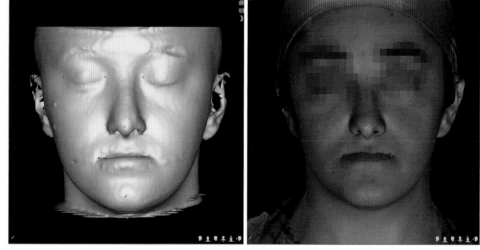

点和耳点的连线是不合适的，因为实际上有两个眶点和耳点。因此，定位必须形成平面而不是直线，必须在空间的3D平面上进行。为此，眶耳平面、正中矢状面和横耳点平面是推荐使用的[54]。这种定位方法也最接近头部自然位置[60]（图5.28a）。自然头位被认为是最可重复的位置，并推荐用作头影测量分析的基础[61]。它也被认为是3D可复制的[62]。已经提出了几种方法来记录头部位置，例如激光束、微

型3D传感器和带有基准标志点的陀螺仪[62-64]。一些软件还允许使用者追踪颅面骨骼和牙齿上的定位标志点，以及使用从实际临床中获得的数据，以便自动再现自然头位。此外，还可以使用手动定位工具［例如偏转（yaw）、翻滚（roll）和俯仰（pitch）的旋转控制装置］微调头部定位（图5.28b）。最终定位的准确性可以通过与使用沿垂线拍摄的口外照片比较来确认。

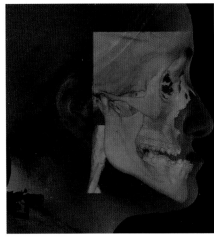
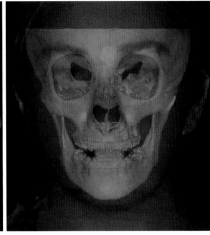
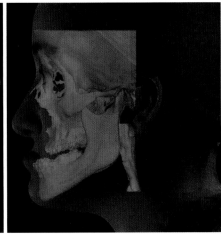

**图5.27** 虚拟患者准备VSP程序。使用NemoFAB 2019软件（Nemotec，Madrid，Spain）创建的网格包括附着于颅底的上颌骨（绿色）、髁突（橙色）、下牙槽神经（红色）和口咽气道（蓝色）

**图5.28** （a）FH平面定位与（b）使用Dolphin Imaging 11.95软件（Dolphin Imaging&Management Solutions，Chatsworth，CA，USA）自然头部定位的对比。尽管两个方位之间存在细微差异，但注意几个标志点的垂直-水平接近度如何相对于从鼻下点穿过的真实垂线变化

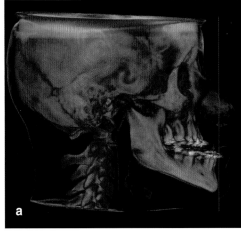
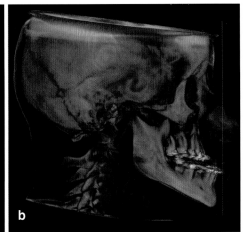

### 5.6.1.3　2D X线照片和2D头影测量的获取

可以从CBCT数据中获得的2D常规X线照片包括：侧位、前后位、头顶下头颅图、全景片和TMJ断层图[54]。通常需要提取的最重要2D数据是侧位头影。

由CBCT生成的侧位头影与直接从干燥头骨获得的测量值具有可比性[65]。因此，任何头影测量分析以及模拟手术所需的行为都将再现真实的线性和角度测量，并能反映到3D影像中（图5.29）。然而，需要注意的是，只有垂直方向和矢状方向上的上下颌移动的变化才能转移到3D规划中，水平向移动要根据3D头影测量结果确定。

### 5.6.1.4　手术切口的确定

在正颌外科手术中有各种各样的切口。上颌骨最常见的切口是LeFort Ⅰ型切口、下颌骨双侧矢状劈开截骨术（BSSO）切口和颏成形术切口。模拟截骨手术对于分离手术过程中需要操作的骨段是必要的。在操作开始前，虚拟患者形成2个硬组织网格：附着于颅底的上颌骨和下颌骨。进行截骨术后，形成一个稳定的参考网格，包括颅底和5个可移动的网格：上颌骨、下颌远段、两个下颌近段和颏部（图5.30）。

### 5.6.1.5　3D标志点的识别

在这一步中，为了进行3D头影测量评估，需

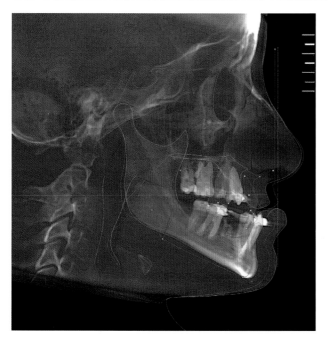

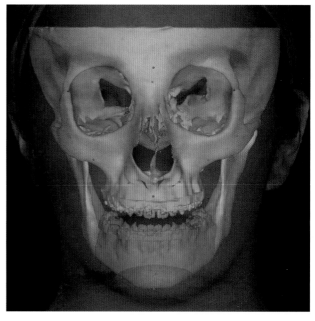

**图5.29** 该患者的2D头影测量平面图，以反映3D平面上上颌和下颌分段的垂直和矢状位置。这里计划进行6.5mm的上颌前移，4mm的下颌下移和3mm的下颌后退，以及整个复合体的逆时针旋转

**图5.31** 放置在软组织和硬组织上的标志点，用于进行完整的3D分析，并在规划病例时评估某些标志点的3D位移

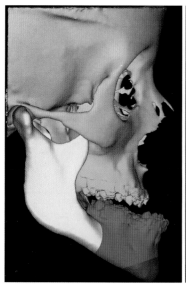

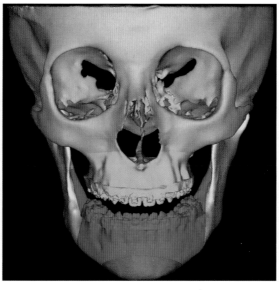

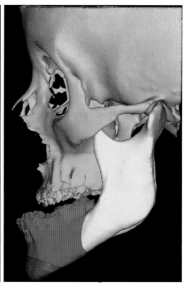

**图5.30** 使用NemoFAB 2019软件规划的经典截骨术（BSSO、LeFort Ⅰ型和颏成形术）

要逐个识别所有骨、牙槽和软组织（皮肤）标志点（图5.31）。这些标志点对于比较重新定位骨段的初始状态和最终状态之间的变化也很有用。建议首先确定3D容积渲染图上的标志点，并使用多平面重建（multiplane reformatting，MPR）切片微调其位置。

#### 5.6.1.6 手术模拟

首先使用容积渲染图的矢状面重新定位骨段，就像进行2D头影测量时一样。在这个阶段，根据所使用的软件，从2D资料中获得的数据可以自动或手动添加到3D资料中。这些模拟的手术行为包括前进与后退（矢状面修正）、下移与嵌入（垂直面修

**图5.32**　骨段分别从（a，c）矢状面和（b，d）冠状面方向上定位。在矢状面上进行前后和上下线性移动以及俯仰式旋转（顺时针或逆时针）。在冠状位上执行水平的线性移动、翻滚和偏转

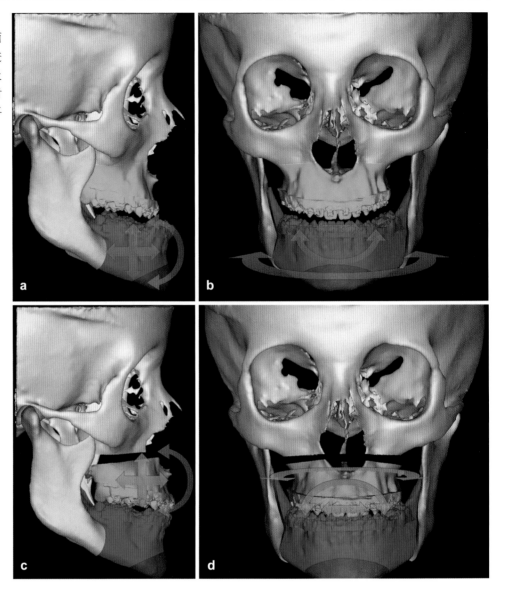

正）以及俯仰式的旋转（顺时针或逆时针旋转）。执行此步骤后，将从冠状位查看3D容积渲染图，以纠正水平向差异。为此，使用多个参考平面（如正中矢状面）来确定特定标志点（如颏前点）的偏差。偏离的标志点首先以线性方式对准正中矢状面，然后根据需要进行翻滚和偏转（图5.32）。

#### 5.6.1.7　设计手术导板

当确定所有手术步骤都令人满意时，最后一个阶段是制作数字化导板。首先，应该确定哪个颌骨将行截骨术。然后，通过简单移动所需的颌骨，并将对颌保持在其原始位置，即可准备好中间导板。

随后，将先前被动的颌骨置于其最终位置，并准备最终导板。数字化资料可以导出到外部3D打印软件，可将导板打印出来（图5.33和图5.34）。

---

### 5.7　使用CBCT的3D重叠方法

1931年，Birdsall Holly Broadbent发表了一项连续头影测量胶片重叠技术，以研究生长过程中面部随时间发生的物理变化[6]。这种成像方法也成为正畸记录的标准部分，用于明确诊断和评估治疗结果，目前已经提出了几种在2D中重叠连续头颅图的方法[66-67]。头影测量重叠使得临床医生能够通过在

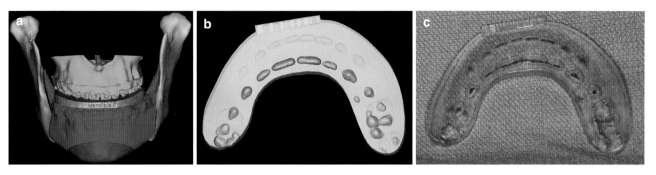

**图5.33** 下颌骨是该患者第一次接受手术的颌骨。（a）因此，在准备中间导板的同时，将上颌骨保持在其初始位置，并仅重新定位下颌骨；（b）数字化导板；（c）3D打印导板

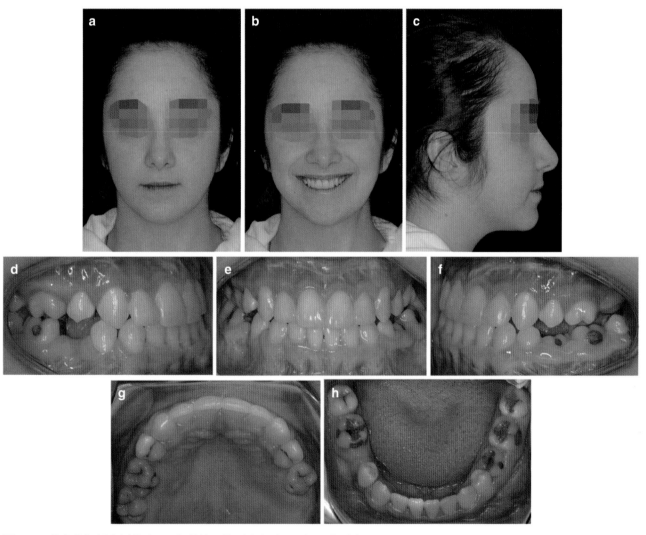

**图5.34** 数字化规划病例的（a~c）最终口外照片和（d~h）口内照片

颅底进行重叠来评估上颌骨和下颌骨位移的变化，局部上颌重叠来评估上颌牙槽复合体的变化以及局部下颌重叠评估下颌牙槽变化来评估生长和指导治疗。然而，头影测量仅限于在2D空间内观察3D颅面结构。

几十年来，人们一直强调第3D对于正畸和外科手术的重要性，并多次尝试观察第三维[33]。最近，CBCT设备的进步和软件的大量开发不仅带来了更

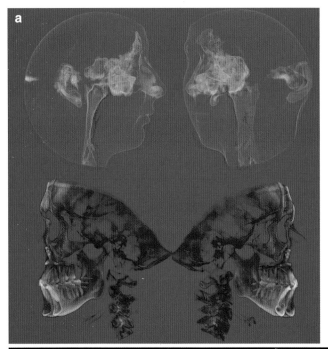

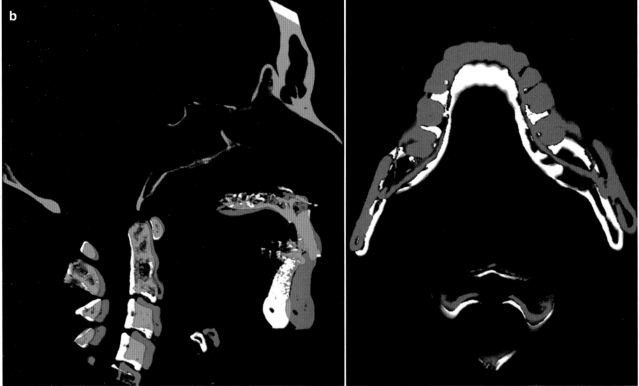

**图5.35**　重叠的不同视图。3D重叠允许临床医生从不同的角度评估颅面结构。（a）显示正颌病例的3D重叠容积渲染（红色代表术后容积）；（b）显示矢状面和轴向视图的相同重叠

好的诊断和治疗计划，还带来了3D治疗结果的评估（图5.35）。CBCT成像的分辨率由容积数据集生成的单个容积元素（体素）决定。体素的大小由其高度、宽度和深度定义，CBCT体素通常在三维上是各向同性的[68]。3D图像的体素大小相当于2D图像中的像素分辨率，每个体素包含灰度值的强度或密度。在比较两幅图像时，可以分析该灰度值，以识别图像中的稳定区域。由于生长或正畸和外科治疗后，

颅面结构随时间变化，CBCT容积在3D空间的重叠需要涉及不同类型的3D重叠。随着软件的开发，人们提出了不同的方法来重叠来自CBCT扫描的容积图像。

## 5.7.1 基于标志点的重叠

基于标志点的重叠要求解剖标志点识别的准确性[69]。标志点重叠的原理是通过计算两幅CBCT图像上选定的解剖标志点之间的差异，相应地，软件将两幅图像重叠。大多数软件使用解剖标志点为3D图像提供重叠工具[70]。

### 5.7.1.1 标志点重叠步骤

起始（T1）和完成（T2）的CBCT图像被上传到软件中，标志点被放置在解剖稳定的结构上，作为配准参考。每个软件程序都需要不同数量的标志点（3~7个）。两幅图像重叠后，可以使用位置优化工具手动优化两幅图像的配准，以达到最佳的颅底匹配。可以通过渲染的重叠容积或重叠切片来评估两个图像之间的变化。图5.36显示了使用Dolphin Imaging 11.9（Dolphin Imaging & Management Solutions，Chatsworth，CA）的标志点重叠方法，图5.37显示了使用InVivo 5.1（Anatomage，San Jose，CA）的标志点重叠方法。

**图5.36** 使用Dolphin 3D软件基于标志点的重叠。（a）两幅CBCT图像上传至软件。在两幅图像上放置相同的标志点作为配准参考；（b）在计算所选解剖标志之间的差异后，软件将两幅图像重叠在一起；（c）使用位置优化工具手动优化两幅图像的配准，以达到最佳的颅底匹配；（d）重叠后的最终结果

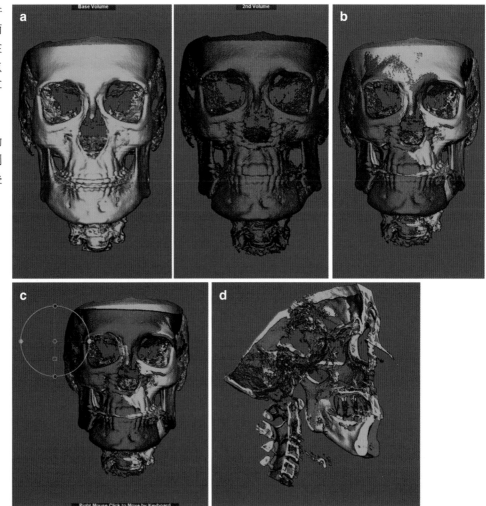

## 5.7.2 基于表面的重叠

基于表面的配准意味着在两幅图像中分别选择相应的未改变表面。选择表面后,通过平移两个图像中其中一个来对齐两个表面,从而执行手动近似。最后,软件执行表面到表面的配准,以完善初始手动配准。

## 5.7.3 基于体素的重叠

Cevidanes等将基于体素的重叠方法引入到口腔领域[71-75],它以前在医学领域广泛用于重叠CT、CBCT和MRI图像。基于体素的配准方法是在两次扫描的指定感兴趣区内测量每个体素内不变的灰度强度,以配准图像。这使得它成为一种完全自动化的重叠方法,可以克服之前描述的主要依赖于准确标志点识别的方法的缺点。可以使用Slicer开源软件(www.slicer.org)执行[71-75]。图像分析步骤包括:(1)3D配准和分割构造;(2)表面模型构造;(3)变化量化。最初,该方法的主要缺点是需要使用多个软件执行多个步骤,对于训练有素的使用者来说,这需要大约1小时。最近,商业软件开始提供一种新的颅底重叠工具,该工具也是基于体素的重叠,在重叠之前不需要构建表面模型。该工具在大多数软件中对使用者友好,重叠可以在30~40秒完成。几项研究将使用商业软件程序的快速3D体素重叠与Cevidanes方法进行了比较,Cevidanes方法被认为是基于体素重叠的"金标准"。Bazina等[76]比较了使用Dolphin 3D11.9(Dolphin Imaging&Management Solutions,Chatsworth,CA)在颅底快速3D体素重叠和Cevidanes方法,后者使用了一个非生长期外科患者的样本来评估软件的准确性。两种方法之间未发现有临床意义的差异。另一项研究使用商业软件(OnDemand3D,Cybermed,Seoul,Korea)验证了成长中患者和成人患者的快速3D重叠CBCT图像的方法,并得出结论,该方法在不同的临床条件下可重复,适用于研究和临床实

践[77]。根据"金标准"验证商业软件后,Elshebiny等比较了快速商业软件,得出的结论是,两个方法之间没有临床显著差异[78]。Eliliwi等[79]评估了改变电流(mA)和对应电压(kVp)及体素大小对前颅底基于体素的重叠准确性的影响,得出结论,使用不同的CBCT设置可能会影响基于体素的重叠方法的准确性。当使用较低的电压(kVp)值时,结果可能会发生改变,而电流(mA)或体素大小的变化不会显著影响重叠结果。

## 5.7.4 颅底快速3D体素重叠步骤

将起始容积和第二个时间点的容积CBCT图像上传至软件,并使每个容积上放置的至少3个标志点进行近似。不同的软件程序需要不同数量的标志点,通常最少3个,最多7个。近似后,使用位置优化工具手动优化两幅图像的配准,以达到最佳的颅底匹配。然后,通过在感兴趣区放置一个大小可调的方框,在所用容积的不同切片视图上选择前颅底的解剖结构。接下来,执行自动配准工具,使用两个CBCT容积重叠框内未更改的体素对齐容积。图5.38显示了使用Dolphin软件的基于体素的重叠方法。

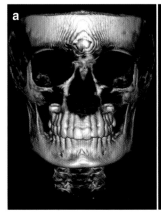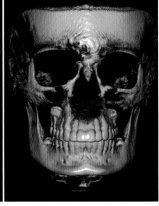

图5.37 (a)上传至软件的两幅CBCT图像。在两幅图像上放置相同的标志点作为配准参考;(b)在计算所选解剖标志之间的差异后,软件将两幅图像重叠在一起;(c)使用细化工具手动细化两幅图像的配准,以达到最佳颅底匹配

图5.37（续）

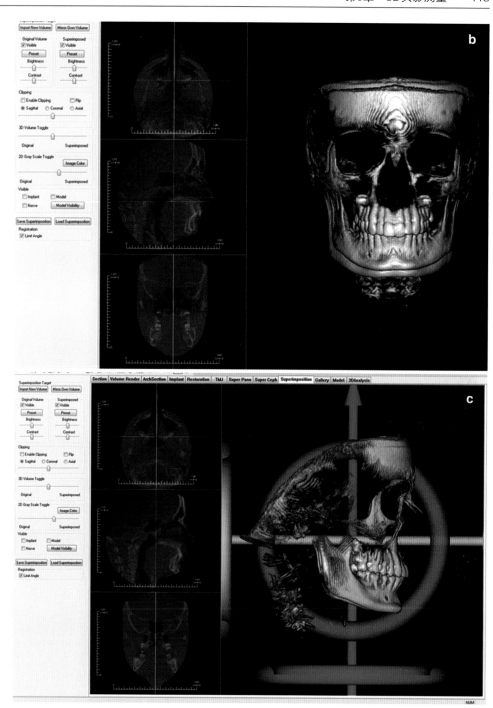

## 5.7.5 重叠评估

彩色映射是指两个容积完全配准后，可以根据表面之间最大距离的绝对值评估结果，然后以彩色映射的形式以图形显示。与距离（mm）对应的彩色段用于突出显示感兴趣区中两个表面之间的差异

（图5.39）。评估重叠的另一种方法是通过初始和第二个时间点的容积的可视化半透明表面模型及轴向、矢状和冠状横截面切片（图5.40）。图5.41和图5.42显示了3D重叠的不同视图，可以在容积渲染和不同切片中进行评估，使临床医生能够评估3D重叠和治疗结果。

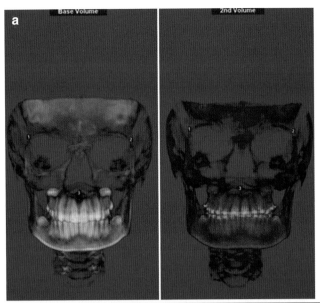

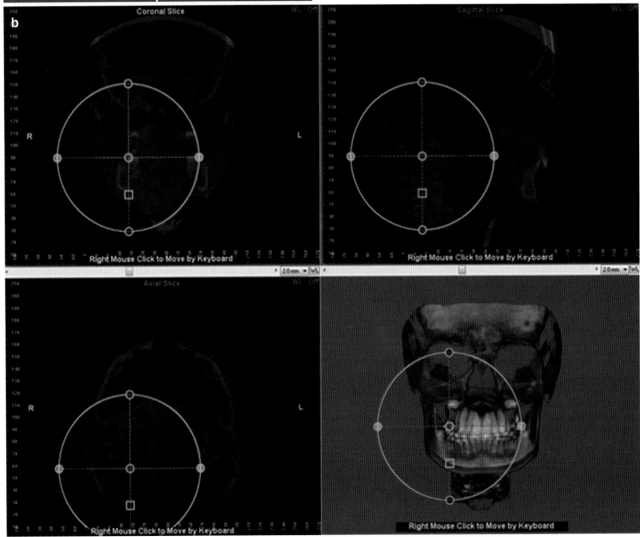

图5.38　基于体素的重叠。（a）使用放置在每个容积上的标志点对两幅CBCT图像进行近似；（b）在不同切片上选择前颅底，通过在感兴趣区放置尺寸可调的方框来查看所用的容积；（c）使用两个CBCT容积重叠框内未更改的体素对齐容积后的最终重叠图像；（d）以容积模式查看最终重叠

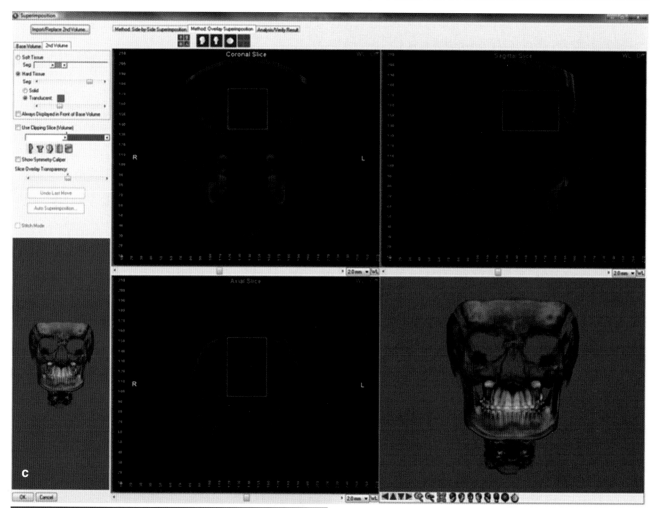

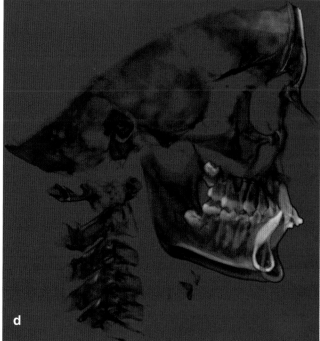

**图5.38（续）**

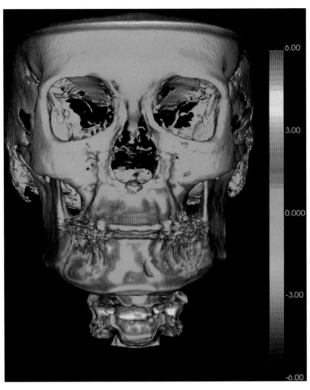

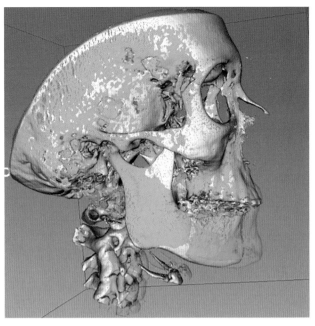

**图5.40**　同一患者的CBCT重叠显示术前表面为白色，术后表面为半透明绿色，显示了下颌前移和上颌骨旋转后的变化

**图5.39**　显示手术前后变化的彩色映射图像

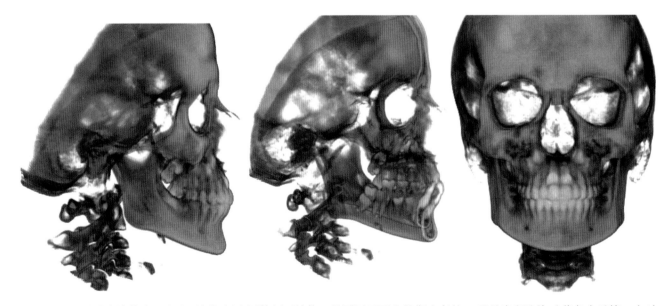

**图5.41**　3D重叠允许临床医生在不同视图中评估颅面结构。此图显示了生长期患者的3D重叠容积渲染（紫色表示第二个时间点）

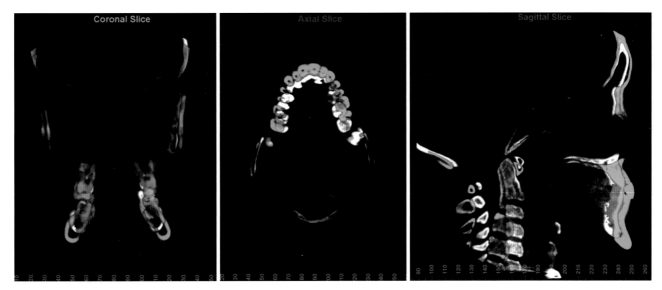

**图5.42**　生长期患者的3D重叠（绿色代表第二个时间点），显示矢状视图、冠状视图和轴向视图的变化

## 5.8　结论

　　将CBCT引入日常正畸实践使3D头影测量成为现实。现在可以在3D图像的矢状向、垂直向和水平向维度上识别标志点。这大大减少了侧位头影测量分析中的误差，甚至更多地帮助正位头影测量分析，提高了正畸医生的诊断能力，并有助于治疗计划的制订。此外，在所有3个空间平面上分析上气道已经成为可能，临床医生可以评估不同的OSA治疗方式，如CPAP器械、口内装置、MMA手术或上气道电刺激。3D手术规划结合了CBCT图像、数字化模型和照片，能够创建虚拟患者，可以为其规划3个空间平面中的不同手术操作，设计并导出用于3D打印的手术导板。最后，可以使用基于标志点、表面或体素的不同方法重叠3D图像，并进行数字化或图形分析。

# 第6章　口内扫描

## Intraoral Scanning

Tarek Elshebiny, Fernando Pugliese, Neda Stefanovic,
Manhal Eliliwi, Juan Martin Palomo

## 6.1　概述

随着数字化的发展，3D数字化模型、数字化口内扫描和3D打印处于数字化技术的前沿，引发了正畸学的巨大变革。正畸医生将口内扫描技术应用到了各种矫治器。本章的目的是概述口内数字化扫描在正畸学中的应用及其与其他技术的联合应用。

## 6.2　扫描技术

口内扫描仪由手持式相机、计算机和软件组成，用于收集患者口腔内的扫描数据。这项技术的工作方式是通过从手柄发射光的能量，投射到物体上后反射回手柄内的传感器上，这种测量每英寸进行数万或数十万次，从而形成物体形状的3D图像[1]。扫描仪的测量速度、分辨率和精度取决于扫描手柄用于捕获物体表面数据的技术。

目前主要有4种成像技术[1-3]：

1. 三角测量的原理是可以通过三角形两个角的角度和顶点位置来计算得出第三个顶点的位置。当光反射离开物体时，系统确定反射角，根据毕达哥拉斯定理，可以确定从激光源到物体表面的距离

2. 共焦成像是一种基于从选定深度采集聚焦和散焦图像的技术。图像是逐点、逐行或一次多点投影的，用计算机进行3D重建，而不是通过目镜获得

3. 云纹干涉测量法（AFI）使用两个光源来投射3种称为"云纹图案"的光。AFI可提供最精确的激光条纹投影，以最高的点云数据精度快速数字化3D物体的形状

4. 3D移动视频使用具有三目成像的高清摄像机来捕捉物体的3个精确图像

## 6.3　口内扫描的优势

几十年来，几乎所有口腔工作都使用藻酸盐或者聚乙烯硅氧烷（PVS）印模，但对于患者来说，取模这个过程并不舒适，甚至可能会引起呕吐反射。除此之外，一些实验室工作需要灌注模型，并需要消耗时间运输到实验室。

应用口内扫描获得数字化图像有很多优点，例如[1,4-7]：

1. 与传统印模相比，口内扫描更舒适、准确

T. Elshebiny · F. Pugliese · M. Eliliwi · J. M. Palomo (✉)
School of Dental Medicine—Department of Orthodontics, Case
Western Reserve University, Cleveland, OH, USA
e-mail: tme18@case.edu; fdp10@case.edu;
mxe181@case.edu; jmp5@case.edu

N. Stefanovic
Faculty of Dental Medicine—Department of Orthodontics,
University of Belgrade, Belgrade, Serbia

2. 口内扫描是正畸诊断和治疗计划的有用工具

3. 获得数字化扫描结果所需的时间更少

4. 无需做任何实验室工作

5. 提供与患者沟通的新工具，让他们更多地参与治疗计划

6. 易于与实验室沟通

7. 改进工作流程

8. 无需存储区域

## 6.4　正畸中的扫描应用

用于正畸的口内扫描仪需要能够获得完整牙弓的图像。在这种扫描仪问世的近10年前，Cadent公司（Carlstadt，NJ）发明了用于3D数字化模型的OrthoCAD™系统。该系统在Cadent扫描中心扫描患者的石膏模型以及后来的PVS印模，并将它们进一步处理成可下载的数字化文件。之后，Cadent公司推出了首款可用于生成3D数字化正畸研究模型的口内扫描仪——iTero®数字化印模系统。几年后，推出了iOC系统，可供正畸医生用于诊断和治疗计划。该公司随后由Align科技公司收购，为Invisalign®提供了直接3D数字化扫描提交服务[1]。

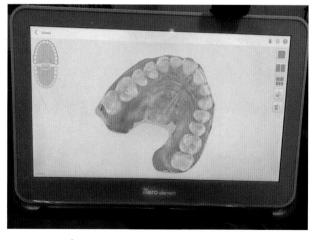

**图6.1**　iTero®扫描仪

### 6.4.1　iTero®（Align科技公司）

iTero®是正畸诊所中最受欢迎和广泛使用的口内扫描仪之一，尤其是在北美地区，它是唯一与Invisalign®兼容的口内扫描仪（图6.1和图6.2）。iTero®内置的扫描技术是动态扫描视频序列，扫描时没有设定扫描顺序，当手柄改变位置时，软件会自动识别和移动起始和最终的扫描点。软件处理扫描结果，自动使扫描图像连续并在扫描过程中消除了软组织。因此，一个训练有素的操作员需要60秒即可完成上、下颌牙弓的扫描。iTero®扫描仪也建立了一个集成色彩传感器和双光圈透镜系统，一并捕获2D彩色图像和高度精确的3D激光扫描，同时每2秒数据就会自动保存至硬盘[8]。

### 6.4.2　3Shape Trios 4

最新的3Shape口内扫描仪——Trios 4是一款无线扫描仪。它采用视频测序TRIOS扫描技术和LED光源，没有设定扫描顺序，软件可以轻松识别和移动扫描点。人工智能技术在无需操作者任何输入的情况下去除多余的软组织，最终获得高质量的逼真色彩（图6.3）。集成荧光技术可识别表面龋齿，专用透照智能尖端支持识别可疑的邻面龋。由于采用即时加热智能尖端，无需预热，训练有素的操作人员可在30秒左右完成上下颌牙弓的扫描[9]。

### 6.4.3　Medit i500

Medit i500是目前市场上价格最实惠的口内扫描仪之一。Medit i500内置的扫描技术是3D动态扫描视频序列，内置两台高速摄像头便于快速扫描，没有设定扫描顺序，且可以全色查看最终扫描结果[10]。

### 6.4.4　Dentsply Sirona Omnicam

Sirona公司于1987年向口腔市场推出了第一台

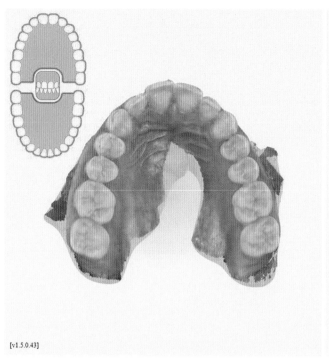

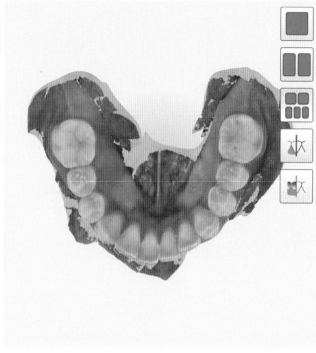

[v1.5.0.43]

**图6.2** 使用iTero®扫描仪获得的口内扫描

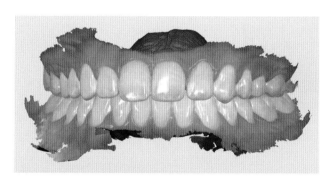

**图6.3** 使用3Shape扫描仪获得的口内扫描

口内扫描仪。2016年，它与Dentsply公司合并，组成Dentsply Sirona公司。现今，Dentsply Sirona公司提供两款口内扫描仪——Omnicam和Primescan。Omnicam是正畸需求的更佳选择，它使用视频序列数据采集，最终可以以自然色查看扫描结果[11-12]。

## 6.5 诊断和治疗计划的数字化模型

正畸治疗计划的制订非常复杂，需要同时分析不同正畸诊断记录中获得的多个数据。在这种情况

下，牙齿模型对于提供患者咬合的3D记录至关重要[13]。

牙齿的石膏模型是目前正畸中3D咬合评估的"金标准"[14]。传统的正畸模型分析可以使用卡尺或针尖分隔器对常规石膏模型进行各种测量，如牙齿尺寸、牙弓长度、牙弓宽度、深覆盖、深覆𬌗、Spee曲线、Bolton值和其他各种模型分析（图6.4~图6.6）。在新的数字化时代，虚拟模型的出现替代了传统的石膏模型。提供3D图像虚拟模型系统的所有软件都提供了相似的模型分析功能，且具有旋转、倾斜和获得模型截面并使其保持在任何位置的功能。OrthoCad软件系统（Cadent，Carlstadt，NJ）于1999年第一个进入正畸市场，紧接着是DigiModel（OrthoProof，Nieuwegein，The Netherlands）和OrthoAnalyzer（3Shape，Copenhagen，Denmark）等其他软件系统。

数字化软件系统的准确性和再现性经过了仔细地评估，科学证据一致支持数字化牙弓模型测量的有效性[15]。有研究评估了牙齿大小、牙弓宽度和长

**图6.4** （a）数字化模型上的深覆盖测量；（b）模型分析的牙齿大小测量；（c）Spee曲线的测量

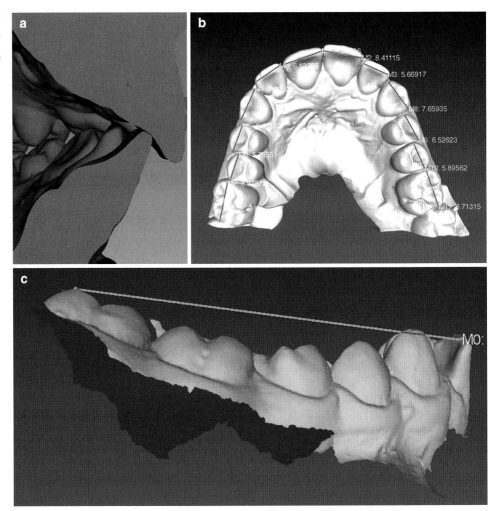

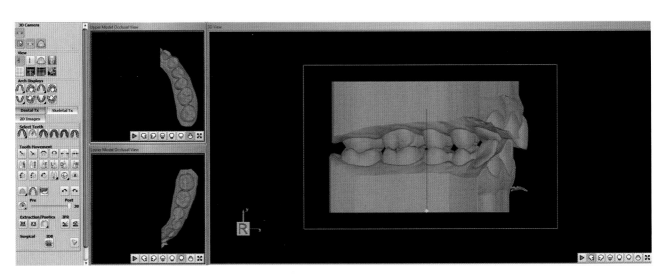

**图6.5**　使用Orthoinsight软件在数字化模型上测量覆盖深度

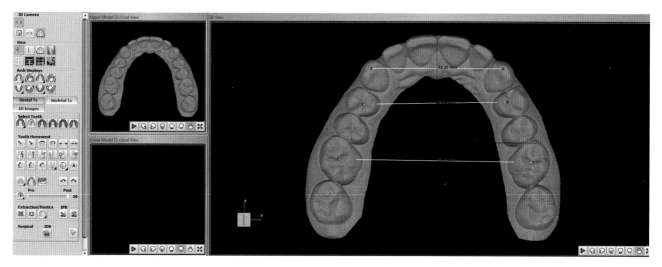

**图6.6** 使用Orthoinsight软件在数字化模型上测量牙弓宽度

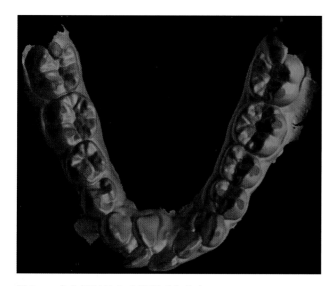

**图6.7** 咬合接触的自动识别（红色）

度、空间分析、牙齿形态的重建以及牙弓之间的关系等数据的测量精度，发现数字化牙齿模型对于临床医生来说是可信赖的[7]。此外，使用数字化模型代替石膏模型不会影响不同错殆畸形的诊断和治疗决策[13]。

新的软件功能包括：数字化重排牙齿诊断法、牙齿解剖参考点的自动识别、咬合接触的自动识别（图6.7和图6.8）、放射集成、预想治疗计划的模拟和托槽定位，能够帮助正畸医生进行交互式诊断和制订治疗计划。重排牙齿是一个可用于确认、修改或拒绝预想的治疗方案的诊断工具，对疑难病例

的方案制订尤其具有价值。虚拟重排牙齿是传统重排牙齿（使用石膏模型）的替代方案，不仅能够比传统重排牙齿花费更少的时间来使正畸治疗计划可视化，而且还可以用于透明矫治器等基于虚拟重排牙齿制作的定制矫治器（图6.9）[16]。

## 6.6 适用于机构内制作矫治器的虚拟牙齿移动软件程序

正畸治疗的目的是改善错殆畸形并实现尽可能完美的咬合关系。1946年，正畸重排牙齿被首次提出，便在实现预期牙齿移动中起到了重要作用[17]。3D虚拟重排牙齿将每颗牙齿分割为单独的对象后将它们移动到计划位置，以此来模拟正畸治疗并呈现不同的治疗方案，在考虑拔牙、邻面减径（IPR）、支抗管理和术前正畸的方案制订时尤为实用[18-19]。虚拟牙齿移动使隐形矫治的适应证更为广泛，不仅可用于小范围的牙齿移动，还可用于成人和青少年的综合正畸，对正畸市场产生了巨大的影响[20]。Align科技公司于1998年推出了Invisalign隐形正畸矫治器，并利用ClinCheck软件程序展现正畸过程中各阶段的虚拟牙齿移动。近年来，3D诊断软件程序提供了虚拟牙齿移动影像，允许正畸医生通过3D口内扫描仪和3D打印机在诊疗机构内生产矫治

**图6.8**    3Shape软件现实的咬合接触色图

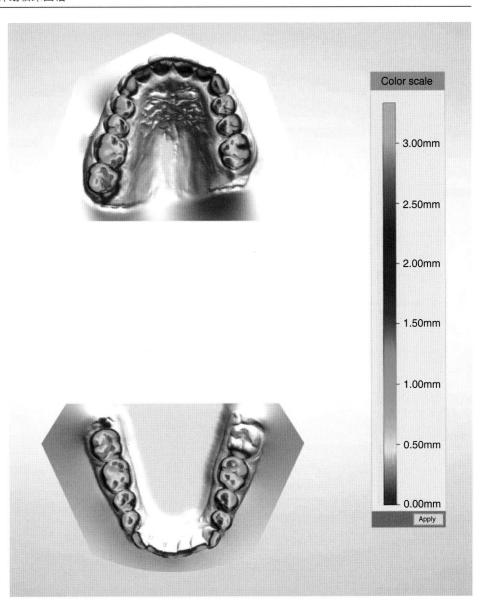

器。在本章中，我们将概述使用两种不同的软件程序在诊疗机构内制作矫治器的过程。

## 6.7    手动分割软件

### 6.7.1    OrthoAnalyzer模型准备和牙齿分割

使用OrthoAnalyzer软件中Clear Aligner studio的第1步是按以下步骤进行模型准备：

1. 将3D扫描结果与CBCT图像（如果存在）对齐。两个文件通过在第一磨牙和1颗前牙旁设置3个点来对齐（图6.10）

2. 设置粭面和矢状面以定位模型，并设定不同测量数据的参考

3. 分割上下颌扫描结果，允许将每颗单独的牙齿分割成单独的对象，以实现牙齿在3D方向上的移动。通过在近中和远中面之间拉线来实现牙齿分割。根据近远中分割线，该软件将自动勾勒出每颗牙齿的外形并定义每颗牙齿的牙龈边缘和旋转中心。在这一步骤中，强烈建议使用CBCT扫描来定义牙轴（图6.11）

4. 一个可选步骤，允许用户设定理想牙弓，当牙齿移动向理想设置时，该牙弓将作为设计指南

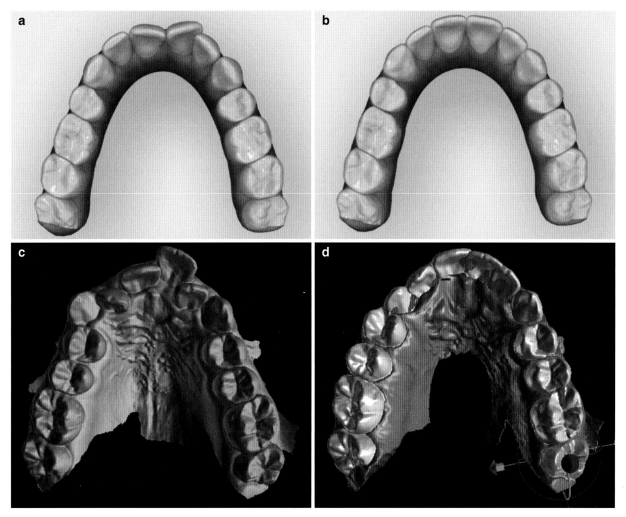

**图6.9** （a）初始数字化模型；（b）定制矫治器的虚拟重排牙齿；（c）初始数字化模型呈现阴性的模型差异；（d）虚拟重排牙齿展示了牙齿间的重叠，表明了减径的必要性（红色）

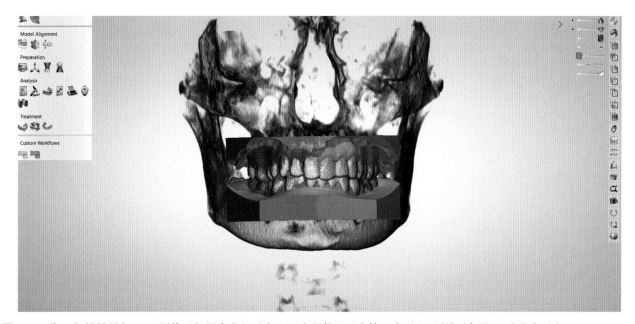

**图6.10** 将3D扫描结果与CBCT图像（如果存在）对齐。两个文件通过在第一磨牙和1颗前牙旁设置3个点来对齐

## 6.7.2　OrthoAnalyzer虚拟重排牙齿

完成分割步骤后，OrthoAnalyzer软件允许用户在三维各个方向移动分割的牙齿，以改善唇舌向倾斜、近远中倾斜、旋转、近远中或颊舌向移动，以及最后的压入和伸长移动（图6.12）。对于对称的移动，用户可以同时选择对侧牙齿，以确保双侧移动的对称性。在重排牙齿的过程中，用户也要记得检测是否有牙齿之间的相互干扰。此功能还可以提供任何选定牙齿的重叠值，以毫米（mm）为单位显示重叠的量。软件同样也可以通过自动或手动去除牙齿近远中邻面的部分釉质来模拟所选牙齿的邻面减径（IPR）。虚拟放置附件功能是另一个重要功能。用户可以从附件库中选择附件的种类，然后在所选牙齿上调整附件的形状和位置。一旦牙齿移动完成，原始位置可重建为阴影，和重排牙齿的结果一并展示（图6.13）。用户可以根据所需矫治器的数量为重排牙齿划分子序列。最后的步骤是导出STL格式的重排牙齿过程，并准备在诊疗机构内进行3D打印。

图6.14～图6.18展示了使用Orthoinsight软件的类似步骤。

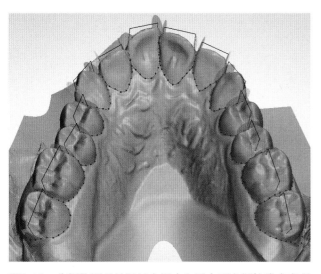

**图6.11**　分割的原理是通过在近中和远中面之间拉线来实现牙齿分割。该软件将自动勾勒出每颗牙齿的外形并定义每颗牙齿的牙龈边缘和旋转中心

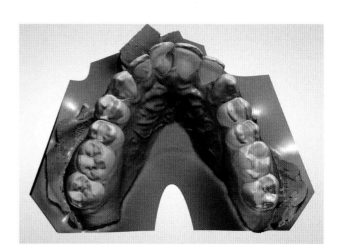

**图6.13**　原始位置可重建为阴影，和重排牙齿的结果一并展示

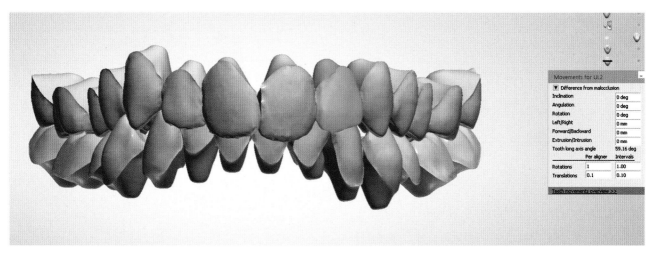

**图6.12**　软件允许用户在三维各个方向移动分割的牙齿，以改善唇舌向倾斜、近远中倾斜、旋转、近远中或颊舌向移动，以及最后的压入和伸长移动

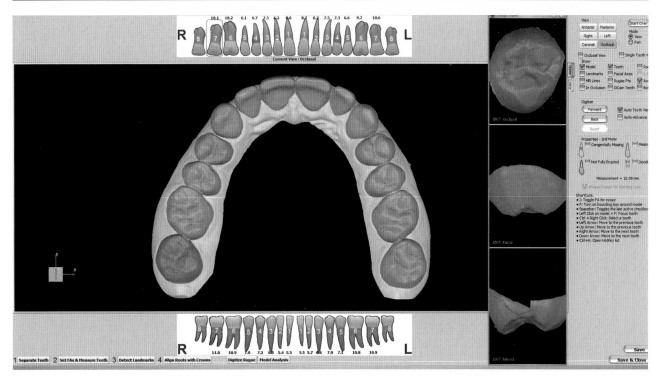

**图6.14** 使用Orthoinsight软件分割并数字化牙齿，为虚拟牙齿移动做准备

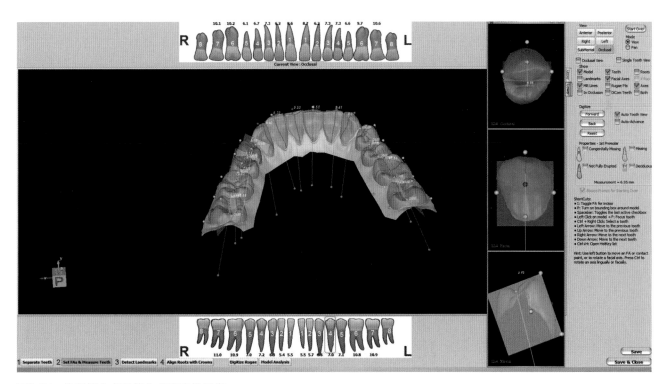

**图6.15** 检测标志点以简化虚拟重排牙齿

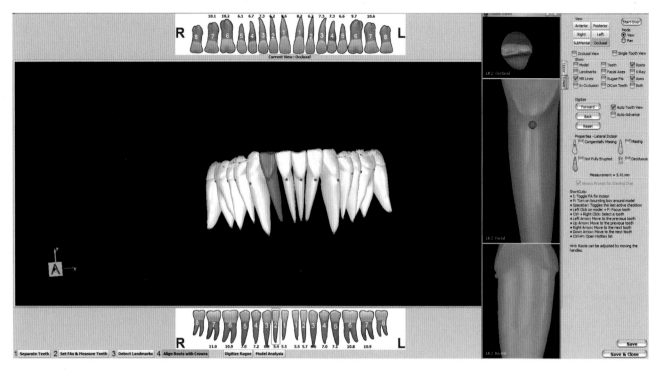

**图6.16**　将冠的位置与根部对齐，以实现正确的虚拟牙齿移动

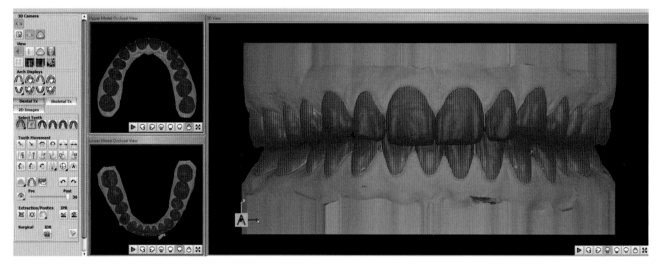

**图6.17**　数字化后所选牙齿的演示

### 6.7.3　自动模型准备和牙齿分割软件程序（SureSmile软件）

SureSmile虚拟牙齿移动软件基于云计算，对用户来说更方便、更快捷。在软件内建立患者档案后，用户可以选择自己手动的矫治器工作台或软件自动的矫治器工作台。这里，我们将介绍诊疗机构内制作矫治器的首选。当患者完成口内扫描后，扫描结果将以STL格式导入软件。SureSmile软件为模型准备和牙齿分割提供有偿服务。完成后，用户将获得分割、准备好的模型，能够开展下一步虚拟重排牙齿（图6.19）。

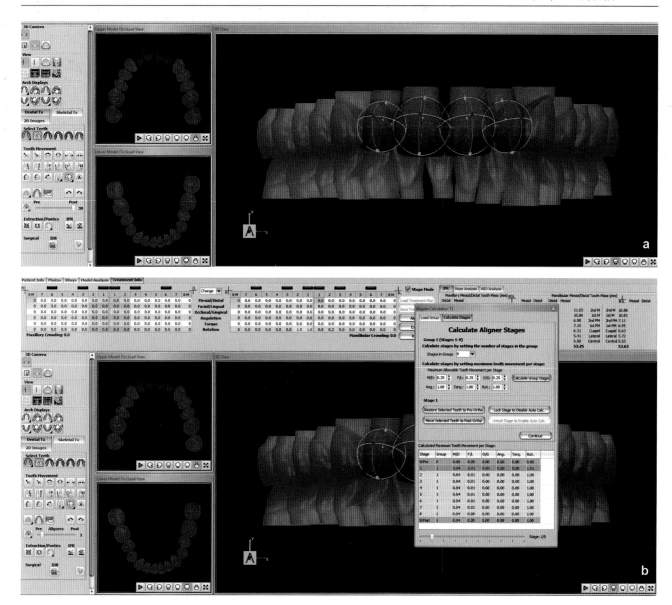

**图6.18**　（a）圈形工具开始虚拟牙齿移动，并保存治疗计划；（b）基于算法计算完成预期牙齿移动所需的矫治器数量

## 6.7.4　SureSmile虚拟重排牙齿

SureSmile软件内将显示分割、准备好的模型。用户可以选择仅显示不带牙龈的分割后的牙齿，或一次选择一个牙弓。软件提供了一个位移量表，显示每颗牙齿移动量和方向的具体数值。用户可以使用位移量表中的箭头或所选牙齿虚拟框的箭头，使牙齿进行不同3D方向的移动，从而完成虚拟牙齿移动（图6.20）。近远中邻接点标签可以避免相邻牙齿重叠。重排牙齿完成，用户在查看最终牙齿移动的同时可以显示原始牙齿位置作为参考（图6.21）。用户批准重排牙齿方案后，软件会自动计算矫治器的步数，并自动将附件放置在选定的牙齿上，以进行特定的牙齿移动（图6.22）。最后的步骤是以STL格式导出以准备在诊疗机构内进行3D打印（图6.23）。

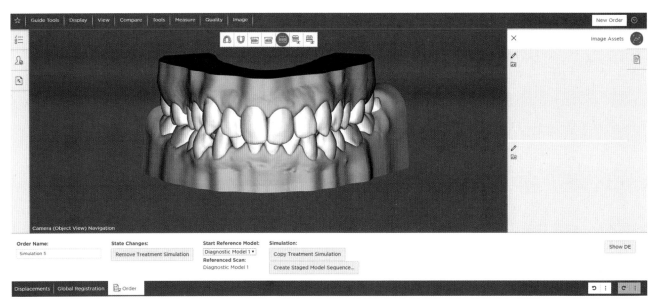

**图6.19**    SureSmile软件中的3D模型展示

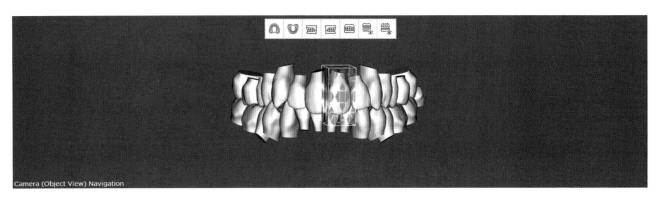

**图6.20**    SureSmile软件中虚拟牙齿移动的工具

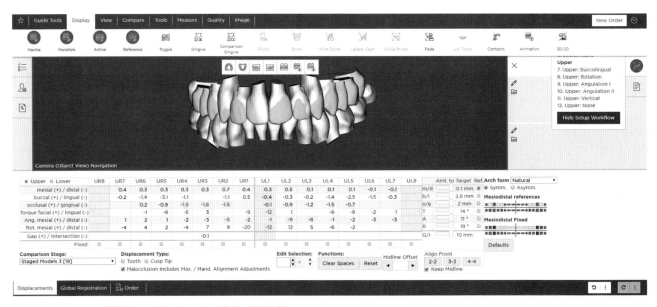

**图6.21**    SureSmile软件中显示实现所需牙齿移动的步数

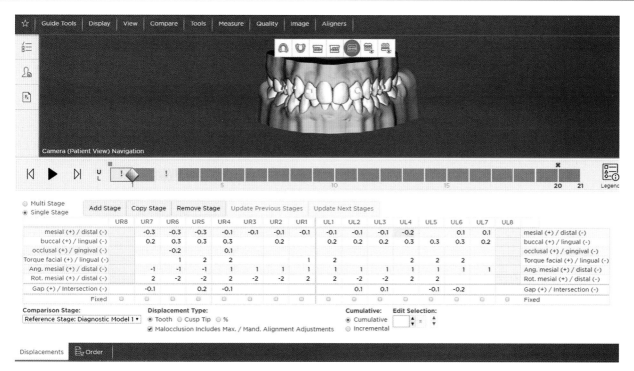

**图6.22** 软件自动计算矫治器的步数，在选中的牙齿上自动放置附件以使其完成特定的移动

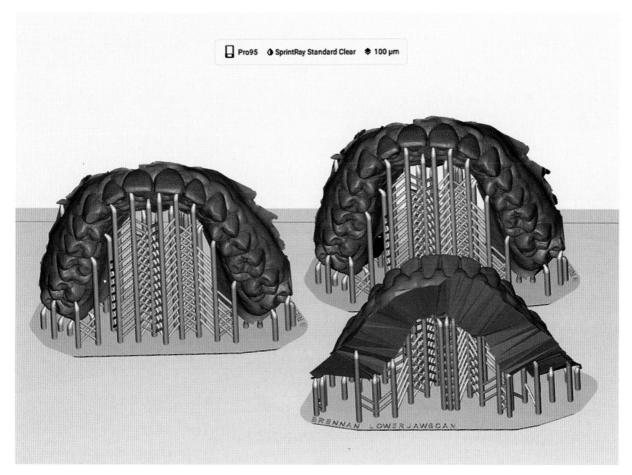

**图6.23** STL格式的分阶段模型已准备好进行诊疗机构内的3D打印

## 6.8　使用OrthoAnalyzer程序进行3D虚拟间接粘接托槽的步骤

1. 通过确定后牙的近远中边缘嵴以及前牙的近远中边缘进行扫描分割，软件可以自动勾勒出牙齿外形和牙龈边缘（图6.24）

2. 数字化放置托槽：选择托槽图标，将其与临床冠轴对齐（图6.25）

3. 从托槽库选择需要使用的托槽。选择的托槽会被放置到模型上。红色点表示可以移动到理想位置的托槽。确认托槽位置，并保存文件

图6.26~图6.28展示了使用Orthoinsight软件程序

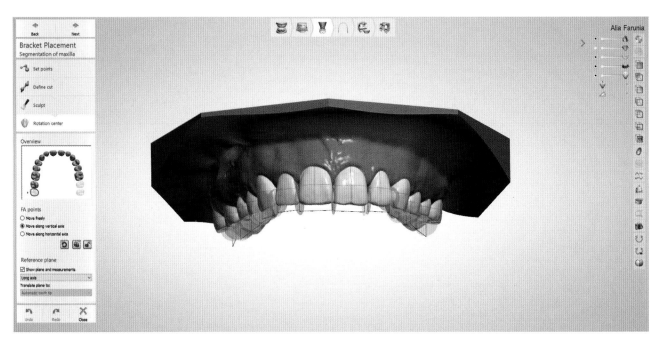

**图6.24**　通过确定后牙的近远中边缘嵴以及前牙的近远中边缘进行扫描分割，软件可以自动勾勒出牙齿外形和牙龈边缘

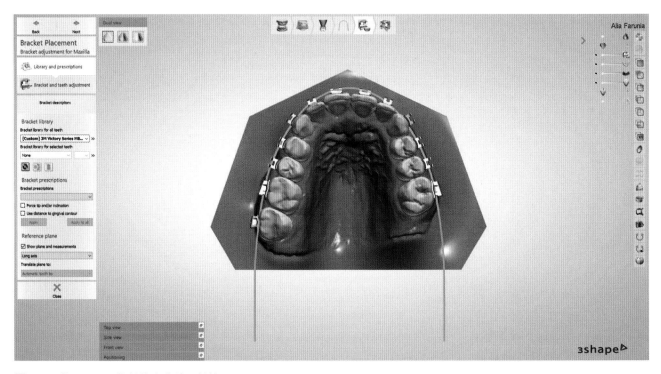

**图6.25**　使用3Shape软件数字化放置托槽

进行虚拟间接粘接托槽的类似步骤。

图6.29和图6.30展示了使用OrthoAnalyzer软件进行虚拟去除托槽的步骤。

## 6.8.1 3D打印

快速成型是一系列逐层构建模型相关技术的统称。该技术使快速、经济的用数字化数据生成实体正畸模型成为可能[21]。

### 6.8.1.1 立体光刻（SLA）

SLA机器包括：光敏树脂浴、模型构筑平台和固化树脂的紫外线激光。SLA打印通过紫外线激光

将树脂固化成想要的形状。在这个过程中，印版以小幅度向下移动，液态聚合物暴露在紫外线激光下，逐层完成固化。这个过程一直重复，直到打印出模型。

### 6.8.1.2 熔融沉积成型（FDM）

FDM通过加热喷嘴提供材料从而打印出模型。FDM打印机不是使用投射的光固化液体树脂，而是挤出已被加热熔化的树脂，并逐层沉积。加热的材料在挤出后立即固化。

### 6.8.1.3 数字化光处理（DLP）

除了光源，DLP与SLA是相同的，DLP投光仪

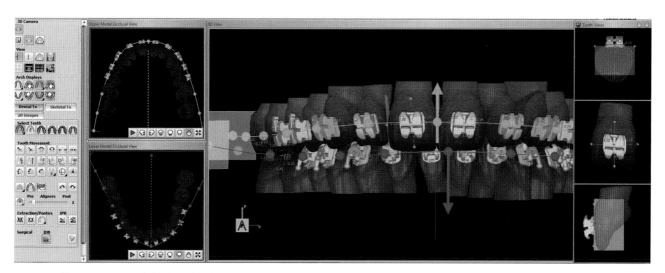

**图6.26** 使用Orthoinsight软件虚拟放置托槽

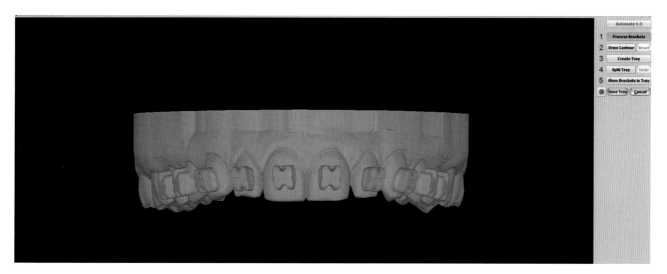

**图6.27** 带有间接粘接托槽导板的3D模型

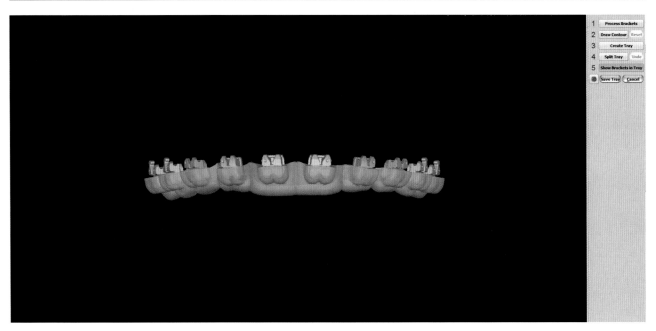

**图6.28**　待打印的间接粘接导板

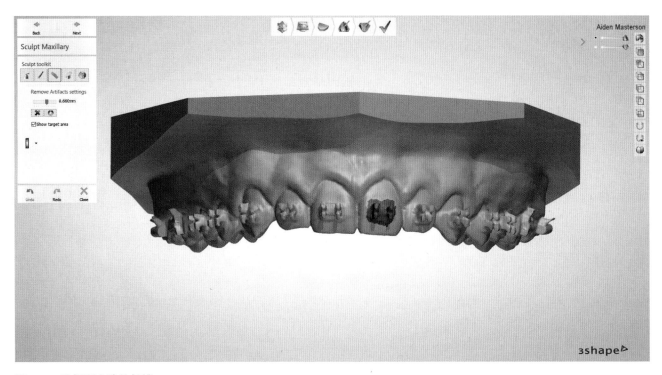

**图6.29**　选择要去除的托槽

同一时间固化整层树脂，拥有更高的打印效率，两者的区别有点像印和画。而且，DLP还可以与SLA一样生产具有高精度和高分辨率的部件。与SLA相比，DLP的优点是它有一个浅树脂槽，减少了浪费和运行成本。此外，DLP的光源单次通过可以在同一时间固化树脂的整个表面，因而比SLA更高效。

#### 6.8.1.4　Polyjet光聚合

Polyjet打印使用喷射头在所需区域喷射树脂。随着喷射头完成树脂喷射，每个喷涂层都使用紫外线光源固化。喷射的3D打印的一个关键要素是打印头，它可以喷涂感光聚合物层，从而在构筑平台上精确表达模型的截面图。

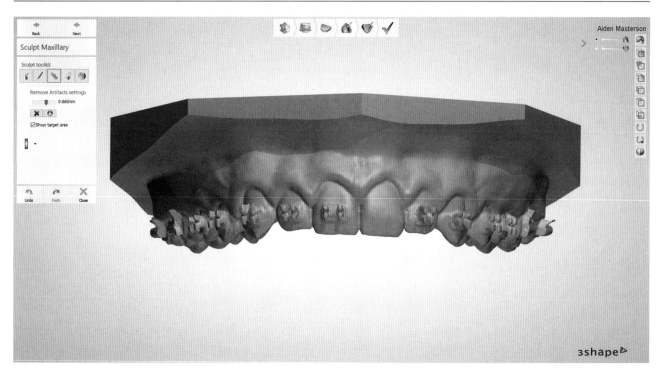

**图6.30** 使用软件去除托槽

## 6.9 结论

数字化口内扫描仪正成为现代正畸诊室不可或缺的一部分。

数字化模型可用于替代石膏模型进行错𬌗畸形的诊断和治疗计划的制订。用户可以简单、准确，甚至程序自动的方式对数字化模型进行测量。

正畸医生可以很容易地完成矫治器的虚拟牙齿移动。本章为临床正畸医生演示了两种不同的软件程序模型，以便每位正畸医生可以决定哪种模型更适合其实际的工作流程。

# 第7章　颞下颌关节紊乱病和影像技术在正畸诊断中的应用

## TMD and Imaging Techniques Applied in Orthodontic Diagnosis

Juliana No-Cortes, Emad Eddin Alzoubi,
Reinaldo Abdala-Junior,
Arthur Rodriguez Gonzalez Cortes

## 7.1　解剖

颞下颌关节（TMJ）是位于下颌髁突和颞骨隆突之间的滑膜关节。TMJ由髁突、关节盂以及关节结节、关节盘、关节盘后组织、滑膜和关节囊组成。关节腔由关节内盘分为上腔和下腔。关节盘主要由类似缓冲垫的纤维结构组成，用以吸收冲击力并保持髁突在转动和滑动过程中的稳定。

颞下颌关节系统功能失调会导致一组疾病和改变，称为颞下颌关节紊乱病（TMD）。这些失调可能会表现出一些体征和症状，例如肌肉疼痛、头痛、耳周疼痛、咀嚼困难或咀嚼疼痛、弹响或开口时出现摩擦感。目前，尽管TMD的病因尚不明确，但是受到多种因素影响，包括社会、生理、心理以及环境因素[1]。一些TMD危险因素还包括关节炎、下颌外伤、压力、长期的功能异常习惯、姿势、系统性疾病倾向、睡眠紊乱以及心理变化[2]。

据估计，女性患者中颞下颌关节紊乱病（TMD）患病率更高[3]。此外，根据文献记载，约30%的人口为TMD无症状者，例如颞下颌关节内紊乱，包括由骨关节炎和骨关节病导致的关节盘移位和明显的结构改变[4]。在TMD中典型的变化为关节盘前移位，这可以通过MRI进行检查。据了解，无症状患者中约有30%表现为颞下颌关节盘前移位。另外，84%的无症状患者表现为前移位和相应的关节囊囊内紊乱。

### 7.1.1　正畸治疗和TMJ诊断的关系

曾经，错𬌗畸形被认为是导致TMD发生的主要因素。很长一段时间，咬合和TMD是无数研究和治疗的主题。采用咬合重建、正畸或咬合调整的方式尝试治疗这些功能紊乱。

1970—1989年，人们确信TMD是由牙齿错𬌗畸

J. No-Cortes
Department of Restorative Dentistry, Faculty of Dental Surgery,
University of Malta, Msida, Malta
e-mail: jcort02@um.edu.mt

E. E. Alzoubi
Department of Restorative Dentistry, Faculty of Dental Surgery,
University of Malta, Msida, Malta

Department of Child Dental Health and Orthodontics, Faculty of
Dental Surgery, University of Malta, Msida, Malta
e-mail: emad.alzoubi@um.edu.mt

R. Abdala-Junior
School of Dentistry, University of São Paulo, São Paulo, Brazil

Department of Radiology, UniFSP, Avaré, SP, Brazil

A. R. G. Cortes (✉)
Department of Dental Surgery, Faculty of Dental Surgery,
University of Malta, Msida, Malta
e-mail: arthur.nogueira@um.edu.mt

形导致的。TMD应该在接受正畸治疗或修复治疗（改变原有咬合）解除错𬌗畸形后消失。然而，近数十年的科学文献表明，TMD和正畸治疗之间存在弱关联[5]。另外，其他文献内容提出，正畸治疗应该改善关节囊囊内功能障碍和形态[6]。此外，在使用𬌗板稳定关节并缓解TMD疼痛和弹响症状后，原有咬合可能会发生改变。面部肌肉的变化和颞下颌关节囊囊内异常也是讨论的主题，但是仍然缺少决定性的个体临床研究报告。研究表明，MRI和CT的检查显示牙齿之间的正确咬合不会导致髁突和关节盘生理位置的改变，而在TMD情况，通过正畸治疗可以获得改善[7-8]。

关于安氏Ⅱ类患者应用不同正畸机制与异常的盘-髁关系之间的关联，文献中仍存在争议[9]。现有文章表明，使用牵引机制、头帽、快速扩弓、Frankel功能矫治器、肌激动器、固定功能矫形矫治器、Twin-Block以及功能性下颌前导矫治器都不会导致髁突和关节盘位置的生理性改变。是否采用拔牙方式似乎也不会改变这种情况。几项科学研究表明，儿童时期进行正畸治疗不会增加TMD体征和症状的发生率[10-12]，并且正畸牙齿移动也不会给TMJ带来不利影响[13]。

尽管存在上述证据，但是部分研究发现应用正畸机制可以导致髁突位置以及关节前后间隙量变化[9]。例如使用颏兜的安氏Ⅲ类患者，会导致髁突生长过程中发生形态改变，这可能与矫治骨性错𬌗畸形时的下颌骨改建有关[14]。

文献研究中的统一观点为，在正畸治疗开始前，要求谨慎的正畸医生应该区分并记录所有颞下颌关节紊乱的体征或症状，当这些患者接受治疗后，在无疼痛或其他TMD症状的情况下才可以开始正畸治疗。若正畸治疗过程中出现疼痛症状，需要及时调整治疗，解除严重的咬合干扰，并强调消除或改变牙齿远中向的力。换句话说，只要出现疼痛和TMD症状，就需要暂停正畸治疗，诊断并进行TMJ保守治疗直到患者不再疼痛。之后，重新评估治疗计划，再继续进行正畸治疗。

## 7.2　诊断

了解数种不同的2D和3D影像技术以及它们的适用条件，是对颞下颌关节紊乱病的鉴别诊断至关重要的，尤其是体征与症状存在重叠的患者。在这种情况下，可以通过评估病史和体征检查来明确TMD诊断。常用TMJ影像诊断法来判断其结构完整性和功能适应性，用以确定现有疾病的范围和进展，同时评估和记录已进行治疗的影响。这种情况下，影像学的方法是评估外伤病例、咬合变化、突发性开口受限、出现关节音、系统性关节疾病、感染以及保守治疗失败的关键。

为了分析TMD，进行额外检查，例如标准全景片、颞下颌关节X线片、CT以及MRI。后两种检查因其可以提供更高的特异性和更佳的可视化被视为TMJ分析的"金标准"。

### 7.2.1　TMD诊断中影像检查的适应证标准

诊断和治疗计划的失败原因之一是错误或不必要地选择不合适的影像获取方法。这种情况的发生可能是由于缺乏进行相关检查的专业知识。正确的影像获取方法应该基于患者的几个方面，例如法律文件、个体主诉、历史记录中明确的临床体征和症状以及体征检查。专家应该根据基本原则，只有当临床不足以明确诊断以及相关治疗计划时才会进行额外补充检查。

对于TMD来说，咬合移动的测量、触诊检查、功能检查以及关节音评估是进行有效诊断的关键步骤，这些检查应该由接受训练且有经验的专家进行。不过，肌肉与关节症状的重叠部分会影响准确诊断，因为这两种情况都会出现功能损伤。在这些病例中以及那些没有典型症状的病例（例如炎症、肿瘤和外伤），额外的影像检查对于明确诊断和制订合适的治疗决定至关重要。

尽管多种影像检查都可以单独明确给出TMD诊断的具体原因，但在选择正确的TMJ影像方法上仍有多种因素需要评估，包括以下几个方面：需要确定疾病的存在及其预后，大量的有效临床信息，无法明确的鉴别诊断，明确疾病发展的阶段的必要性，需要合法文件，术前和术后评估，以及计划进行检查的安全性和准确性[2]。

## 7.3 传统2D影像学检查的特点和缺点

TMJ影像可以评估2D关节骨性结构的形态特征，包括髁突、关节结节和关节窝，但却难以评估软组织。2D影像技术最常用的TMD常规检查方法是全景片、TMJ平片以及经颅X线片。

由于TMJ不同结构存在投影重叠，这就导致难以取得TMJ的2D可视化影像。因此，有必要综合使用不同技术来定位并准确诊断病变。通过从不同平面对结构进行评估，可以诊断出骨折延伸、退行性关节疾病、术后状态、强直、肿瘤、急性骨折、脱位以及严重的退行性关节疾病。关于这点，主要的综合观点是颏下点（或颏顶点）、反向Towne，前后向以及侧方远距X线影像。通常也会使用斜侧方、后前位（Towne's）和尾颅（Hertz）技术。

尽管2D影像技术的敏感性更低，但是与CT扫描技术相比，其成本更低、辐射剂量也更低。这种传统2D方法可用于低复杂程度的早期症状评估。此外，还有助于TMD和炎症性牙颌面疾病的鉴别诊断。

口腔医生最常用的方法是传统或数字化全景影像。这些影像提供的上颌全景有助于鉴别诊断与TMD症状可能出现重叠的牙源性改变。它可以展示清晰的髁突骨性改变，例如吸收、骨刺、不对称、骨折、形态改变、退行性和炎症过程、上颌肿瘤、癌症转移和强直。然而，全景影像无法提供髁突偏移的功能信息。此外，部分关节结节的形态学改变可能会由于颅底和颧弓解剖结构的重叠而被误诊。

## 7.4 3D影像学检查

### 7.4.1 计算机断层扫描成像（CT）

CT图像被认为优于2D传统影像检查，因为它可以从多平面重建图像中进行评估，这些图像来自3个垂直平面（即矢状面、冠状面和轴面），可以对TMJ骨性结构同时从3个平面（图7.1～图7.3）进行更准确的诊断。也可以使用DICOM查看软件读取CT扫描的原始医学数字化通信（DICOM）文件来重建3D模型。在CT扫描中，不同平面的图像切片厚度小于1mm，这样可以避免在评估时出现失真或重叠。对于TMJ来说，CT用于骨骼异常的诊断，包括骨折、脱位、关节炎、强直和肿瘤。它也被用于评估髁突植入物，适用于检测颅中窝缺损和骨骼异位生长。

医学CT使用平行X线源，以扇形排列照射感兴趣的解剖区域。患者被水平放置在一个圆形轨道中，里面有一个管子的，射线从一侧发出，被另一侧接收器捕捉。每个接收器将会把辐射转变为电信号，发送并存储在计算机中。每一次扫描，都会计算衰减值形成2D像素模型，最后生成灰度图像。这种灰度，反过来，取决于对比度分辨率和设备像素点数量，使用DICOM查看软件可以将其转化为不同的工作范围，例如可以进行骨密度评估的Hounsfield单位（HU）。这种情况下，更大的对比度差异可以提供更多细节用以区别组织之间的像素强度。因此，医用CT的准确性高于传统影像。

与医用CT相比，CBCT是专为牙颌面部位检查进行特殊设计的设备，因此被用于口腔疾病诊断。与医用CT相比，CBCT的重要优势在于更快、更简易的成像以及更低的辐射量。尽管CBCT的对比范围更窄，但是CBCT可以从3个平面观察关节骨性结构：矢状面、冠状面和轴面，还可以进行3D容积模型重建（图7.4～图7.7）。

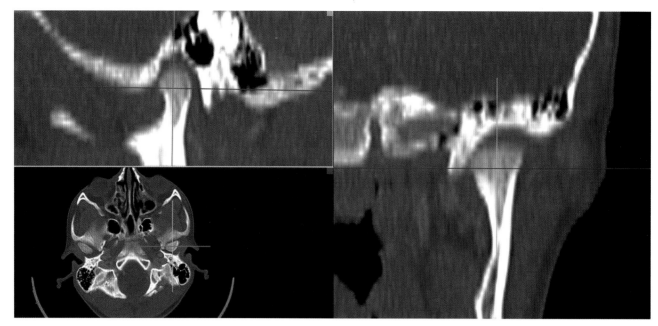

**图7.1**　医用CT多平面重建显示TMJ骨性结构

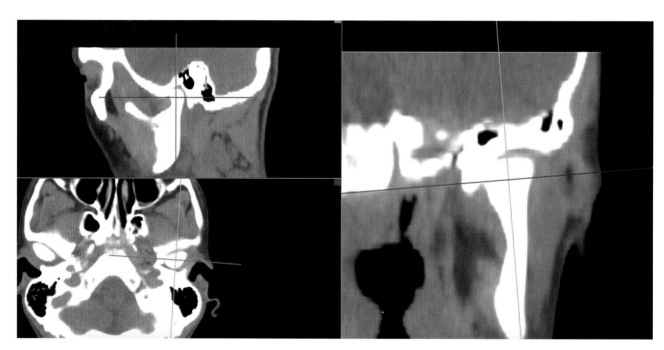

**图7.2**　医用CT多平面重建显示软组织窗口TMJ区域图像

CBCT的主要适应证包括：TMJ骨性结构的评估，可以精确地确定关节位置和骨性改变的范围，例如骨折、肿瘤以及强直；假性囊肿、糜烂性退化以及骨质改变；无症状骨改建；手术后状态评估；形态改变以及髁突、冠突和茎突增生；代谢性关节炎或滑膜软骨瘤病引起的关节内钙化。硬组织、牙齿和骨骼可以被清晰展示并可以在真实状态下测量，噪音和伪影最小[15]。

另外，由于其对比分辨率，CBCT仅用于评估TMJ的骨骼组成。因此，在需要软组织图像的情况下，例如外伤病例，应首选MRI检查来诊断可能存在的TMJ损伤，而仅在TMJ骨骼结构发生改变时才采用CBCT检查[16]。

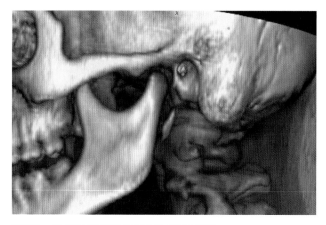

**图7.3** 根据医用CT数据进行3D重建渲染

## 7.4.2 磁共振成像

就如前文所述，MRI被认为是研究所有涉及软组织改变和TMJ组成改变的首选方法，例如关节盘、韧带、关节囊囊内滑膜内容物、关节盘后组织、毗邻的咀嚼肌以及骨皮质和骨小梁的完整性（图7.8）。

与CT和其他影像学方法相比，MRI并没有电离辐射。相反，它使用低频无线电波将人体组织中的

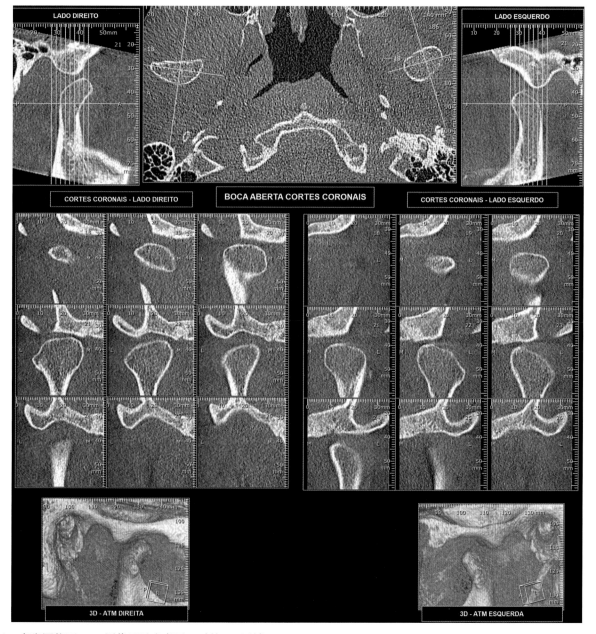

**图7.4** 多张冠状面CBCT图像显示患者开口时的TMJ区域

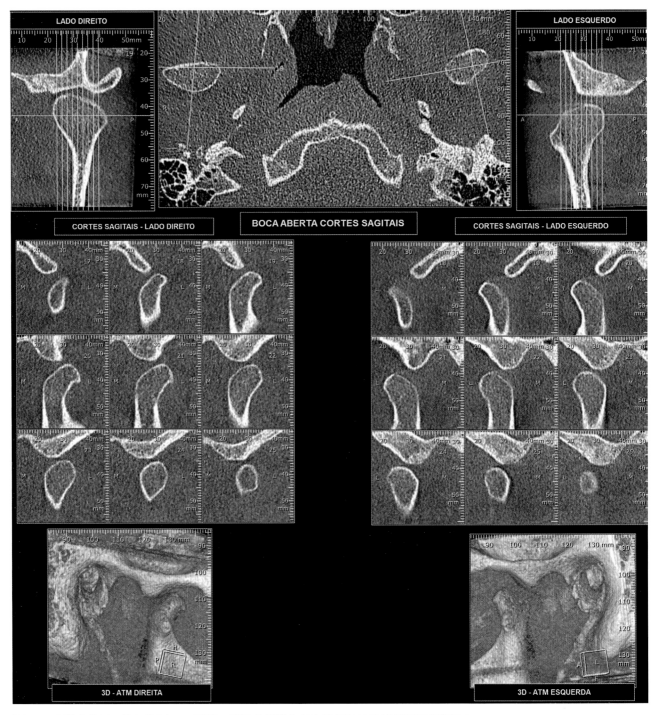

**图7.5**　多张患者开口位矢状面CBCT图像，显示右侧髁突存在骨刺以及双侧髁突活动度过大

氢原子质子磁化。当这种射频电波停止时，质子会回到它们的原始位置，发出相同频率的其他无线电波（共振频率），这种频率依赖于每个结构的生化和生理构成。除了氢元素以外，MRI信号也可以由组织中其他的特定原子核产生。根据组织中氢原子密度所成的图像，可以计算出水的密度。这样一来，水（H₂O）含量高或脂肪（基础成分为CH₂分子）含量高的组织会发出高信号，产生清晰图像。骨皮质由于缺少血管、缺乏水分，因此发出低信号，产生黑色图像。中等信号则产生灰色图像。通

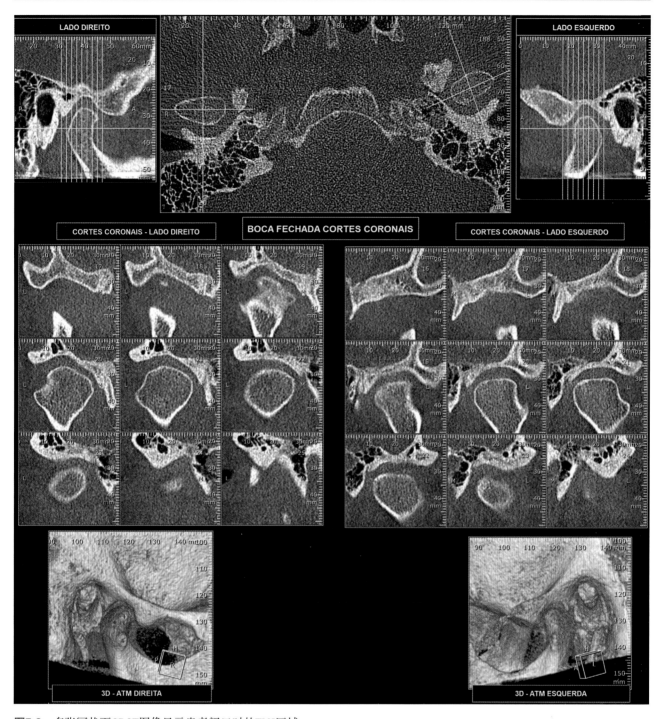

**图7.6**　多张冠状面CBCT图像显示患者闭口时的TMJ区域

常在患者闭口时对TMJ进行分析，检查关节盘前移位，而在开口位，将异常关节分为3类：关节盘可复性前移位，关节盘不可复性前移位和不可复性前移位伴关节炎。

在MRI工作范围内的强磁性材料会受到影响。

因此，禁止用于装有心脏起搏器和重要结构存在金属植入体的患者，例如可以放置植入体的大血管。而汞合金和黄金修复体不会对成像造成影响；然而，其他金属合金，如用于修复体和正畸矫治器的金属合金，会对成像产生明显的干扰。过于焦虑的

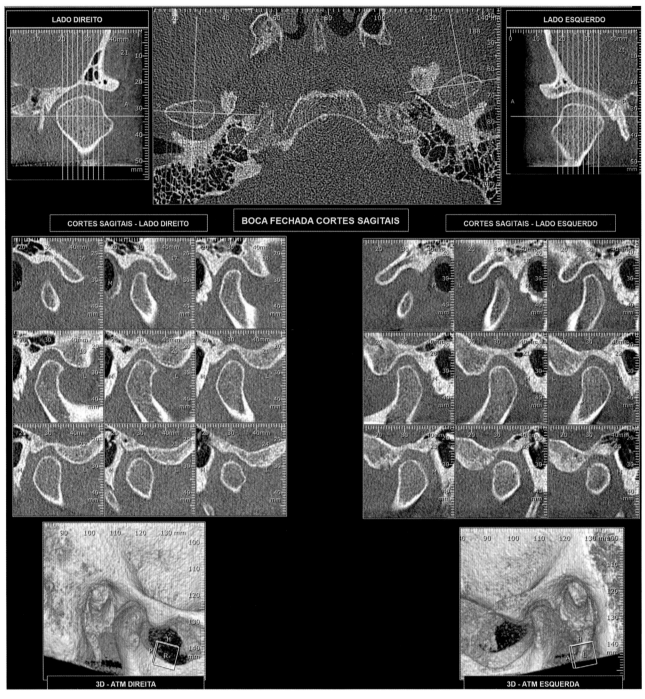

**图7.7**　CBCT矢状面图像显示患者闭口时的TMJ区域

患者可能需要服用镇静药物，特别是幽闭恐惧症患者。通过指示患者保持静止来尽可能缩短检查时间。

与CT扫描类似的是，MRI同样可以从轴面、冠状面和矢状面这3个维度进行分析。它被视为评估关节盘位置的"3"，对于关节内退行性疾病也具有高准确度。需要进行MRI扫描的常见临床症状有：持续存在的关节症状或耳前区疼痛、功能改变，例如开口时的髁突侧突伴弹响和碎裂声、习惯性半脱位和全脱位、张口受限、末端僵硬，并且存

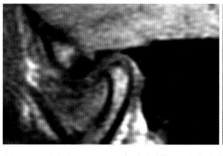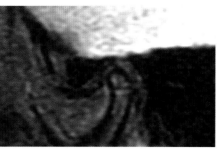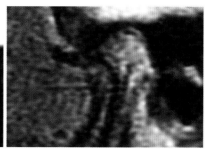

**图7.8** （左）MRI：T1加权图像显示患者闭口时存在关节盘前移位；（中）MRI：闭口时的质子密度（PD）成像；（右）开口时的MRI PD：图像显示关节盘不可复性前移位

在骨关节炎症状或无症状骨关节病[16]。

最常见的MRI方案通常包括使用加权T1、加权T2、质子密度（PD）从矢状面和冠状面扫描MHI及MMO部位[2]。T1加权图像可以获得满意的解剖细节，而关节盘损伤可以由质子密度构成的空间对比展现，这种方法被视为评估关节盘内外侧移位的最佳选择。另外，T2加权图像可以记录关节积液和骨髓水肿。

MRI的主要缺点是其高成本，对精密设备的需求，以及金属装置造成的伪影[17]。此外，体内存在心脏起搏器和金属心脏瓣膜的患者、幽闭恐惧症患者、强磁性异物以及孕期女性禁用。

### 7.4.3 超声波

超声波检查，特别是高分辨率成像设备，在评估TMJ内紊乱关节盘的位置时是一个有用的选择。尽管超声波的分辨率不足以评估骨皮质和关节盘形态，但可以识别出现疼痛、存在炎性渗出的患者，这些患者也可以用MRI进行诊断。虽然超声波存在一定的限制，但是可以作为对TMJ功能障碍进行初始研究的有用选择，尤其是存在MRI检查禁忌证的患者。此外，这个方法价格更低廉，不使用电离辐射，检查过程又快又舒适。超声波评估的另一个关键是渗透疗法、关节穿刺对关节间隙的正确定位。超声波的主要优势是实时动态可视化关节结构的位置，提供充足的润滑和清洗，这些已被证实会增加治疗后的关节间隙[18]。

### 7.5 结论

诊断通常会基于病史和体征检查。当怀疑存在错𬌗畸形或关节内异常时应使用诊断成像。选择检查方式是一定要考虑它对诊断和治疗的影响的。如果临床指征是可以在短期内控制症状的保守治疗，那么可以进行图像采集。然而，一旦保守治疗无效需要采用侵入性治疗时，则应该选择类似CT和MRI的高灵敏度的诊断检查。

**利益冲突和资金来源** 本章中提及的产品或信息，作者不存在任何直接或间接的利益冲突。

# 第2部分
# 适应证、应用和基于影像技术的治疗计划

## Indications, Applications, and Planning Based on Imaging Techniques

# 第8章　STL和DICOM数据匹配的潜力和应用：MAPA系统和F22透明矫治器

## Potential and Applications of STL and DICOM Data Matching: MAPA Systems and F22 Aligners

Luca Lombardo, Mario Palone, Giuliano Bortolo Maino,
Emanuele Paoletto, Giuseppe Siciliani

## 8.1　概述

　　牙齿、骨骼和软组织之间的关系是三维的[1]，牙颌器官是一个复杂的系统。的确，直到最近，研究也是基于2D图像的3D重建，这项困难的任务很大程度上依赖于操作者的分析能力和技术能力[2]。尽管关于传统CT的引入打开了新的视野，特别是种植学，由于其分析范围大及高辐射暴露，在正畸学的应用一直受到限制。然而，随着锥形束技术的引用（图8.1），它发射的是锥形束X线而不是线形束X线，可以极大减少发射的电离辐射量，从而为锥形束在正畸科的应用铺平了道路。高性能检测系统的使用以及通过调整视野（FOV）缩小感兴趣区（ROI）的可能使得这项技术得以发展[3]。

　　体积数据集以DICOM（医学数字化成像与通信）的格式获取，可以被影像学软件包轻松打开读取。

　　CBCT技术拥有众多优点，特别是以下几点：

- 易于3D渲染和3D重建（图8.1）
- 与传统CT（426～1160μSv）相比发射出的辐射量明显减少[4]，也由于图像增强器的引用

- 可以调整视野（FOV），将射线集中在ROI，从而减少接受辐射的组织范围（图8.2）
- 通过获取的体积数据集进行多平面重建（MPR）（图8.3）
- 可以从体积数据集中获得2D图像，例如全景片、头颅侧位片和TMJ层面片
- 成本相对传统CT更低
- 可以观察到外围区域并因此诊断隐匿性病理
- 临床用途广泛及DICOM格式CBCT扫描和STL格式的电子模型准确匹配[6]（图8.4）

　　近期对20项研究的Meta分析强调了CBCT扫描器发出的辐射量存在显著差异，剂量范围成人为5～1073μSv，儿童为7～769μSv[7]。因此，CBCT扫描仪发射的等效剂量很难一概而论。其取决于各种因素，包括FOV的范围和形状（柱形或球形）（图8.2）、X线束的形状、检测系统技术（平面或圆形传感器）、曝光时间和分辨率（体素尺寸）以及X线管的电流（mA）和电压（kV）。但是，CBCT可以提供精确、高分辨率且不失真的射线图像，可以用于多平面重建和体积重建[8]。

　　类似的，电子技术的引用使牙弓数字化成为可能。正畸牙列分析长期以来都是使用石膏模型，除了需要费力、费时地手动分析外，石膏模型体积大且难以储存。另外，石膏模型必须手动灌注所以无法立即用于讨论。然而，现在可以立即获得STL

L. Lombardo (✉) · M. Palone · G. B. Maino · E. Paoletto
G. Siciliani
Ferrara University, Ferrara, Italy
e-mail: lab@orthomodul.it; sci@unife.it

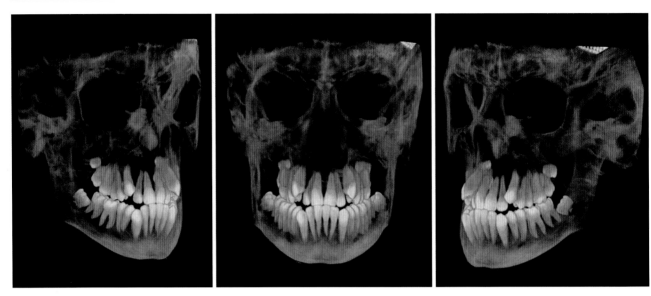

**图8.1**　CBCT扫描获得的数据集（DICOM数据）生成的体积渲染图像

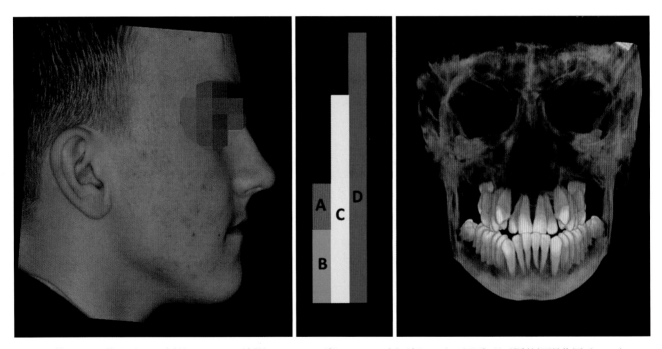

**图8.2**　使用CBCT检查（A=上颌骨FOV，B=下颌骨FOV，C=面部FOV，D=颅面部FOV）可以发现不同的视野范围（FOV）

（标准三角测量语言）格式的数字化模型，这提供了相当多的功能和临床应用（图8.5）。

　　STL软件确实可以产生由连续三角形组成的多边形网格所形成的数字化模型，每个三角形都有已知的坐标点和识别曲面法线的向量（图8.6）。文献研究提供了无可辩驳的证据，表明直接或间接获得的数字化模型可以常规用于正畸目的[9-11]。

　　与石膏模型相比，使用数字化模型的优点如下：

- 无需物理储存空间[12]
- 通过互联网可以远程分享[13-14]
- 延长寿命，无物理损伤的风险[15]

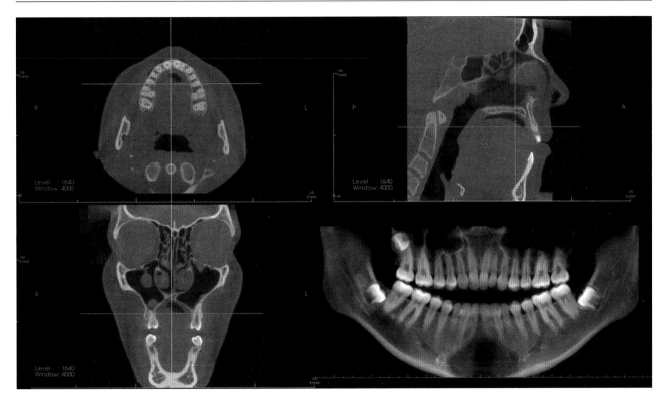

**图8.3**　从CBCT获得的DICOM数据的多平面重建（MPR）

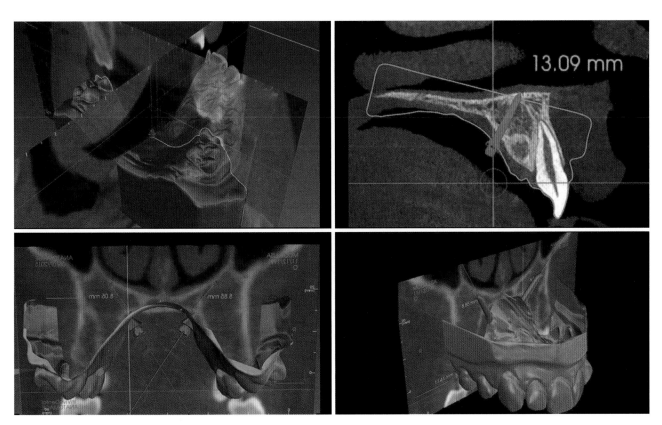

**图8.4**　DICOM数据（CBCT）和STL文件（数字化模型）的3D准确匹配

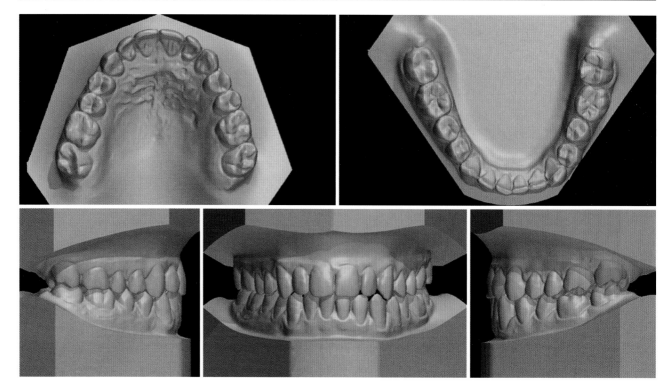

**图8.5**　不同角度的数字化模型

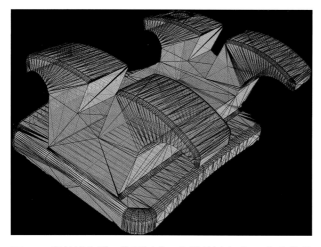

**图8.6**　以托槽为例，使用标准三角测量语言（STL）文件的多边形（三角形）网格映射物体

- 用途广泛，使用范围包括诊断测量（横径、牙弓长度、全牙Bolton指数分析和前牙Bolton指数分析、磨牙和尖牙关系分类评估、覆盖和覆𬌗分析），可以有效缩短处理时间[16]；使用CAD/CAM技术构建正畸和其他矫治器的诊断建模[17]和工作建模，极大地减少了正畸建模所需的时间并降低了实验成本[18]

- 可以通过创建虚拟切面[9]或使用参考点坐标[19]，来测量牙齿位置（轴倾、转矩和内外值）
- 可以3D打印模型作为用于和患者互动的有形物体等[20]

## 8.2　CBCT扫描（DICOM数据）和数字化模型（STL文件）的匹配：临床意义

正如前面章节所述，用途极其广泛的断层扫描数据集使得它们可以与STL格式获取的牙列数字化模型进行3D匹配，获得可靠的牙颌面组织重建。同时，这些数据还可以进行外科指引重建，用于辅助正畸微螺钉植入，确保微螺钉的长度适中，通过安全、可预测的方式提供双皮质或三皮质固位。

### 8.2.1　适合3D匹配的必要条件

为了确保数字化模型和CBCT扫描之间能够实现适合的3D匹配，获得的数据必须存在某些特征。关于数字化模型，它们必须既准确又精确，没有沿牙弓的扭曲，并包含所有殆面和腭穹隆准确且精细的渲染。

至于CBCT扫描，我们必须确保在检查过程中，患者处于开口位并且将棉卷置于上下颌牙之间使颞下颌关节处于稳定状态。此外，舌应位于口底，这样就可以避免下颌牙的重叠影响牙列细节的映射，并记录腭部黏膜的厚度，以免出现腭部黏膜与舌难以区分的情况（图8.7）。

### 8.2.2 微螺钉辅助腭部应用（MAPA系统）

建立正畸腭穹隆微螺钉植入的手术导板（Spider Screw K2 Regular Plus Konic，HDC，Thiene，Vicenza，Italy）有很多好处[6]。手术导板可以选择微螺钉的平行度以及接触到鼻骨皮质（双皮质支抗）的合适长度。这将会提供最佳的初期稳定性，并且可以在一次复诊时连接骨支抗矫治器或牙齿-骨支抗矫治器[21-22]。

文献指出腭穹隆是微螺钉植入的理想部位；该部位确实有足够的厚度[23]，拥有双层骨皮质，易于固位[24-25]，可以避免损伤诸如牙根的重要解剖学结构并拥有一定厚度的角质黏膜厚度[26]。一直有报道植入腭穹隆的微螺钉拥有高存活率[27]，并且该部位也是植入微螺钉的安全区域[26]。

然而，腭穹隆厚度在不同个体之间存在明显变化，因此无法标准化。尽管Ardekia等报告，微螺钉造成的鼻底穿孔直径<2mm，不会出现明显的不良反应，为了减少患者不适，应避免此类情况的发生[28]。

在使用eXam vision软件（KaVo Dental GmbH，Biberach，Germany）与Rhinoceros软件进行3D匹配后，可以从数据库中选择合适的微螺钉长度和直径。通过这种方式，既可以确保微螺钉的长度足以保证双皮质支抗，又可以保证微螺钉的植入安全（图8.8），还可以正确设计MAPA手术导板。使用的K2 Regular Plus Konic微螺钉是自钻式，直径

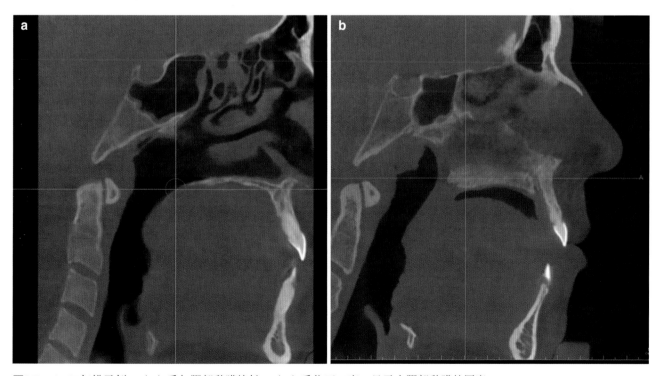

**图8.7** CBCT扫描示例。（a）舌与腭部黏膜接触；（b）舌位于口底，显示出腭部黏膜的厚度

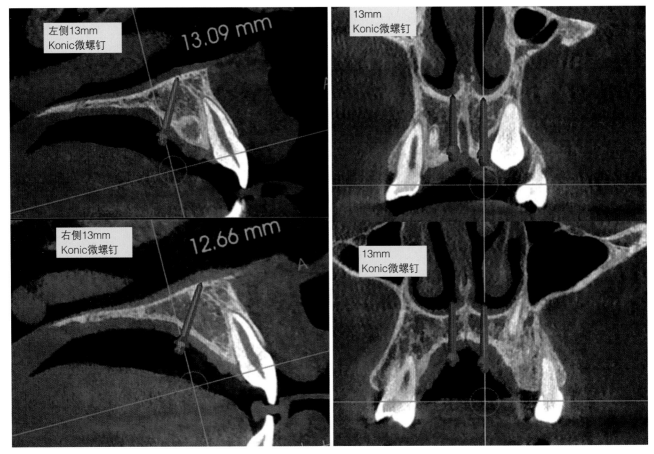

**图8.8**　在将DICOM数据和STL文件进行3D匹配后，可以从不同的视角设计腭部微螺钉植入的精准植入部位，这些微螺钉可以从数据库中进行选择

2mm，锥形钻头有助于基台与骨支抗钉的连接。这些微螺钉还有其他优点，微螺钉的顶端有一个接口，允许固定螺丝稳定基台或装置（图8.9）。

### 8.2.2.1　MAPA手术导板设计

在确定了最合理的位置以及正畸微螺钉的长度与植入角度之后，使用Rhinoceros软件（Robert McNeel & Associates，Seattle，WA，USA）设计MAPA手术导板。

MAPA手术导板由一个主体构成，这个主体与腭部和口腔表面精确贴合，确保微螺钉在植入时的稳定。它的初始设计包括引导微螺钉准确植入腭穹隆的圆柱形鞘和微螺钉植入完成后就切除的树脂桥，以便去除手术导板（图8.10）。

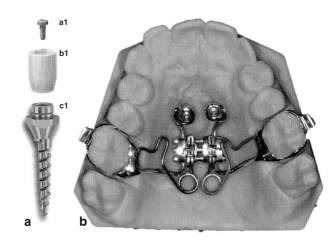

**图8.9**　（a）SpiderScrew系统的组件：固定螺丝（a1）、基台（b1）和标准尺寸的十字螺丝结合Konic微螺钉（c1）；（b）所有组件组装完成的牙齿-骨支抗矫治器使用示例

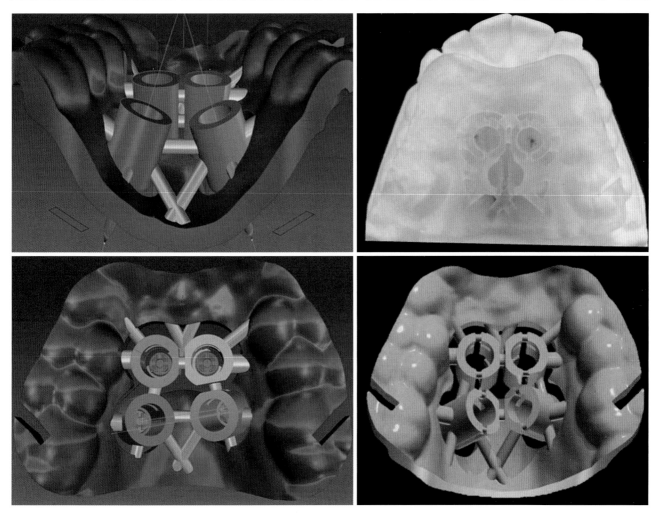

**图8.10**　第一代微螺钉辅助腭部矫治器（MAPA）手术导板，由主体（绿色部分）、树脂桥（灰色部分）和圆柱形鞘（蓝色部分）组成

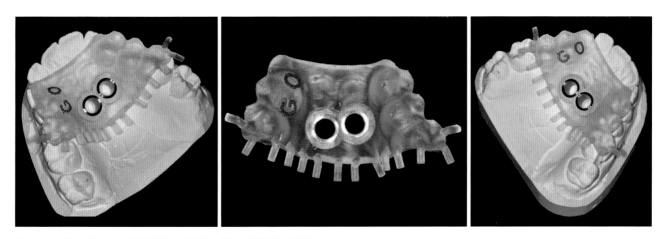

**图8.11**　第二代MAPA手术导板，主体内嵌入圆柱形金属环

然而，最新设计的特点是新增了可以直接嵌入导板主体的圆柱形金属环（图8.11），这个结构在微螺钉植入的过程中拥有合适的尺寸容纳导钻和持钉钻；圆环也被设计为打孔导板，确保微螺钉的植入不会超出预设深度。此外，最新的MAPA导板设计拥有后部延伸容纳橡皮障，预防意外误吞微螺钉或意外误吞其他口腔科器材。

### 8.2.2.2　微螺钉植入方案

在植入部位进行局部麻醉（2%利多卡因或3%甲哌卡因）后，首先要核实MAPA导板在患者口中的稳定性，之后使用低黏度的光固化复合材料将手术导板固定在后牙咬合平面上（图8.12）。然后，把导钻安装在种植专用设备或低速反角手机上。引导孔应以60～80r/min的速度钻出，直径约为所选微螺钉直径的80%；它不仅引导微螺钉的植入，还可以减少机械应力并降低意外断裂的风险。

接下来，持钉钻安装在低速反角手机上，微螺钉按照25～30r/min的转速伴15～20Ncm的扭矩值植入，直到持钉钻上的停止片接触到插入MAPA导板

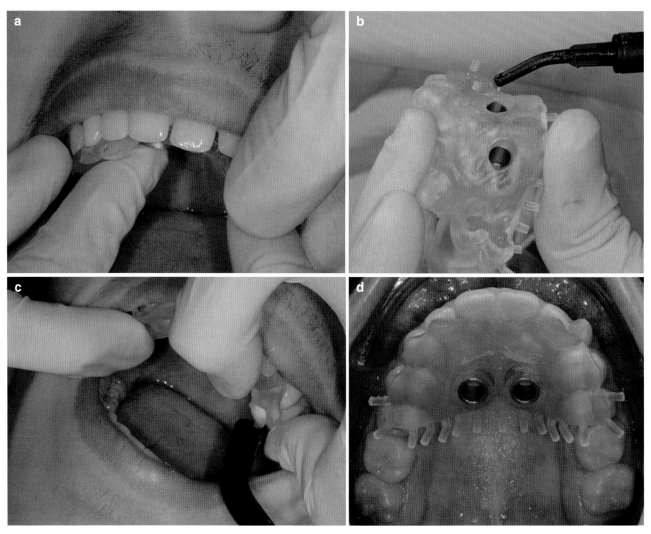

**图8.12**　MAPA口内定位的临床使用阶段。（a）稳定性测试；（b）将组件置于MAPA手术导板的𬌗面；（c）将树脂光固化，用于稳定MAPA手术导板；（d）MAPA手术导板初始位𬌗面观

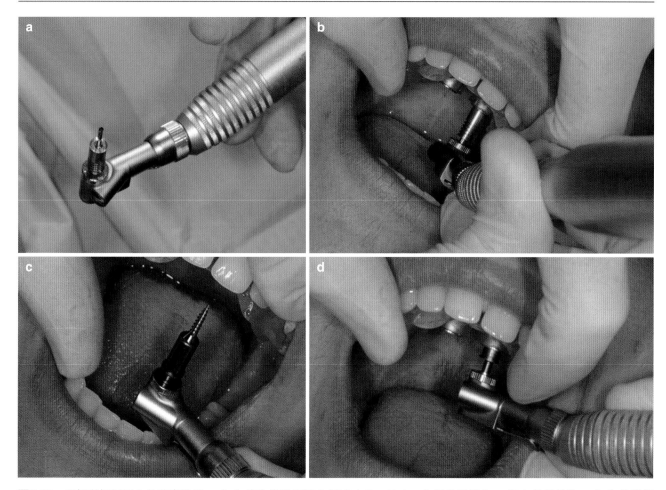

**图8.13**　腭部微螺钉植入的临床阶段。（a）将先锋钻安装在低速（60~80r/min）反角手机上；（b）钻引导孔；（c）将腭部微螺钉和持钉钻安装在低速反角手机上；（d）临床植入腭部微螺钉，可见持钉钻上的停止片

中的金属环为止（图8.13）。植入所需数量的微螺钉后，就会移除导板并立即将骨支抗矫治器与微螺钉颈部的基台固定，使用螺丝和手动螺丝刀将它们固定到位（图8.14）。手术导板使腭部微螺钉按照数字化程序植入（图8.15）。

## 8.3　临床病例：MAPA系统和F22透明矫治器

本章节，我们将会通过两个临床病例展示使用MAPA方案和F22矫治系统（Sweden & Martina, Due Carrare, Padua, Italy）的全部潜力。

### 8.3.1　MAPA系统和F22透明矫治器：一例青少年病例

13岁，女性患者。主诉下颌过于前突和异常的微笑。口外检查发现患者有着对称的椭圆形面部，但面下1/3明显前突；侧面观下颌前突非常明显，并且在微笑时可见颊廊（图8.16）。口内检查发现右侧为3mm磨牙Ⅲ类关系，而左侧为磨牙Ⅰ类关系，双侧尖牙为Ⅰ类关系，但右侧尖牙为尖对尖的Ⅱ类关系倾向。覆盖和覆𬌗都小，两侧尖牙到前磨牙区为开𬌗（图8.17）。为了获取所有的影像学记录，进行颌面CBCT检查，使用专业分析软件（Invivo

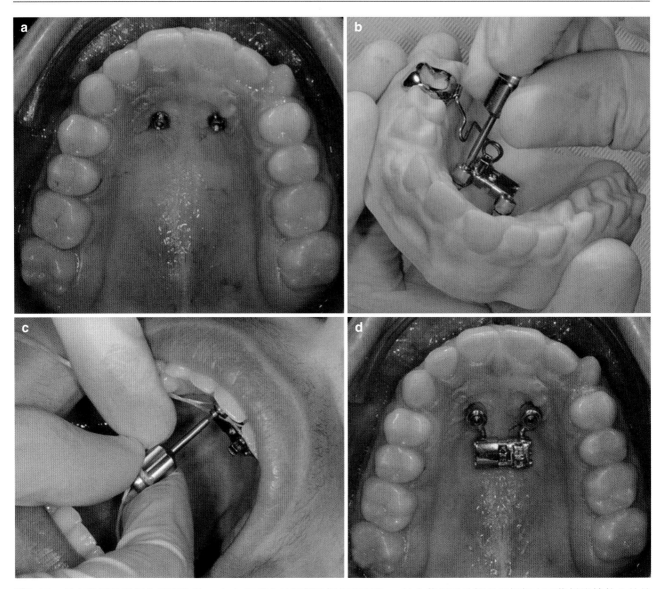

**图8.14** 骨支抗矫治器固位临床阶段。（a）已植入的腭部微螺钉殆面观；（b）使用手动螺丝刀拆卸在工作树脂铸件上的骨支抗矫治器；（c，d）将骨支抗矫治器固定在微螺钉顶部并从临床殆面检查骨支抗矫治器

6，Anatomage，San Jose，CA，USA）导出全景片和头影测量片。然而，检查进行时患者处于轻微开口位（图8.18），但由于患者的性别和年龄，笔者倾向于避免重复检查，并牢记"尽可能低的剂量"（ALARA）原则[3]；因此，检查过程中不应开口过大而导致正畸测量无效或影响正畸治疗计划。

头影测量显示出骨性Ⅲ类倾向（ANB=0.3°；

Wits=-0.1mm）和均角面型（FMA=25.6°）。上颌切牙唇倾（123°），而下颌切牙的倾斜度正常（IMPA=90.1°）（表8.1）。上颌骨呈V形，尤其是前牙区水平向宽度不足。

为了最大限度地提升骨容量，同时最大限度地去除牙齿代偿，如第一磨牙的近中倾斜和上颌切牙扩弓[29]，我们决定使用混合支抗（骨支抗和牙支

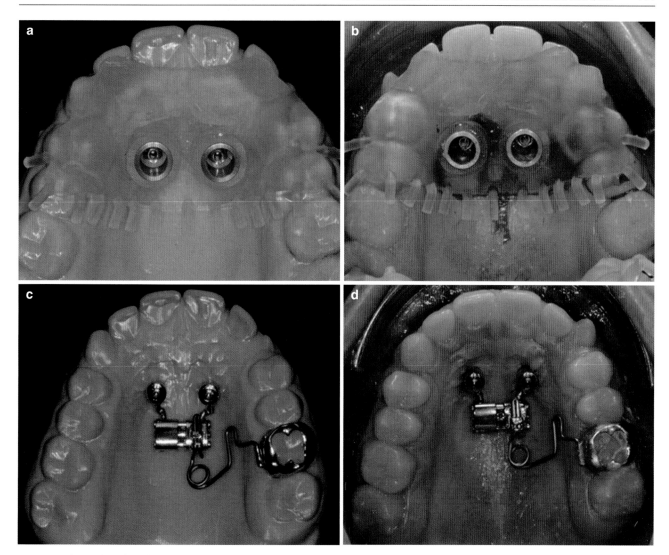

**图8.15**　（a，b）腭部微螺钉在工作石膏模型上的定位和在上颌腭穹隆的定位；（c）工作树脂模型上的骨支抗末端远中移动矫治器；（d）骨支抗末端远中移动矫治器口内放置位置

抗）扩弓装置和面具去改善上下颌牙弓的骨骼关系[30-31]。因此，在将CBCT扫描和患者牙列进行匹配后（图8.19），使用MAPA方案制作用于腭部微螺钉植入的手术导板（图8.20）。使用的扩弓装置为SKAR Ⅲ（用于Ⅱ类的Skeletal Alt-RAMEC），它依靠混合支抗，有固定面具的焊接前庭臂。

在植入微螺钉并佩戴SKAR Ⅲ矫治器之后，交替上颌快速扩弓和缩弓（ALT-RAMEC）方案的应用是为了实现良好的上颌移动，提高对矫形力的反应。这个方案包括每隔1周就进行1mm/次的交替扩弓和缩弓，为期4周，这之后从第5周开始持续激活上颌快速扩弓器，直到宽度不足得以纠正[32]（图8.21）。一旦实现了这一目标，就会匹配Petit面具（Ormco，Glendora，CA，USA）（图8.22），每日

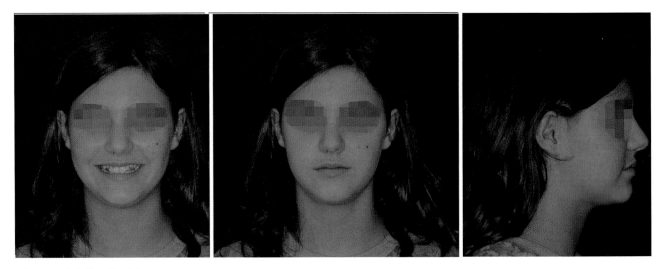

**图8.16**　治疗前口外照片

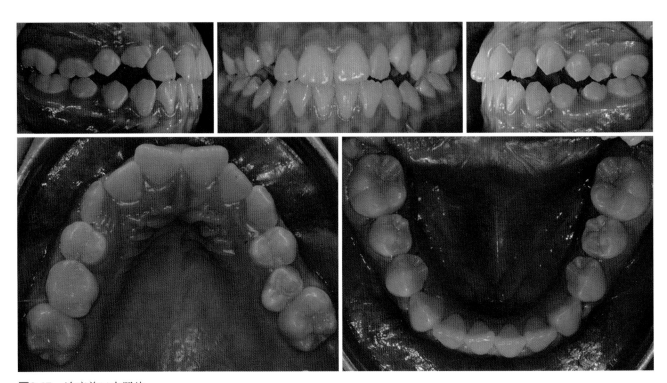

**图8.17**　治疗前口内照片

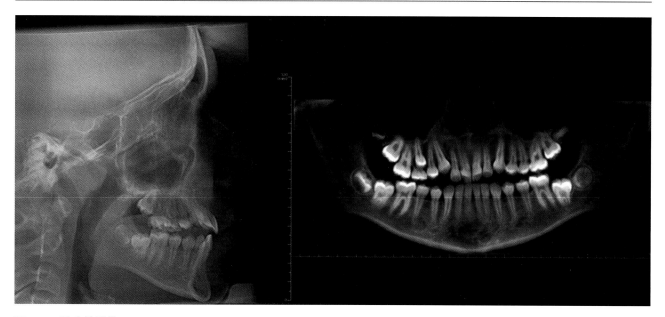

**图8.18**　治疗前影像

**表8.1**　病例1正畸治疗前、SKAR Ⅲ治疗后以及正畸治疗后的头影测量值

| 测量项目 | 正畸治疗前头影测量值 | SKARⅢ治疗后头影测量值 | 正畸治疗后头影测量值 | 正常值 |
|---|---|---|---|---|
| **水平向骨型** | | | | |
| SNA（°） | 75.8 | 77.5 | 76.5 | 82.0 |
| SNB（°） | 75.5 | 75.8 | 75.9 | 80.0 |
| ANB（°） | 0.3 | 1.7 | 0.6 | 2.0 |
| 上颌骨型（A–Na Perp）（mm） | −0.4 | −0.1 | −0.3 | 0.0 |
| 下颌骨型（Pg–Na Perp）（mm） | −0.6 | −0.4 | −0.2 | −4.0 |
| Wits值（mm） | −0.1 | −0.2 | −0.2 | 0.0 |
| **垂直向骨型** | | | | |
| FMA（MP–FH）（°） | 25.6 | 24.4 | 23.7 | 26.0 |
| MP–SN（°） | 35.4 | 34.8 | 33.7 | 33.0 |
| 腭下颌角（°） | 23.4 | 22.5 | 21.0 | 28.0 |
| 腭咬合平面（PP–OP）（°） | 4.8 | 5.0 | 6.0 | 10.0 |
| 下颌平面与咬合平面（°） | 18.7 | 17.1 | 15.0 | 17.4 |
| **前牙** | | | | |
| 上颌切牙突度（U1–APo）（mm） | 0.5 | 3.2 | 2.6 | 6.0 |
| 下颌切牙突度（L1–APo）（mm） | 0.1 | −0.3 | 0.0 | 2.0 |
| U1：腭平面（°） | 123.0 | 117.6 | 115.2 | 110.0 |
| U1：咬合平面（°） | 52.3 | 57.4 | 58.8 | 57.5 |
| L1：咬合平面（°） | 71.2 | 73.0 | 75.5 | 72.0 |
| IMPA（°） | 90.5 | 89.9 | 89.5 | 95.0 |

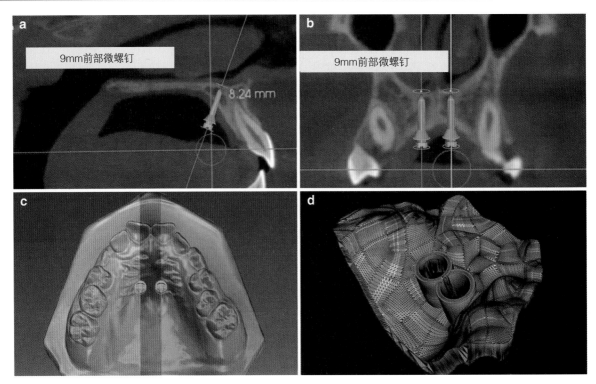

**图8.19** （a~c）从不同角度将DICOM数据和STL文件准确匹配后规划腭部微螺钉的植入；（d）数字化设计MAPA手术导板

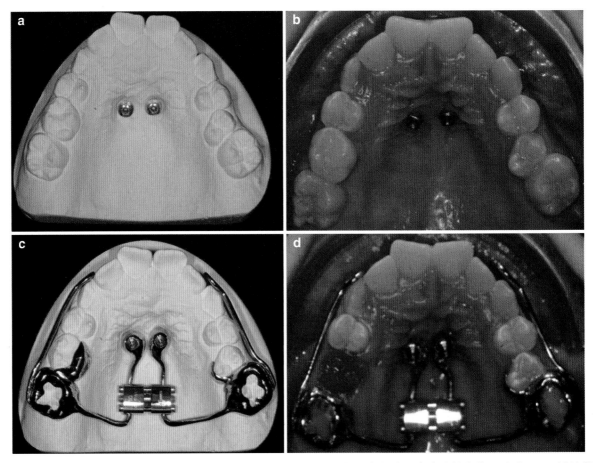

**图8.20** （a）工作石膏模型上两颗腭部微螺钉的定位；（b）将两颗腭部微螺钉在腭穹隆处的定位；（c）SKAR矫治器在工作石膏模型上的定位；（d）SKAR矫治器在腭穹隆处的定位

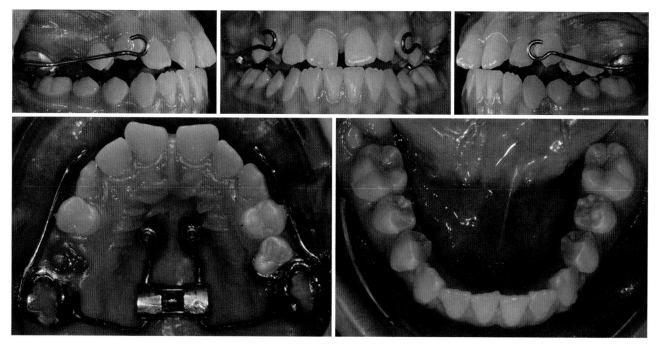

**图8.21**　扩弓后的口内照片

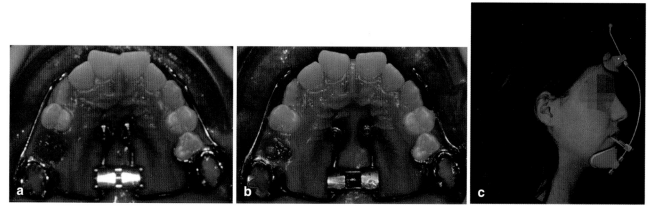

**图8.22**　（a，b）从𬌗面比较扩弓前后的照片；（c）佩戴面具的患者

佩戴14小时，直到牙列矢状向关系得到纠正，覆盖得到改善。

这些目标通过4个月的治疗实现，患者侧貌（图8.23）和头影测量值都有明显的改善（表8.1）。事实上，随着SNA值（1.5°）的增加和上颌切牙的自发性内收（5.4°），牙弓之间的骨性关系得到改善，这可能是由于上颌基骨宽度的增加以及上颌牙弓前移导致的上唇压力增加。因此，SKAR Ⅲ治疗后的口外调查显示微笑得到改善，不会再出现颊廊（图8.24），同时还增加了微笑时上颌牙弓前牙区的横径。此外，骨骼关系也得到了明显改善。为了完成咬合调整（图8.25和图8.26），第二阶段的治疗计划使用F22透明矫治器，并在24、25和26区域使用局部舌侧固定矫治器（Sweden & Martina，Due Carrare，Padua，Italy）。

采用这种混合方式（协同使用固定和活动矫治器）是为了满足患者的舒适和美观正畸需求[33]，同时还可以增加治疗的可预测性。事实上，正畸移动分析表明25大约扭转29°，由于牙齿移动的类型和角度以及圆锥形的前磨牙牙冠，如果仅单纯使用透

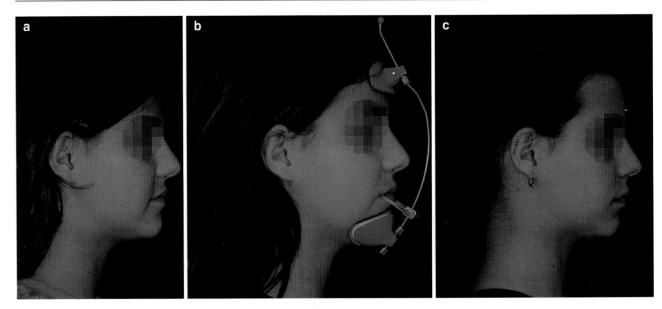

**图8.23** （a）面具治疗前；（b）佩戴面具；（c）面具治疗后

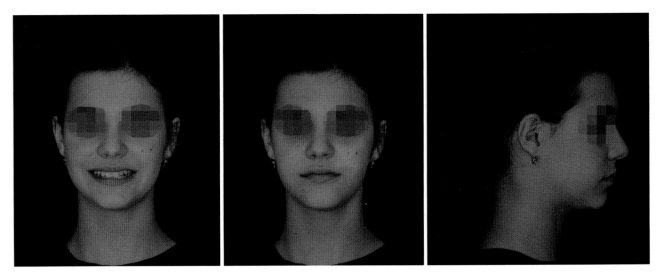

**图8.24** SKAR Ⅲ治疗后口外照片

明矫治器，牙齿移动将低度可预测[34-35]。

因此，为了尽可能进行最有效的治疗，24、25和26上放置3个舌侧托槽（Stb，Ormco，Glendora，CA，USA），之后扫描牙弓并将其数字化，模拟一个数字化牙弓穿过舌侧托槽（图8.27）。设计的透明矫治器治疗包括10副上下颌F22透明矫治器，施力点位于16、13、23、26、33、35、44和46，此外

从上颌26的近中到12的近中以及下颌34的近中到46的近中进行了少量邻面减径（IPR）（0.2mm）。

舌侧托槽置入0.013英寸镍钛弓丝（Copper NiTi，Ormco，Glendora，CA，USA），之后佩戴F22透明矫治器（图8.28）。告知患者每10天更换一副透明矫治器，并在佩戴透明矫治器1个月后将弓丝换成0.016英寸镍钛弓丝。

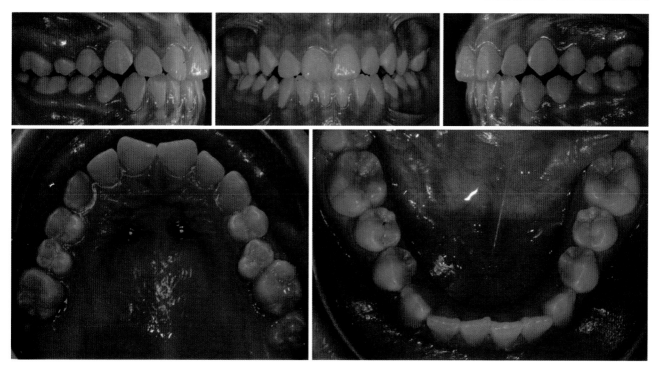

**图8.25** SKAR Ⅲ治疗后伴腭部微螺钉植入的口内照片

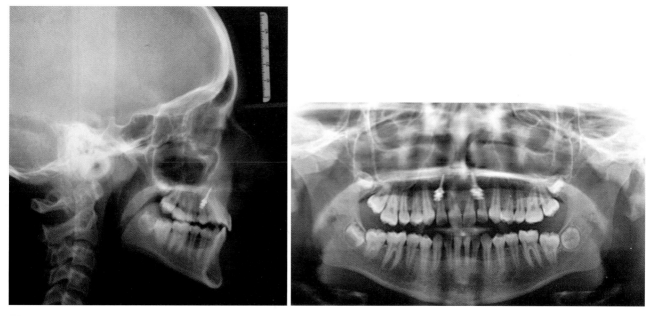

**图8.26** SKAR Ⅲ治疗后的X线片

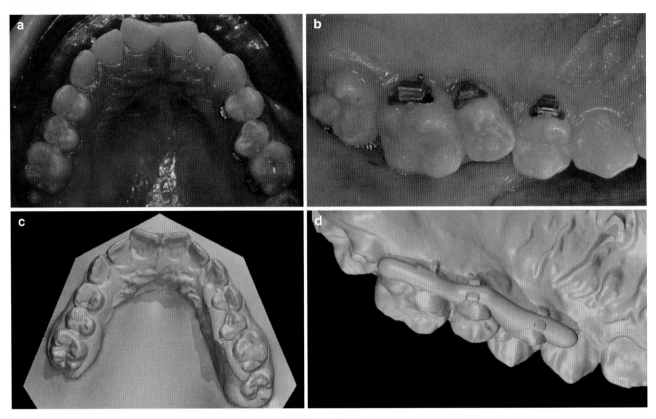

**图8.27** （a，b）舌侧矫治器定位；（c，d）带舌侧弓丝的数字化模型

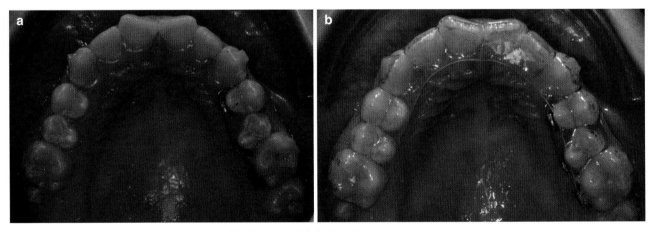

**图8.28** 置入0.016英寸镍钛舌侧弓丝（a）并佩戴F22透明矫治器（b）

这一结束阶段共持续了3个月10天（图8.29和图8.30），治疗后的口外照片显示切牙位置改善得到平衡的侧貌并实现和谐的微笑曲线（图8.31）。口内，尽管前牙区的咬合接触和中线还可以改善，双侧磨牙和尖牙已经达到良好的Ⅰ类关系，覆𬌗、覆盖良好（图8.32）。边缘嵴基本排齐（图8.33），X

线片示牙根平行度良好（图8.34）并且牙性和骨性关系得到了改善（表8.1）。

头影测量显示上下颌均有前移，上颌（SNA=76.5°）经SKAR Ⅲ治疗，下颌（SNB=75.9°）为下颌骨生长的表达。下颌骨逆时针旋转，伴面角减小（FMA=23.7°），但这也可以解释为治疗前进行

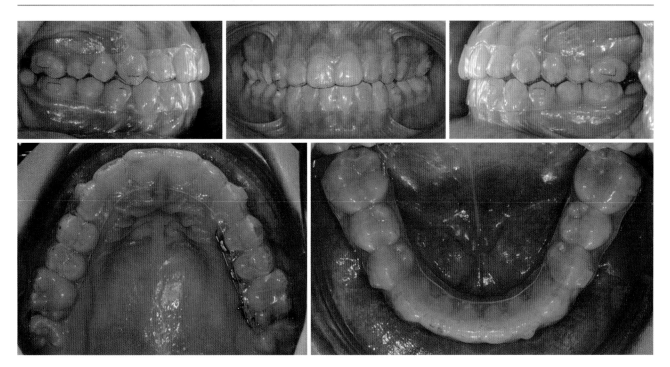

**图8.29**　F22透明矫治器的口内观

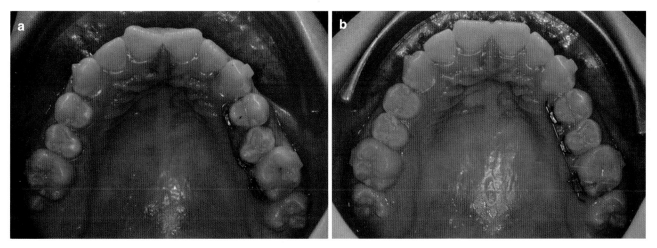

**图8.30**　F22透明矫治器治疗前的殆面观（a）以及治疗后的结果（b）

CBCT检查时患者处于轻度开口位，也可能是后牙区咬合接触的部分改善，特别是右侧，面具治疗使用的混合支抗，避免了上颌后牙的伸长。颌间关系全面改善（ANB=0.6°）。关于牙列头影测量，上颌切牙发生了内收（115.2°），而下颌切牙仍保持稳定（IMPA=89.5°）（表8.1）。

将正畸治疗前、SKAR Ⅲ治疗后和正畸治疗后的头颅侧位片的重叠展示了治疗对骨骼和牙的影响（图8.35）。SKAR Ⅲ方案使得上颌向前移（1.7°）并使上颌切牙内收（5.4°）。骨性支抗可以很好地控制不需要的牙齿移动，保持上颌磨牙良好的矢状向稳定性，使这些牙齿不会发生近中倾斜。至于最

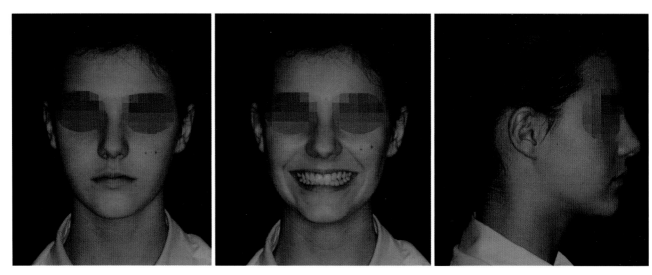

**图8.31**　治疗后的口外照片

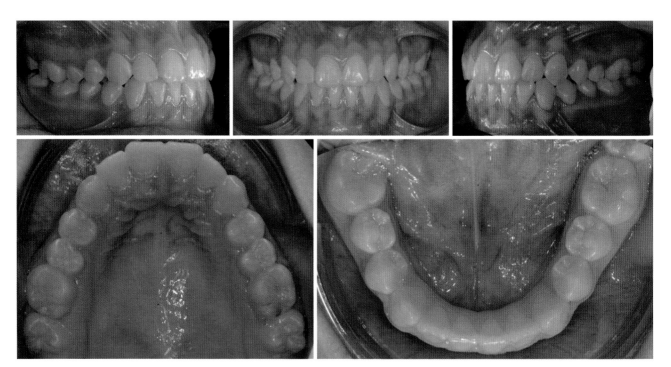

**图8.32**　治疗后的口内照片

终结果，尽管在使用F22透明矫治器进行正畸治疗时，上颌磨牙还是发生了近中移动，上颌切牙在前后向位置基本稳定，由于控制了冠的腭倾受到，使上颌切牙保持直立。原因可能是使用SKAR Ⅲ装置骨性扩弓获得的间隙已经被上颌磨牙近中的移动所占用，上颌基骨的增宽导致牙齿出现这种内收。

图8.36展示了使用SKAR Ⅲ治疗前后的情况，

透明矫治器矫治结束后，获得了良好的口内和口外结果。

### 8.3.2　MAPA和F22透明矫治器：成人病例

23岁，女性患者。主诉前牙"突出"，并且她的上颌后牙位于下颌后牙的"里面"。口外检查发

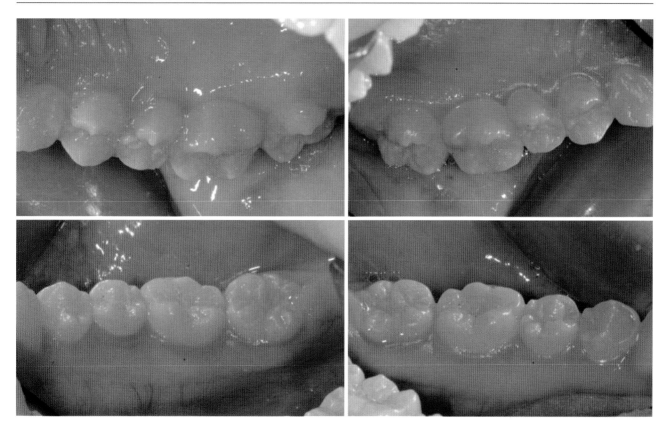

**图8.33** 后牙边缘嵴的排齐

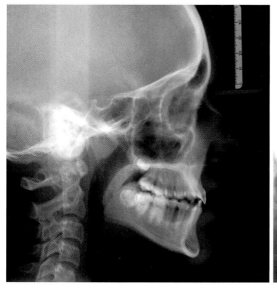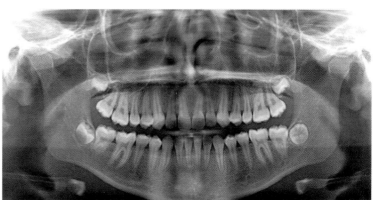

**图8.34** 治疗后影像

现下颌不对称，下颌左偏，侧貌平坦伴陡峭的下颌平面。微笑时可见宽颊廊和不美观的前牙排列（图8.37）。口内检查发现双侧磨牙为2mm的Ⅲ类关系，尖牙为Ⅰ类关系，覆盖正常，但是覆𬌗浅（图8.38）。双侧后牙反𬌗，薄龈型，并且存在几处牙龈退缩。影像分析发现所有牙齿均存在，包括上颌第三磨牙（图8.39）。头影测量分析发现该患者为骨性Ⅲ类（ANB=0°；Wits=−5mm）伴高角面型（FMA=30.8°）。上颌切牙唇倾（117°），而下颌切牙舌倾（IMPA=82°）存在牙齿代偿（表8.2）。

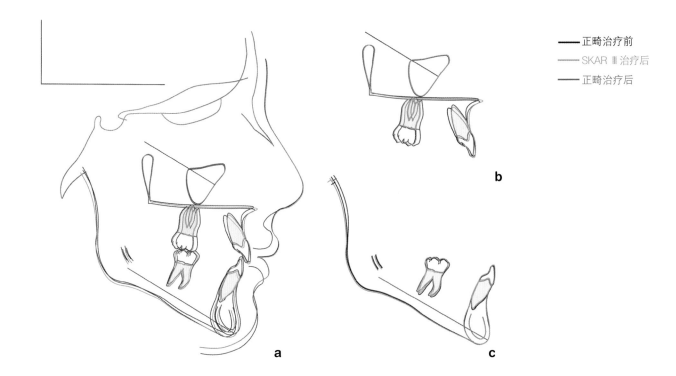

图8.35　将正畸治疗前、SKAR Ⅲ治疗后和正畸治疗后的线图重叠。（a）颅底重叠；（b）上颌重叠；（c）下颌重叠

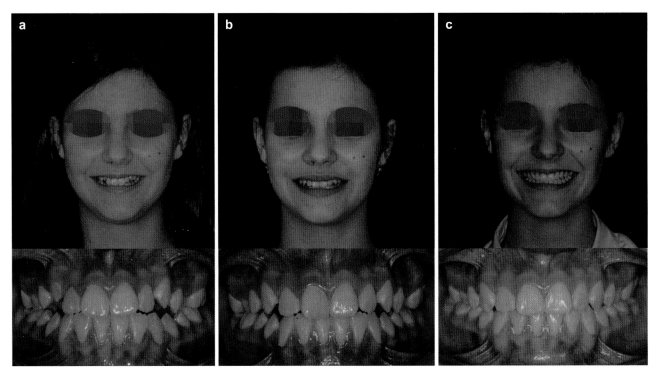

图8.36　（a）SKAR治疗前；（b）SKAR治疗后；（c）正畸治疗后

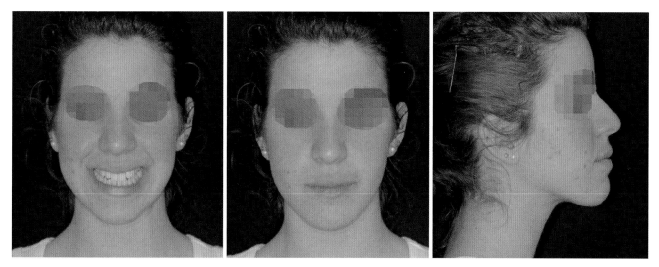

**图8.37**　治疗前口外照片

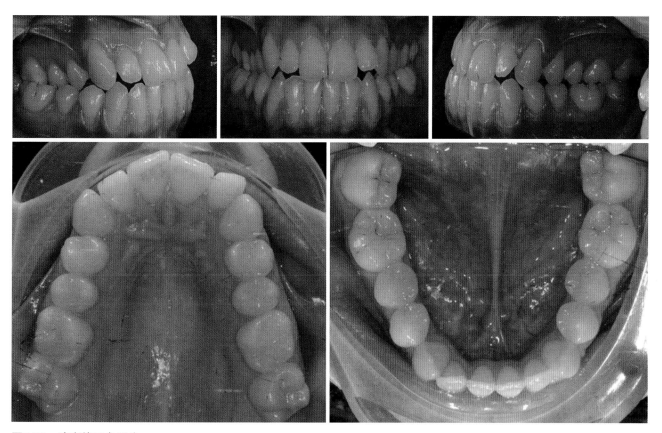

**图8.38**　治疗前口内照片

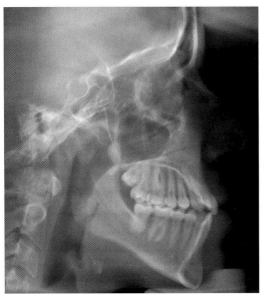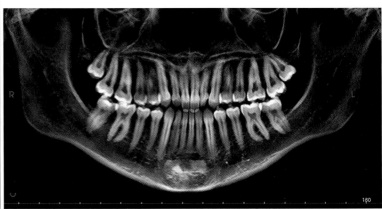

**图8.39**　治疗前X线片

**表8.2**　治疗前、治疗后以及CBCT冠状切面牙齿颊腭向角度测量值的差异

| 测量项目 | 治疗前 | 治疗后 | 差异 |
|---|---|---|---|
| 16 | 99.1° | 99.7° | +0.6° |
| 26 | 99.1° | 99.2° | +0.1° |
| 15 | 92.2° | 92.2° | 0.0° |
| 25 | 90.6° | 92.0° | +1.4° |
| 13 | 102.2° | 100.0° | -2.2° |
| 23 | 104.2° | 101.0° | -3.2° |

对CBCT扫描的分析强调上颌后牙区颊侧牙槽骨较薄，这会限制进行牙性扩弓解除反𬌗的可能性（图8.40）。

　　患者拒绝了正颌手术，为了尊重患者的意愿，我们因此在初始阶段使用骨支抗矫治器进行上颌非手术骨性扩弓，随后的阶段使用F22透明矫治器进行牙列精调。这个治疗是计划根据患者的牙周组织[36-37]和年龄[38]设计的；事实上，为了在不导致牙周情况恶化的情况下进行上颌扩弓[39-40]，就必须依赖于绝对骨支抗。

　　在准确匹配CBCT扫描和数字化模型后，确定最佳的微螺钉植入位置及其足够的长度（前腭2mm×9mm，后腭2mm×11mm，直径都是2mm），并设计出MAPA手术导板（图8.41）。在局部麻醉（3%甲哌卡因）后，手术导板用于4颗微螺钉（Spider Screw K2 Regular Plus，HdC，Thiene，Vicenza，Italy）的正确植入，然后取上颌牙列的聚乙烯硅氧烷（PVS）（Elite HD+ Regular and Light Body，Badia Polesine，Rovigo，Italy）印模。通过这种方法，设计骨支抗扩弓装置并在下一次就诊时佩戴（图8.42）。每天开2次扩弓器，共计24天（共48次激活），直到腭中缝打开（图8.43）并解除两侧的反𬌗。矫治器扩开9mm后，上颌第一磨牙之间获得了7mm的扩弓量，上颌尖牙之间获得了4mm的扩弓量。由于上下颌第二磨牙之间存在早接触，导致开𬌗加重，之后扩弓器原位保持2个月稳定扩弓结果（图8.44）。

　　扩弓后进行了口内扫描，开始第二阶段F22透明矫治器治疗（Sweden & Martina，Due Carrare，Padua，Italy）。这一阶段，对13和22、35和43进行邻面减径（IPR）获得间隙并有助于纠正扭转。随后按照数字化方案，在13、22、23、35、44和45的颊面和12、11和21以及31-42的舌面粘接附件，20副个性化上下颌透明矫治器交患者佩戴（图8.45）。每一副透明矫治器佩戴7天，这一阶段完成

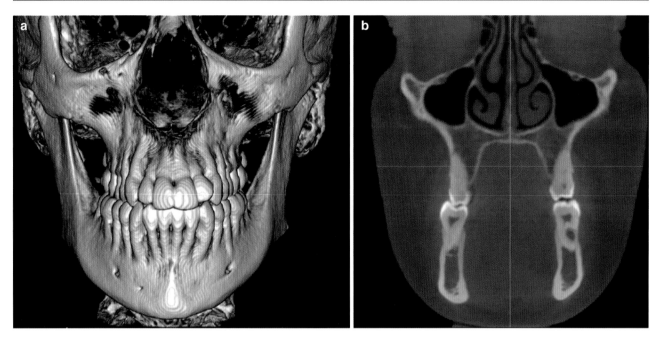

**图8.40**　（a）骨骼结构CBCT体积重建的正面观；（b）CBCT冠状切面检查上颌牙槽骨厚度

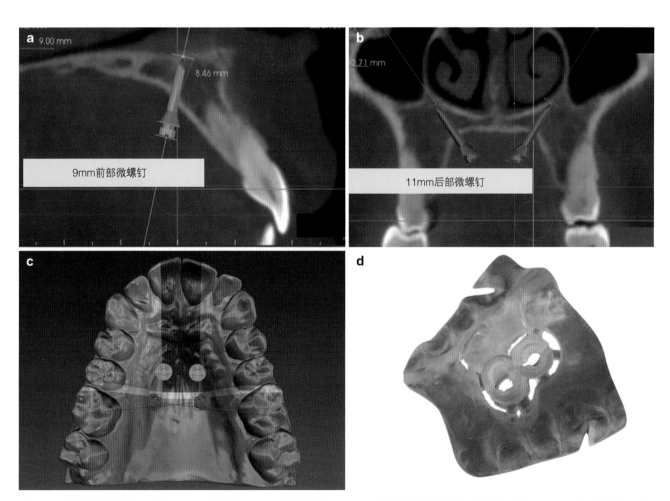

**图8.41**　腭部微螺钉植入计划。（a）前部和（b）后部微螺钉；（c）微螺钉顶部定位的数字化𬌗面观；（d）MAPA手术导板

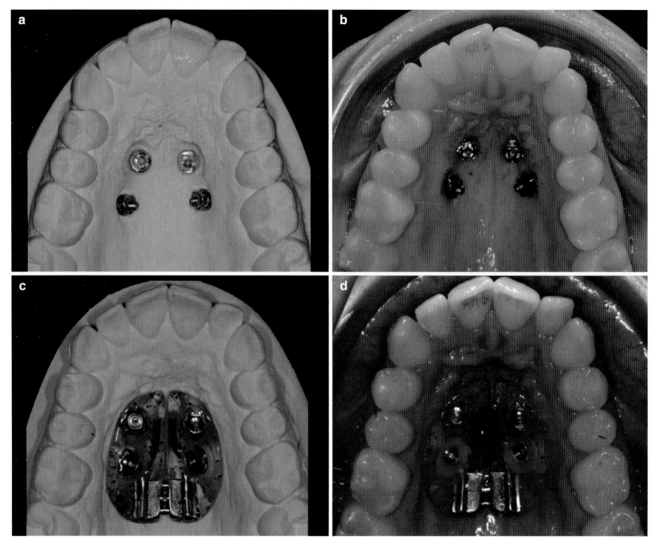

**图8.42**    4颗腭部微螺钉的应用；（a，c）工作树脂模型上腭部微螺钉与骨支抗矫治器定位的对比；（b，d）腭部微螺钉与骨支抗矫治器定位在腭穹隆的对比

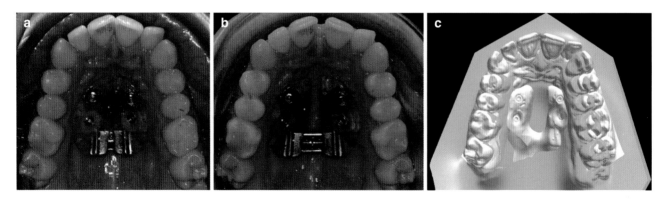

**图8.43**    骨性扩弓的活跃阶段。（a）放置骨支抗矫治器；（b）𬌗面扩弓后照片；（c）扩弓前后数字化模型的重叠对比

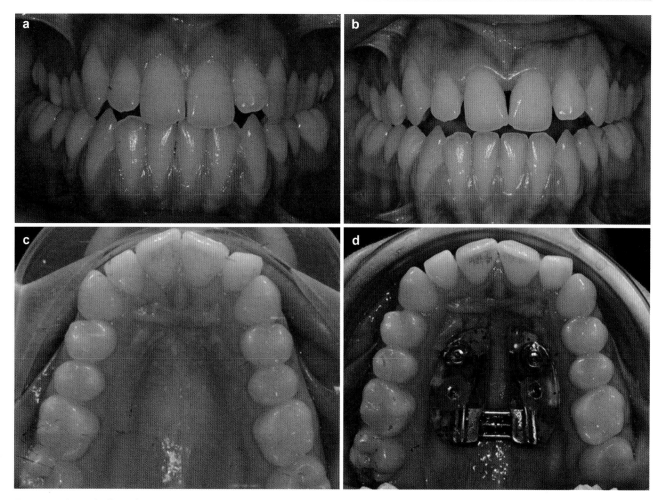

**图8.44**　（a，c）扩弓前和（b，d）扩弓后照片。扩弓后照片展示了在对牙齿没有不良影响的情况下，后牙锁𬌗的解除

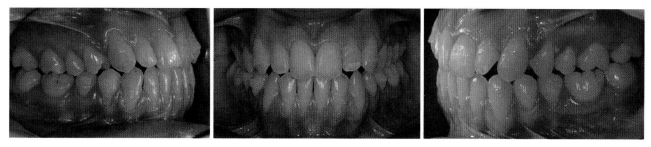

**图8.45**　在使用F22透明矫治器进行第二阶段治疗前，应用施力点并实施邻面减径（IPR）

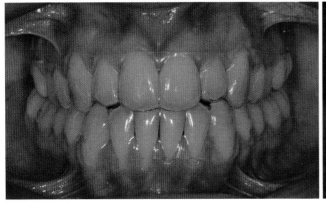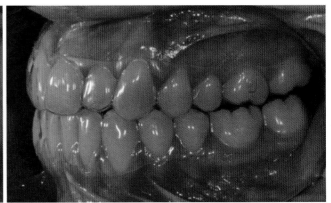

**图8.46**　F22透明矫治器治疗时的口内照片

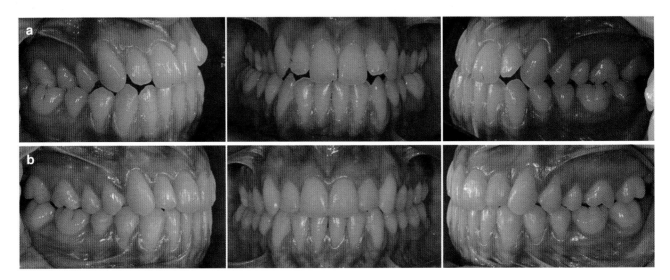

**图8.47**　治疗前（a）和治疗后（b）的口内照片

后，设计5副上下颌精调透明矫治器对咬合进行精细调整（图8.46）。

　　共计10个月完成治疗。使用骨支抗扩弓器，在未对后牙产生任何不良影响的情况下，解除了因上颌骨水平向宽度发育不全导致的双侧反𬌗，许多使用牙支持式RPE文献有报道[39]；这一类型的矫治器使骨性疗效最大化，并且不会对上颌后牙区产生不良影响，避免危害患者骨骼和牙周健康（图8.47）。如表8.2所示，在CBCT轴面对牙齿角度进行的测量（图8.48）表明，这些牙齿在正畸治疗过程

中保持相对稳定，治疗前后牙齿角度测量值的轻微改变是受到透明矫治器的影响，而不是第一阶段的矫形扩弓。

　　口外检查表明，微笑时切牙排列得到了改善，明显减小了黑色颊廓并得到了平衡的微笑（图8.49）。口内检查发现双侧磨牙为Ⅰ类关系但是仍有Ⅲ类关系倾向，双侧尖牙为Ⅰ类关系，并且拥有理想的覆盖和覆𬌗。上下颌中线均与面部矢状向中线一致（图8.50），边缘嵴也被整平（图8.51）。尽管口内照片上32有点轻度远中倾斜，但是影像检

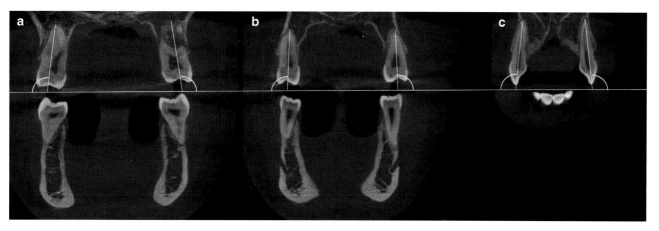

**图8.48** 治疗后的CBCT轴向冠状切面检查，对（a）磨牙、（b）前磨牙和（c）尖牙区域进行牙齿角度测量。结果总结见表8.2

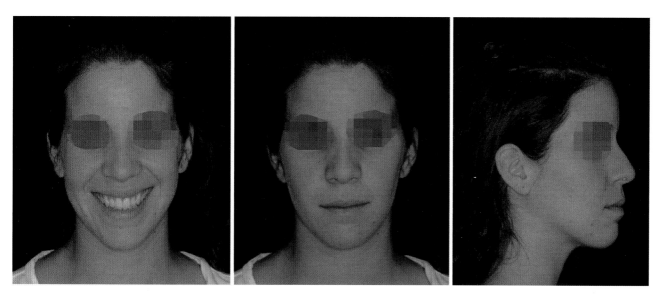

**图8.49** 治疗后口外照片

查发现牙根平行度良好，并且没有明显的牙根吸收的迹象（图8.52），头影测量分析表明B点轻度后缩，SNB值减小（0.6°）而ANB值增加（1°）。在垂直平面上，上颌骨未见明显差异，但是下颌骨轻度后旋，FMA值增加（31.7°），这可以解释B点的轻度后移以及SNB值的减小（0.6°）。关于牙列测量，上颌切牙伸长并直立（107°），而下颌切牙轻度舌倾（IMPA=81°）（表8.3）。

重叠图的分析清晰展示了正畸治疗的效果，即下颌轻度后旋，下颌牙内收，以及上颌切牙的伸长和直立（图8.53）。图8.54和图8.55显示18个月复查时，牙和骨骼非常稳定性，图8.56显示牙周术后的情况，在正畸治疗后2个月进行了结缔组织移植术。

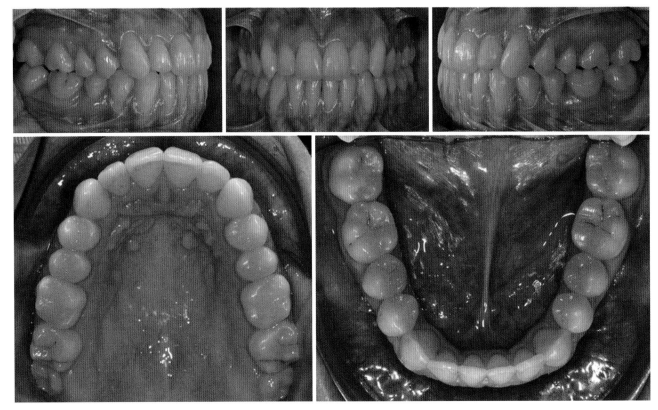

**图8.50** 治疗后口内照片

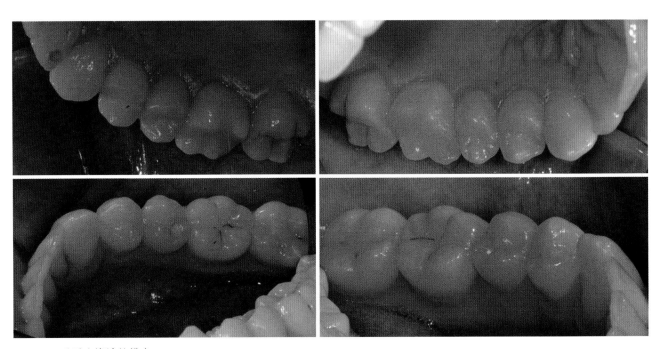

**图8.51** 后牙边缘嵴的排齐

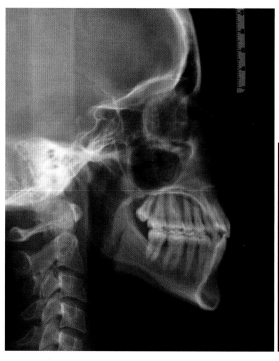
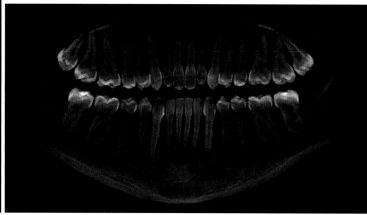

**图8.52**　治疗后影像

**表8.3**　病例2治疗前后头影测量值

| 测量项目 | 治疗前头影测量值 | 治疗后头影测量值 | 正常值 |
|---|---|---|---|
| **水平向骨型** | | | |
| SNA（°） | 82.0 | 83.0 | 82.0 |
| SNB（°） | 82.0 | 81.4 | 80.0 |
| ANB（°） | 0.0 | 1.0 | 2.0 |
| 上颌骨型（A-Na Perp）（mm） | −0.8 | −0.8 | 0.0 |
| 下颌骨型（Pg-Na Perp）（mm） | −3.5 | 0.8 | −4.0 |
| Wits值（mm） | −5.0 | −5.0 | 0.0 |
| **垂直向骨型** | | | |
| FMA（MP-FH）（°） | 30.8 | 31.7 | 26.0 |
| MP-SN（°） | 40.0 | 41.0 | 33.0 |
| 腭下颌角（°） | 32.7 | 30.9 | 28.0 |
| 腭咬合平面（PP-OP）（°） | 12.1 | 7.4 | 10.0 |
| 下颌平面与咬合平面（°） | 20.6 | 23.5 | 17.4 |
| **前牙** | | | |
| 上颌切牙突度（U1-APo）（mm） | 7.4 | 6.5 | 6.0 |
| 下颌切牙突度（L1-APo）（mm） | 5.3 | 4.4 | 2.0 |
| U1腭平面（°） | 117.0 | 107.0 | 110.0 |
| U1咬合平面（°） | 51.0 | 64.4 | 57.5 |
| L1咬合平面（°） | 73.9 | 72.6 | 72.0 |
| 下颌平面角（°） | 82.0 | 81.0 | 95.0 |

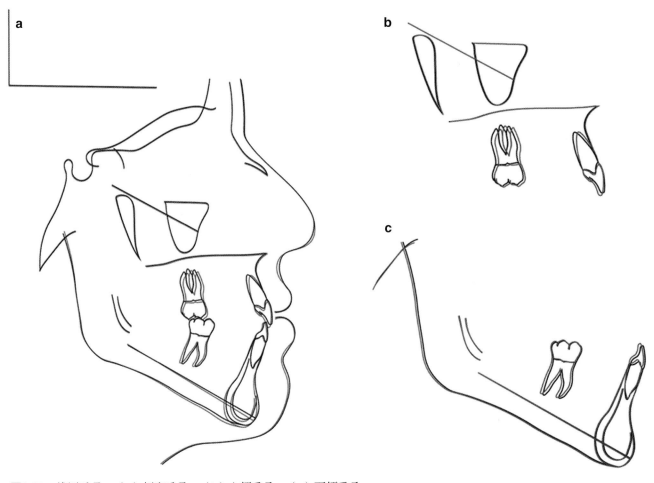

**图8.53**　线图重叠。（a）颅底重叠；（b）上颌重叠；（c）下颌重叠

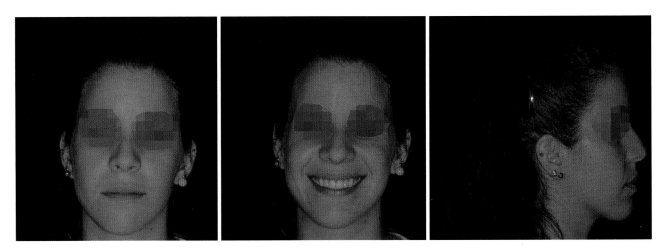

**图8.54**　保持18个月后的口外照片

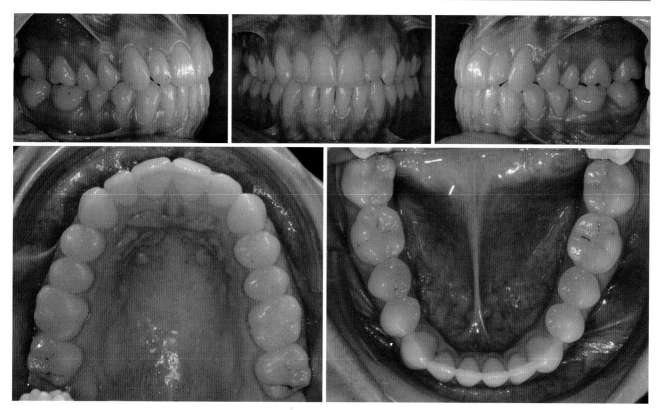

**图8.55**　保持18个月后的口内照片

**图8.56**　结缔组织移植术
（CTG）后的口内照片

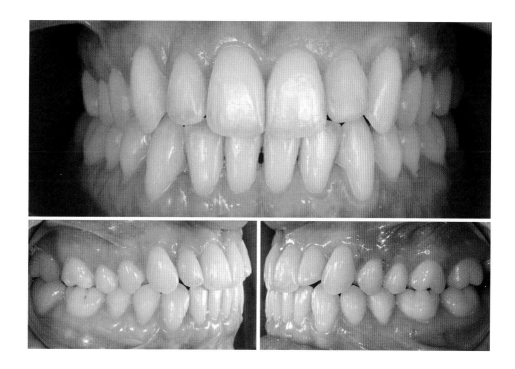

# 第9章 使用2D咬合图和3D咬合图的可视化治疗目标及治疗计划

## Visualizing Treatment Objectives and Treatment Planning Using 2D and 3D Occlusograms

Franklin She Tsang Tsang, Asta Abunevičiūtė,
Giorgio Fiorelli

## 9.1 确定治疗计划的传统方法

正畸的诊断及具体的治疗计划主要是借助临床检查、放射学检查与牙科模型分析等手段，通过研究牙列、牙槽骨、上下颌骨基骨以及颅骨和其上所覆盖的软组织之间的关系来确定的[1]。通过比较病史记录与主观审美及功能目标、头影测量正常值及Andrew正常殆六要素[2]，并考虑到患者的主诉，从而形成问题列表[1]。通过这种方式，在有患者参与的情况下确定治疗的目标及具体方案，即共同决策[3]。

按照惯例，对牙科模型的间隙分析是重点内容，而在世界范围内，"皇家伦敦间隙分析法"是在本科生和研究生的教学中最常使用的[4-5]。

此分析法是将影响牙弓间隙情况的因素以表格的形式记录下来。一些因素与患者当前状况有关，如排齐拥挤及扭转牙齿所需的牙弓长度与现有的牙弓长度不匹配。也有一些因素与治疗计划有关，如减数治疗及是否纠正覆盖。各种因素对间隙的影响精确到毫米，当存在间隙或间隙被创造出来时记为正值（如唇倾中切牙），当存在拥挤或需要间隙时记为负值（如内收中切牙）。理论上讲，当此表格完成后，对每个牙弓来说，正值及负值相加应等于零。否则就说明治疗方案有待修改，因为此结果不符合Andrew's正常殆六要素[2]。

## 9.2 传统方法的局限性及制订治疗计划时治疗目标可视化工具的必要性

尽管"皇家伦敦间隙分析法"有助于正畸专业学生理解治疗如何潜在地影响牙弓的间隙情况，但由于其在很多方面还具有局限性（例如测量的精度无法保证，无法较好地对非对称牙齿进行间隙分析及确定减数治疗所需的支抗），大多数医生经过临床上的尝试，并未常规使用[6]。

通过在虚拟牙齿模型上进行测量[7]及使用定制的正畸治疗方案设计软件[8]，可以部分克服传统方法的局限性，但是这些分析方法所产生的数据总归是仅基于2D方向上的牙齿移动（图9.1～图9.3）。因此，由此去推断患者真实情况下的3D方向上的

F. She Tsang Tsang (✉)
Orthodontics, Faculty of Dentistry, The University of Hong Kong, Hong Kong, China

BIOMEDE (International Association for Development and Spread of Orthodontic Biomechanics Knowledge), Lugano, Switzerland
e-mail: she@smileclinic.com.hk

A. Abunevičiūtė
BIOMEDE (International Association for Development and Spread of Orthodontic Biomechanics Knowledge), Lugano, Switzerland
Private Practice, Vilnius, Lithuania

G. Fiorelli
BIOMEDE (International Association for Development and Spread of Orthodontic Biomechanics Knowledge), Lugano, Switzerland

Orthodontic Department, University of Siena, Siena, Italy

J.-M. Retrouvey, M.-N. Abdallah (eds.), *3D Diagnosis and Treatment Planning in Orthodontics*, https://doi.org/10.1007/978-3-030-57223-5_9

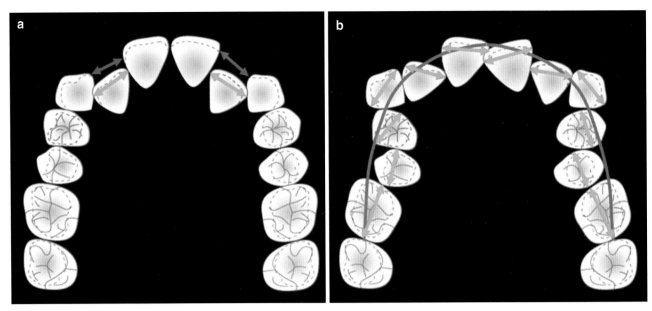

**图9.1** 传统方法的局限性。情况1：（a）和（b）都源自同一个排列良好的牙弓。然而，针对（a）牙弓的间隙分析会更加准确，因为仅需对蓝色箭头和绿色箭头所标记的4处位置做测量。对（b）牙弓来说，除了17和27的所有牙齿都偏离了理想的牙弓形态，那么每颗牙齿的宽度都需要被测量（绿色箭头）并减去牙弓长度（蓝色曲线），由于每个测量值都会四舍五入成最接近的毫米数，拥挤度常常会被高估。如果不考虑口腔的咬合及侧貌，累积的误差会很大甚至会考虑减数治疗

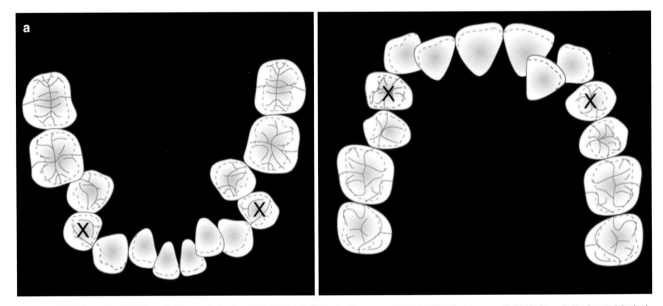

**图9.2** 传统方法的局限性。情况2：（a）上下颌牙弓的中线均左偏2mm，且每个牙弓均有12mm的拥挤度。在拔除两颗宽度为7mm的前磨牙后（14、24、34和44），每个牙弓均会多出额外2mm间隙。（b）由于并没有分开考虑每一象限的间隙情况，仅仅依据间隙分析表来确定所需要的支抗是很困难的。制订治疗计划需要更多的信息。（c）制订治疗计划的补充信息。添加了牙弓中线（蓝色虚线）以说明前牙区中线的偏移。与牙弓中线（蓝色虚线）相垂直且与26及36的近中邻接点平齐的线（红色虚线）显示16及46均向近中偏移了2mm。（d）制订治疗计划的补充信息。由于两边的磨牙关系均为Ⅰ类，且右侧的尖牙关系相对于左侧更偏Ⅱ类，因此26及36均可前移2mm。所以，在牙拔除后，第1象限和第4象限需要绝对支抗，而第2象限和第3象限需要强支抗

b　　　　　　　修改后的皇家伦敦间隙分析表

|  | 下 | 上 |
|---|---|---|
| 下牙弓 | +/-mm | +/-mm |
| 拥挤/间隙 | -12 | -12 |
| Spee曲线 | | |
| 牙弓宽度改变 | | |
| 切牙前后向改变 | | |
| 倾斜度/转矩改变 | | |
| 牙齿减径/增径 | | |
| 拔牙 | +14 | +14 |
| 义齿修复需要开拓间隙 | | |
| 磨牙远中移动 | | |
| 磨牙近中移动 | -2 | -2 |
| 总计（应为0） | 0 | 0 |

| |
|---|
| +代表可用或获得间隙 |
| -代表需要或丧失间隙 |
| 覆盖-下切牙前后向改变/2-2=覆盖纠正量 |
| 覆盖纠正量×-2=上切牙前后向改变 |

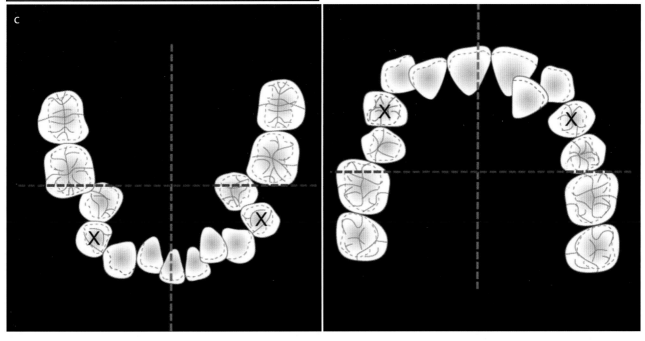

图9.2（续）

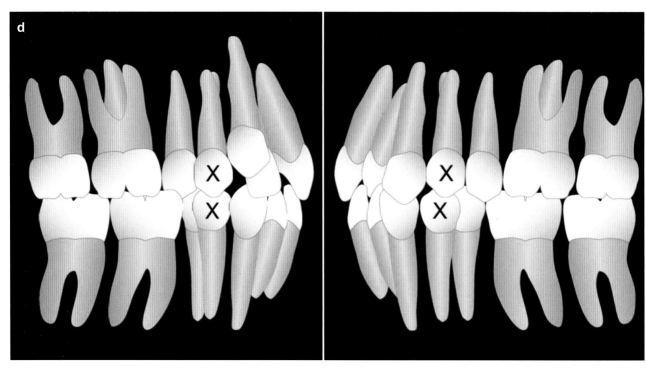

**图9.2**（续）

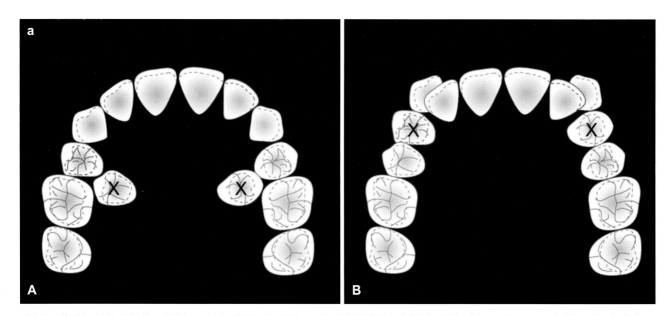

**图9.3** 传统方法的局限性。情况3：（a）病例A和病例B在拔牙后需要的支抗强度不同，但在间隙分析表上却有相似的数据。（b）如果所有前磨牙都是7mm宽，那么两个病例中14mm的拥挤度均可以通过每侧拔除一颗前磨牙的方式来解除。因此，第一磨牙不可再往前移动。单凭表格并不能决定所需要支抗的大小。（c）制订治疗计划的补充信息。如果治疗目标是维持上颌切牙的原位，因为病例A的尖牙关系为Ⅰ类，病例B为Ⅱ类，那么在每侧拔除一颗前磨牙后，病例B需要绝对支抗沿牙弓内收13和23（蓝色箭头）。病例B的难度要远远高于病例A

**b** 修改后的皇家伦敦间隙分析表

| 下牙弓 | 下 +/–mm | 上 +/–mm |
|---|---|---|
| 拥挤/间隙 | | –14 |
| Spee水平曲线 | | |
| 牙弓宽度改变 | | |
| 切牙前后向改变 | | |
| 倾斜度/转矩改变 | | |
| 牙齿减径/增径 | | |
| 拔牙 | | +14 |
| 义齿修复需要开拓间隙 | | |
| 磨牙远移 | | |
| 磨牙近移 | | |
| 总计（应为0） | 0 | 0 |

| |
|---|
| +代表可用或获得间隙 |
| –代表需要或丧失间隙 |
| 覆盖–下切牙前后向改变/2–2=覆盖纠正量 |
| 覆盖纠正量×–2=上切牙前后向改变 |

**c**

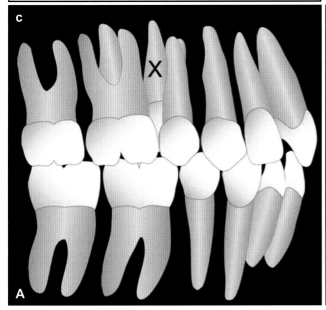
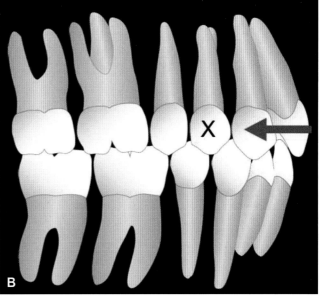

图9.3（续）

变化是非常难的，尤其是对复杂病例来说。严格来说，我们需要一个能够基于预想的治疗目标位，反映颌骨关系及咬合3D方向上变化的可视化系统，而治疗目标可视化及咬合图均为有效的解决方案[9]。

## 9.3  治疗目标可视化（VTO）和咬合图

1961年，Burstone最先尝试将治疗目标可视化（VTO）及2D咬合图用于正畸患者诊断及治疗计划的制订中[10-11]。而现在，此操作可直接在Giorgio Fiorelli所开发的计算机软件（t3DO）（True3d Occlusogram，IOSS，GmbH）上完成[12]，而且可由虚拟牙科模型（DDP-Ortho）（DDP-Ortho，Ortolab Sp. Z o.o.）生成3D咬合图[9]（图9.4）。

VTO含有以面部治疗目标为依据修改过的患者术前头颅侧位片的描记图，可以显示出切牙、第一磨牙的移动情况和矢状及垂直维度上的术前、术后改变情况[13]。因此，与传统的"下颌切牙驱动"法明显不同，这是一种"面型驱动"的治疗方案设计方法[9,14]。

此外，这一步骤也算是一种风险管控工具，毕竟切牙牙根的移动受牙槽骨边界的限制[15]。但凡牙根的位置越过了支持骨的范围都很容易显示出来，从而提醒临床医生重新考虑治疗的目标及计划，以避免正畸治疗导致的牙龈退缩、牙根吸收及牙齿失活[15]。

VTO包含的信息接着被转移至咬合图上。2D咬合图其实就是牙弓船面的图示，本质上是一个可以展示牙齿按照治疗目标在矢状向及水平向2D方向上移动情况的简化诊断模型[13]。它包含两条均由一系列的点所组成的线。两条线的形状即为目标牙弓形态。这些点表示的是上牙及下牙分别处于治疗的目标位置时近中和远中的接触点。上下颌牙弓彼此的位置表明了它们相对于颌骨及颅底在空间中的关系[12]。

因此，VTO与2D咬合图的结合使得临床医生能够以3D图像的形式察看中切牙及第一磨牙的治疗目标位，以2D图像的形式察看其他牙齿的移动。而使

用虚拟模型及3D咬合图，则可以实现对设计的所有牙齿移动进行3D模拟[9]。

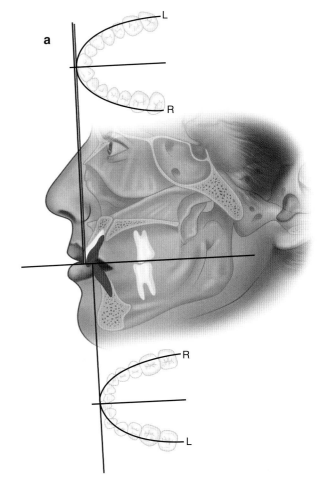

**图9.4** VTO及咬合图。（a）治疗前的牙齿船面观及2D咬合图可以显示出牙齿处于目标位时的咬合接触点及预期的牙弓形态（如顶部及底部图片所示）。头颅侧位片的描记及阴影所示的切牙表示牙齿的治疗目标位，即治疗目标可视化（VTO）（如中间图片所示）。（b）一张典型的由t3DO软件生成的VTO及2D咬合图报告（左）。下颌牙弓的咬合图采用传统的仰视视角，以与上颌牙弓咬合图重叠，从而显示牙弓间的关系（右）。因此，下颌牙弓咬合图便与咬合面视角的临床照片成镜像关系。在之后的病例中（图9.5～图9.7），下颌咬合图都已翻转过，与咬合视角的临床照片一致，以避免混淆。（c）图b所示的t3DO软件生成的2D咬合图被转化成了虚拟牙齿模型（DDP-Ortho），即3D咬合图

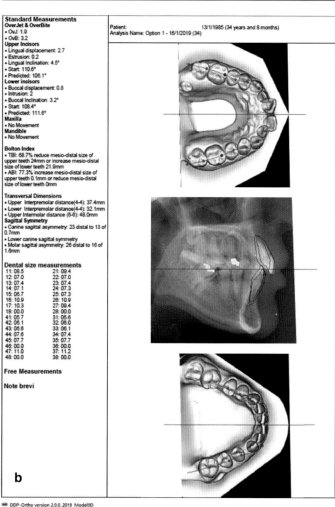

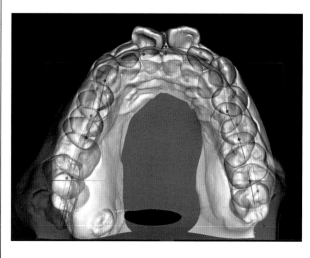

**b**

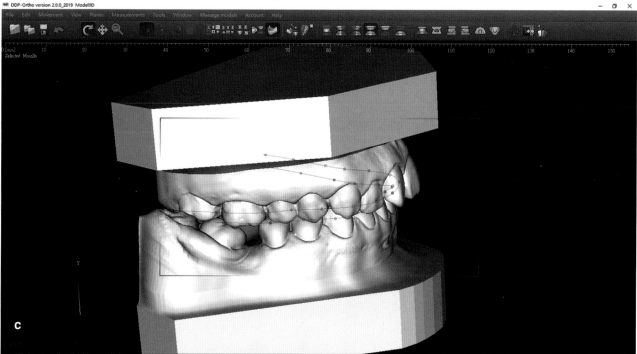

**c**

**图9.4（续）**

另外，最新版的虚拟模型软件（DDP-Ortho）可以设置基于3D咬合图的全牙列诊断模型，从而能够更加清楚地显示每颗牙齿术前位及目标位的相对位置。图9.5所示VTO与3D咬合图相结合以制订治疗计划的例子。

## 9.4　使用DDP-Ortho及t3DO创建VTO及咬合图

在VTO及咬合图的创建过程中，临床医生必须通过一系列的程序来确定治疗的目标位以进一步对

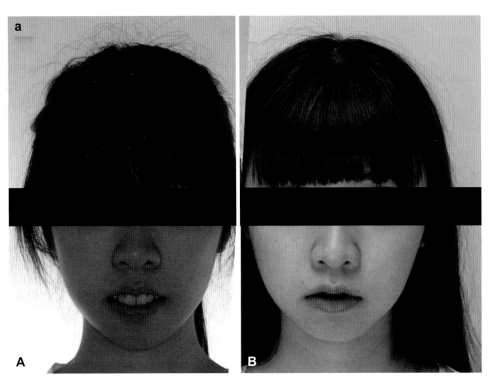

**图9.5**　病例NGM由Franklin She医生提供。借助VTO对一掩饰性正畸治疗病例行微种植体支抗辅助下直丝弓减数的"面型驱动"治疗设计。（a）正面口外照片。A：治疗前，静态露齿切端距唇缘10mm；B：治疗后，静态露齿切端距唇缘3mm。（b）3/4微笑照片。A：治疗前，上牙槽前后向及垂直向发育过度，微笑情绪时上颌中切牙区的露龈达6mm，前磨牙区达5mm；B：治疗后，前牙的压入及内收与后牙的压入改善了突度及露龈笑。（c）VTO：上颌中切牙压入了4mm，内收了7mm。上颌第一磨牙压入了4mm。下颌逆时针旋转了3°。下颌中切牙伸长了2mm，内收5mm。（d）VTO作为测试生物学限度的工具。A：上颌中切牙整体内收7mm导致腭侧的骨皮质被穿破；B：由于上颌前部的牙槽突为漏斗形，因此可以设计一个不同的切牙移动方式以避免侵犯生物学限度。通过控制倾斜度，将上颌中切牙如同A内收相同的量（7mm），并在切缘测得压入了4mm，且避免了腭侧骨皮质的穿通。（e）DDP-Ortho生成的治疗前虚拟牙科模型。（f）虚拟牙科模型与头颅侧位片的重叠。在DDP-Ortho的虚拟𬌗架上模拟下颌骨逆时针旋转3°所引起的咬合改变。（g）DDP-Ortho的虚拟𬌗架所展示的下颌骨逆时针旋转3°后的咬合。（h）2D咬合图：红色曲线表示目标牙弓形态。粉色、绿色和红色圆点分别表示切牙、尖牙、第二前磨牙和磨牙的接触点。蓝色圆点表示第一磨牙的近中接触点。A：上颌牙弓，上颌中切牙内收7mm，且拔除上颌第一前磨牙。上颌第一磨牙近中移动2mm，尖牙远中移动5mm，即最大支抗；B：下颌牙弓，下颌中切牙内收5mm，且拔除左下第二前磨牙、右下第一前磨牙。下颌第一磨牙近中移动2mm，尖牙远中移动5mm，即最大支抗。（i）咬合牙科模型仰视视角下的上下颌牙弓3D咬合图。（j）基于3D咬合图模拟右上颌牙弓的理想排列。透明黄色牙齿表示治疗前的位置。白色牙齿表示目标位置。红色箭头表示右上第一磨牙、第二前磨牙及尖牙的移动。（k）理想排牙的𬌗面观模拟。（l）治疗进程1：将正畸微螺钉（Orlus，Ortholution）植入16、26的近中颊侧（1016107）及远中腭侧（1018208）区域，以及11、21和31、41（1014107）之间。使用的是Smartclip®品牌（3MOralCare）的MBT®托槽。使用橡皮链将牙齿牵引至微螺钉以使牙齿达到目标位置。使用0.036英寸不锈钢丝弯制的横腭杆及舌弓来进行水平向控制。（m）治疗进程2：在压入移动后利用交互支抗橡皮链关闭间隙。可以观察到上颌牙槽突的大量骨改建。（n）治疗后。Tak On Ryan Tse医生又做了龈切术

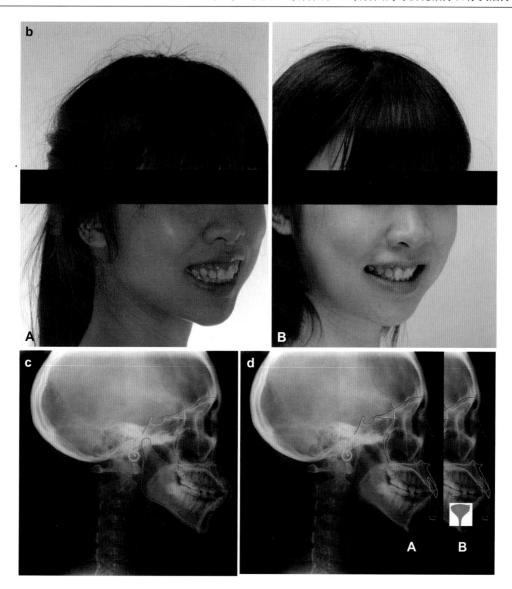

图9.5（续）

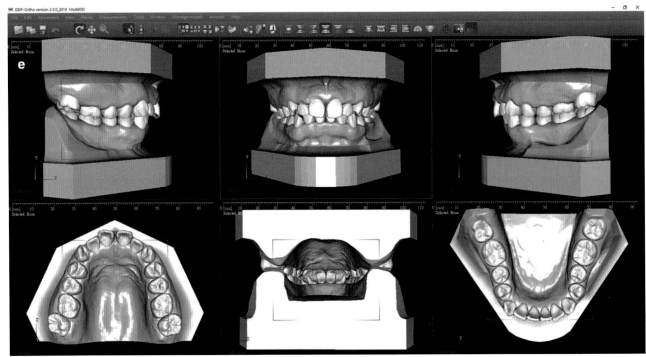

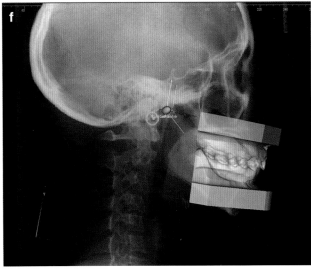

图9.5（续）

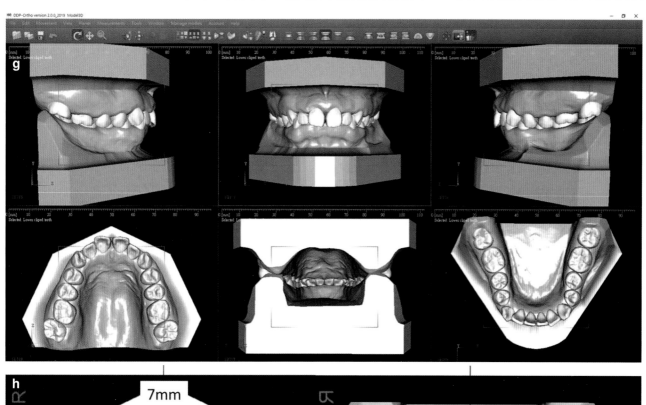

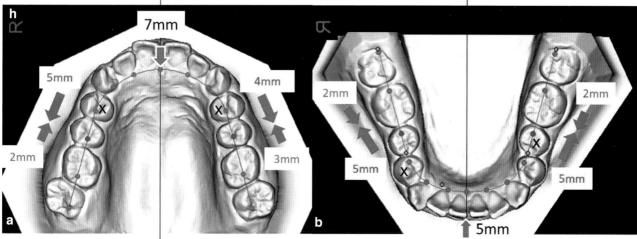

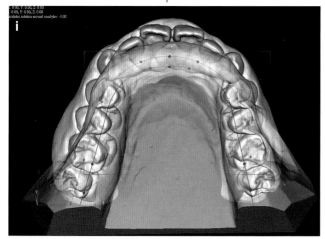

**图9.5（续）**

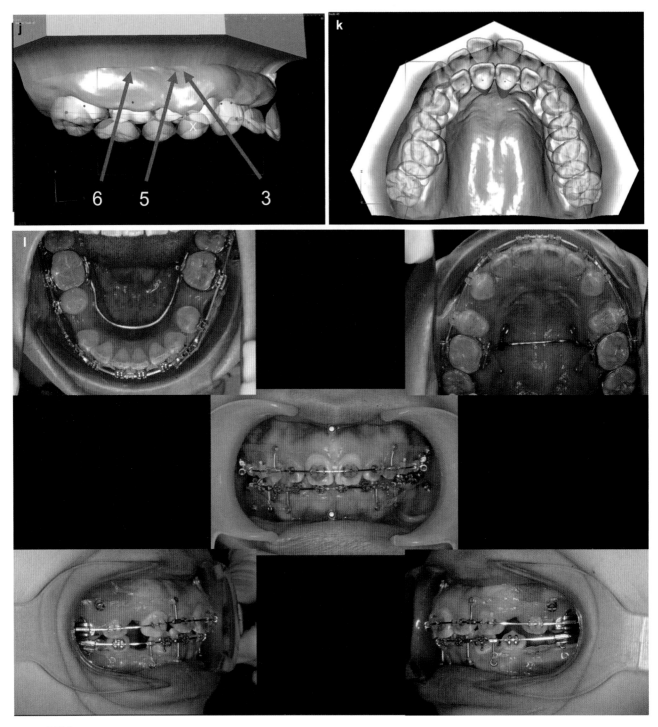

图9.5（续）

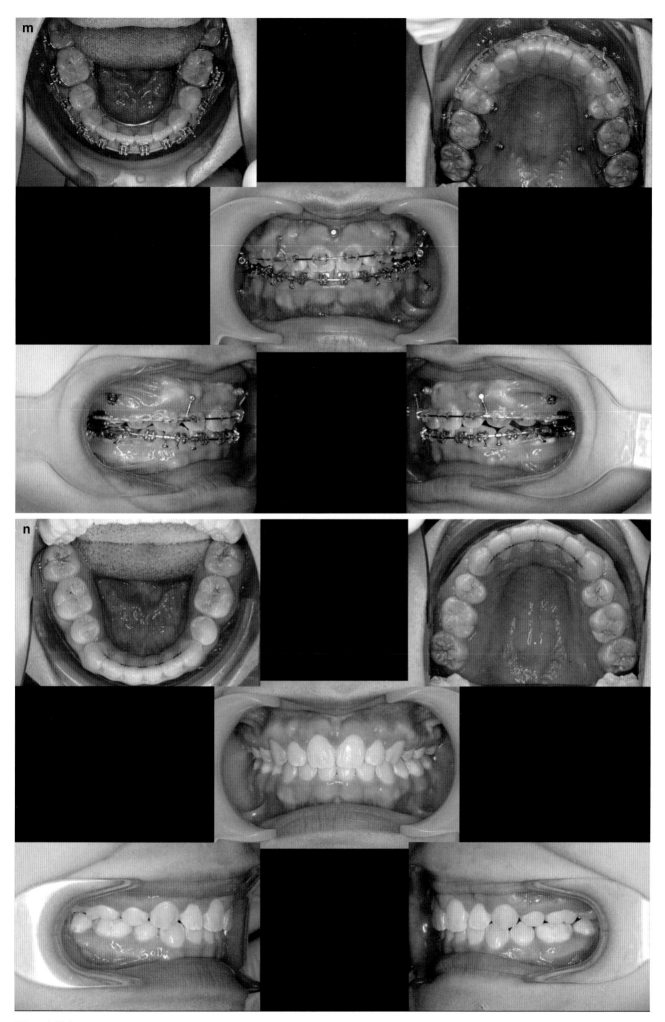

图9.5（续）

治疗计划进行模拟[9,12]。因此，它们是系统地学习及执行治疗计划的出色工具。对每一次治疗模拟来说，VTO及咬合图允许临床医生（图9.6通过实例对以下步骤进行了阐明）：

1. 模拟治疗前的颌骨关系及咬合

2. 将正颌手术或下颌骨复位所引起的颌骨关系的改变可视化，例如使用微种植体支抗进行磨牙压低后

3. 确定对称轴，检查牙弓的不对称性

4. 确认偏离目标牙弓形态的单颗牙或牙段

5. 进行间隙分析

6. 估计牙齿大小/牙弓大小的差异

7. 估计牙弓长度及宽度所需要的变化量

8. 对牙齿的移动进行3D模拟

9. 确定主动和被动牙单位

10. 确定计划的牙齿移动所需要的力学系统（力及转矩）

11. 估计所需要的支抗

这是一个迭代的过程，即每个参数，如切牙的终末位置、牙弓形态、对称线、减数方案都必须经过反复的代入测试才能做到针对患者的现有情况生成合理且实际的输出结果。计算机程序的优势包括执行时间的缩短、准确性的提高，尤其是仅通过一个输入参数的改变便能模拟不同可能的治疗选择。事实上，当治疗计划被初次模拟后，临床医生可以通过改变其中一个参数来探索其他的治疗选择，而软件会立即对整个的治疗方案模拟进行重新计算。图9.7说明了在治疗方案设计阶段确定对称线的重要性。

## 9.5　VTO及2D咬合图和3D咬合图在诊断及治疗方案设计中的应用

VTO及咬合图在对疑难病例的治疗方案设计上很有用处，如：

1. 牙齿不对称

2. 正畸–正颌联合治疗

3. 利用微种植体支抗行正畸掩饰治疗以达到与正颌手术相似的效果

4. 多学科联合治疗，例如先天缺牙[19-20]、颞下颌关节紊乱病[21]、病理性牙齿移位[22-25]

这些病例可以依据患者的年龄分成两类。一类

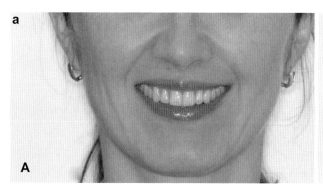
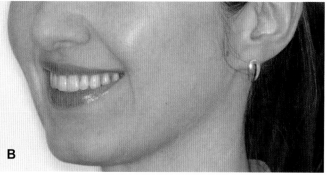

图9.6 病例AA由Giorgio Fiorelli医生提供。一位颞下颌关节紊乱病（TMD）患者并伴有严重的头痛及右侧颞下颌关节（TMJ）弹响。（a）治疗后的口外照片。（b）治疗前的咬合情况。左右咬合关系不对称：右侧，Ⅱ类磨牙和尖牙关系；左侧，Ⅰ类磨牙和尖牙关系。下中线偏向右侧。深覆𬌗伴Spee曲线加深。上颌前牙舌倾。（c）病例AA：从基于CBCT重建的牙颌关系3D渲染图的正面可以看出患者的下颌向右偏斜。（d）在DDP-Ortho软件上模拟下颌骨复位。第1步：通过DDP-Ortho软件将虚拟牙科模型的正视图和侧视图叠加到牙颌关系3D渲染图上，通过图像上髁突的位置关系来校准虚拟𬌗架。（e）在DDP-Ortho软件上模拟下颌骨复位。第2步：虚拟𬌗架模拟患者佩戴稳定𬌗板时的咬合情况，患者佩戴稳定𬌗板能够缓解TMD的体征和症状。此时下颌骨在𬌗架上围绕左髁旋转1.8°，同时下颌前牙中线和面部中线与上中线重合。（f）在DDP-Ortho上模拟下颌骨复位。第3步：模拟的咬合关系会保存在DDP-Ortho软件中，并导入t3DO软件。（g）通过t3DO软件构建2D咬合图。第1步：定义对称轴。牙弓的对称轴（蓝色）是临床医生定义的客观中线。它通常与沿着上腭中缝的面中线重合，除非发生了上颌骨的偏斜。参考线（红色）是通过选择上颌牙弓上的两个点形成的，默认这两个点在上颌牙弓中是对称的。对称轴（蓝色）垂直于并平分红色参考线。第2步：将虚拟牙科模型与头颅侧位片对齐。蓝色圆点由临床医生在软件中沿对称轴记录，表示治疗前上下颌中切牙的切缘。（h）通过t3DO软件构建2D咬合图。第2步（续）：将治疗前上下颌中切牙的切缘（蓝色圆点）转移到从3D图像生成的头颅侧位片上。通过在头颅侧位片上记录功能性咬合平面（红色）使虚拟牙科模型与头颅侧位片对齐。第3步：记录上下颌切牙在头颅侧位片上的位置。在治疗前通过记录上下颌中切牙的根尖（绿色圆点）以指示出中切牙的长度和倾斜度，从而生成中切牙的图像（蓝色线）。（i）通过t3DO软件构建2D咬合图。临床医生在考虑生物学限制的情况下确定上下颌中切牙（红色）的客观位置。在这种情况下，上颌中切牙的倾斜度会因不受控制的倾斜（转矩）而改变。下颌中切牙计划在不改变任何倾斜度的情况下移动牙冠和根尖（整体移动）。（j）通过t3DO软件构建2D咬合图。定义好牙弓的形状和宽度会自动生成2D咬合图。由于接触点和单颗牙齿的宽度由DDP-Ortho定位和计算，一旦前面的步骤完成，就会生成上下咬合图（红色曲线和绿色曲线、红色圆点和蓝色圆点）。临床医生可以在考虑生物学限制的情况下修改设定的牙弓宽度和形状。间隙分析是自动完成的并且在目标牙弓的宽度和形状被修改时实时修改（A）。该软件会为个性化的牙齿排齐方案提供指示，并且会标出治疗前的牙齿（蓝色线）和它们的目标位置（B）以便进行清晰的比较。（k）通过t3DO软件构建2D咬合图。第6步：牙齿大小差异、拔牙间隙和替牙间隙的空间管理。在图表中可以看到各颗牙齿的大小，并生成Bolton指数分析以供参考。软件能够提供上下颌牙弓的咬合图，同时提供上下颌牙弓的咬合关系图。在这种情况下，在上颌侧切牙（蓝色矩形）上增加了1mm的牙齿宽度，以改善右侧后牙Ⅱ类与Ⅰ类的磨牙关系［比较咬合图上蓝色圆点（第一磨牙的近中接触点）的关系，蓝色圆圈：调整前。红色圆圈：在每颗侧切牙上增加1mm后］。如果需要拔牙，可以通过去掉复选框中的钩号，拔除的牙齿宽度将立即从牙弓的长度中扣除。（l）通过2D咬合图分析牙齿移动。口内牙段在矢状向和水平向上的目标位被显示出来。①上颌中切牙前倾（橙色）。②右侧上颌牙弓远中移动（蓝色）。③左侧上颌牙弓单侧扩弓（红色）。④右侧下颌牙弓的单侧扩弓和近中移动（绿色）。产生目标牙段移动的力由代表各个段的彩色箭头表示。（m）通过t3DO软件构建3D咬合图。2D咬合图在空间垂直平面中的位置在t3DO中的数字化牙科模型的颊面和正面视图上进行配准，并将数据传输回DDP-Ortho以生成3D咬合图。（n）A：在DDP-Ortho软件上模拟下颌复位咬合的3D咬合图。治疗前牙齿（黄色），下颌牙目标位（蓝色轮廓），作用于各颗牙齿向目标位移动的力的作用线（红色箭头）。借助3D咬合图，可以更清楚地显示颊侧临床牙冠是否需要倾斜、压入或伸长。B：基于3D咬合图的虚拟理想牙位设置可以手动或半自动完成。目标牙齿位置（白色）。（o）治疗进程1：使用Triad®凝胶（Dentsply Sirona）重新定位下颌后3个月。β-钛0.036英寸腭弓和舌弓不对称扩展右上和左下牙段。正畸微螺钉（68.99.28A）（The Aarhus System，American Orthodontics）用于固定36的位置，激活舌弓。另一颗微螺钉将植入到16（68.99.30A）的位置，届时将激活腭弓。（p）治疗进程2：β-钛0.017英寸×0.025英寸悬臂用于向远端倾斜17、16和15。β-钛0.017英寸×0.025英寸匣型曲用于唇侧移动23。通过交互垂直牵引作用于上下颌牙弓颊段以促进咬合关系的建立。（q）治疗进程3：β-钛0.017英寸×0.025英寸悬臂用于前倾上颌切牙。β-钛0.017英寸×0.025英寸匣型曲用于伸长35、34和33以进行咬合建立。（r）治疗进程4：β-钛0.017英寸×0.025英寸悬臂被焊接在0.036英寸的横腭杆上，以通过伸长和腭倾斜来移动27。β-钛0.017英寸×0.025英寸匣型曲用于旋转和伸长14。（s）治疗进程5：β-钛0.017英寸×0.025英寸匣型曲用于压低21以使其与11牙龈边缘水平平齐并解除42的扭转。β-钛0.017英寸×0.025英寸悬臂从16区域的微螺钉延伸到11远端以抵消匣型曲对13-11段牙弓的副作用。（t）治疗后照片

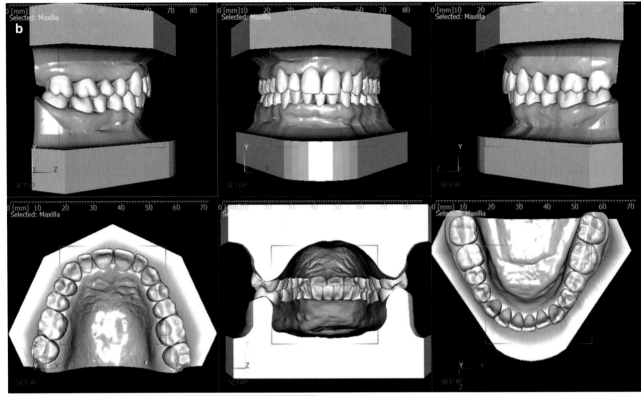

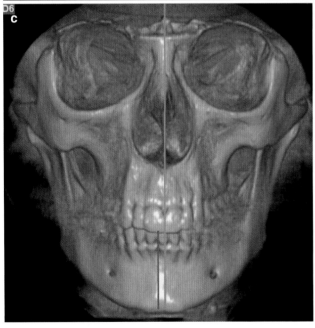

**图9.6**（续）

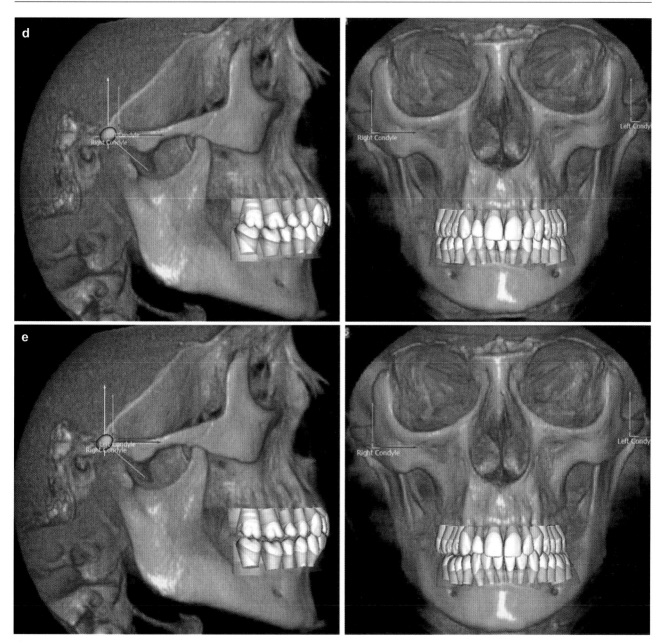

**图9.6（续）**

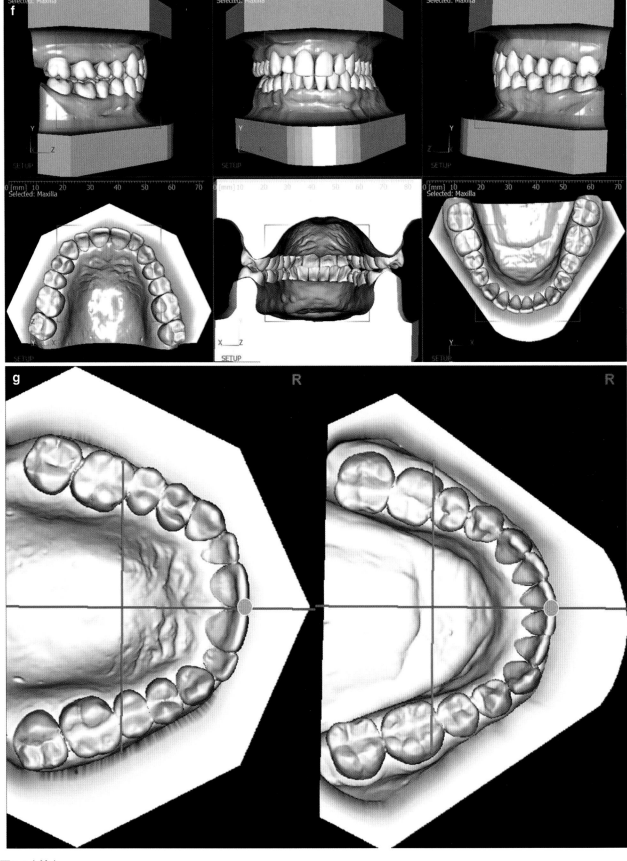

图9.6（续）

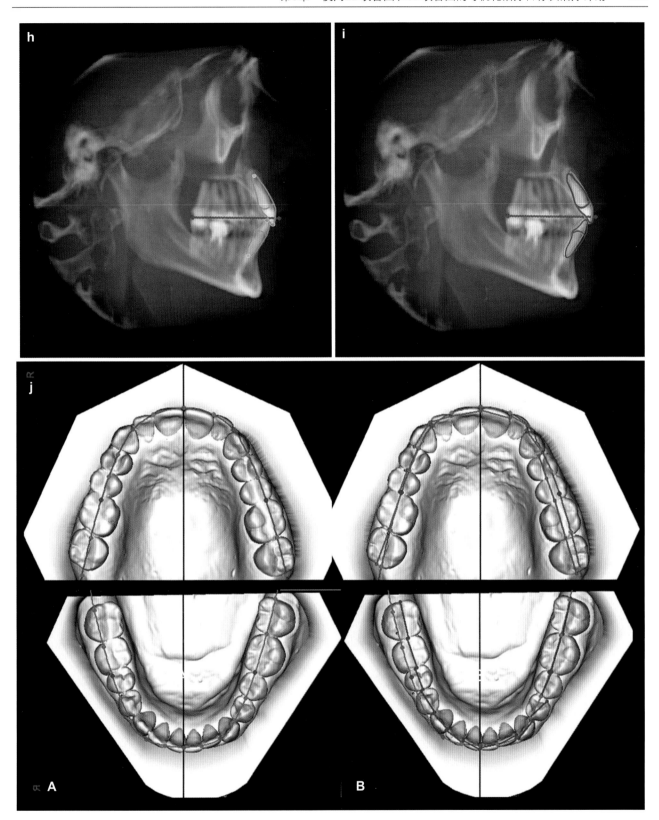

**图9.6（续）**

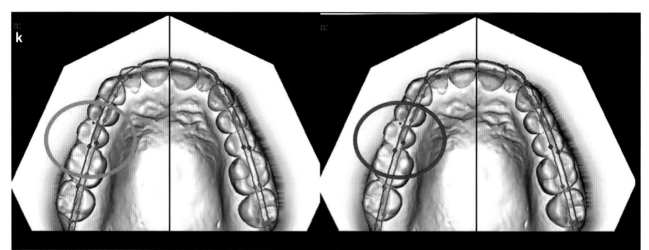

## Measurements

| | meas.var. | | | | meas.var. | | | | meas. var. | | | | meas. var. | | |
|---|---|---|---|---|---|---|---|---|---|---|---|---|---|---|---|
| 11 | 8,14 | 0 | ☑ | 21 | 7,98 | 0 | ☑ | 31 | 4,91 | 0 | ☑ | 41 | 5,19 | 0 | ☑ |
| 12 | 5,59 | 1 | ☑ | 22 | 5,61 | 1 | ☑ | 32 | 5,68 | 0 | ☑ | 42 | 5,54 | 0 | ☑ |
| 13 | 7,5 | 0 | ☑ | 23 | 7,31 | 0 | ☑ | 33 | 6,26 | 0 | ☑ | 43 | 6,37 | 0 | ☑ |
| 14 | 5,94 | 0 | ☑ | 24 | 6,28 | 0 | ☑ | 34 | 6,66 | 0 | ☑ | 44 | 6,81 | 0 | ☑ |
| 15 | 6,26 | 0 | ☑ | 25 | 6,2 | 0 | ☑ | 35 | 7,26 | 0 | ☑ | 45 | 6,26 | 0 | ☑ |
| 16 | 10,09 | 0 | ☑ | 26 | 9,81 | 0 | ☑ | 36 | 10,7 | 0 | ☑ | 46 | 8,21 | 0 | ☑ |
| 17 | 9,7 | 0 | ☑ | 27 | 9,84 | 0 | ☑ | 37 | 9,63 | 0 | ☑ | 47 | 9,94 | 0 | ☑ |
| 18 | 0 | 0 | ☑ | 28 | 0 | 0 | ☑ | 38 | 0 | 0 | ☑ | 48 | 0 | 0 | ☑ |

**Bolton Index**
• TBI: 92,1% increase mesio-distal size of upper teeth 0,7mm or reduce mesio-distal size of lower teeth 0,7mm
• ABI: 80,6% increase mesio-distal size of upper teeth 1,8mm or reduce mesio-distal size of lower teeth 1,4mm
**Transversal Dimensions**
• Upper Interpremolar distance(4-4): 35,7mm

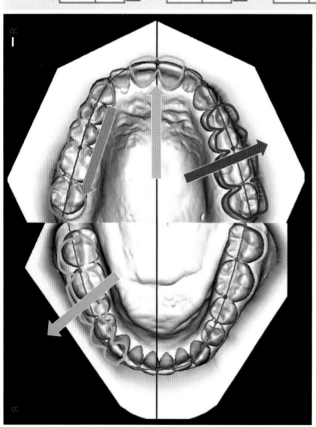

**图9.6（续）**

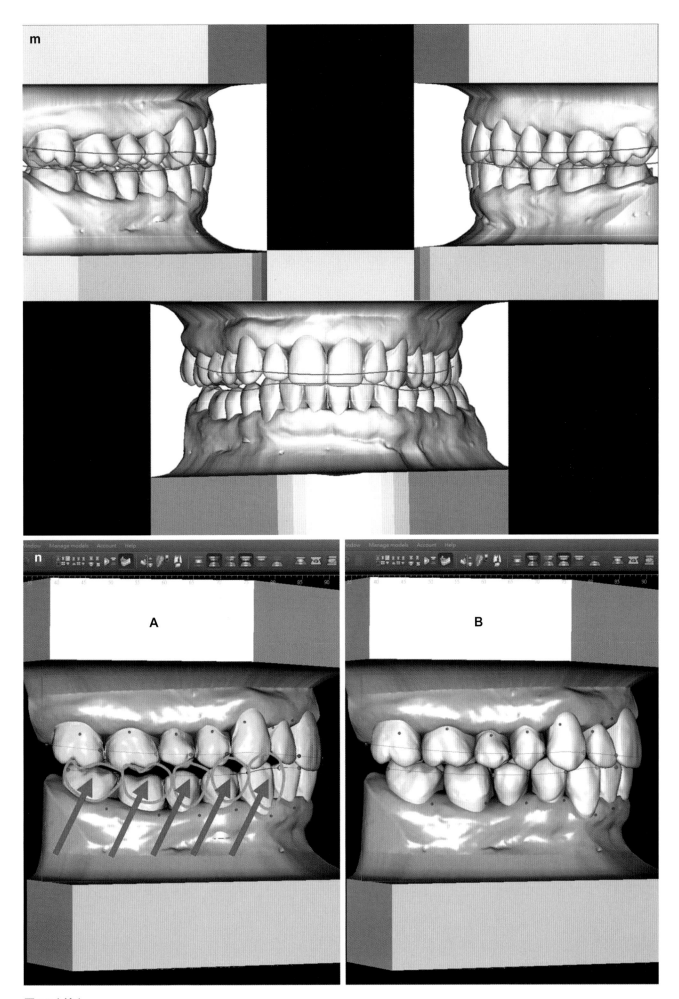

图9.6（续）

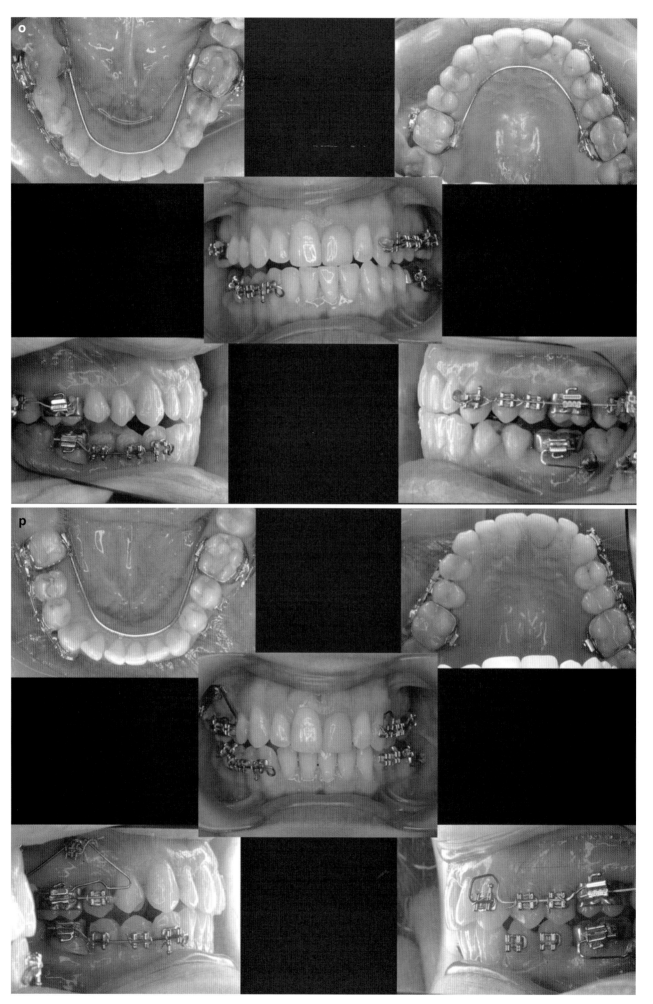

图9.6（续）

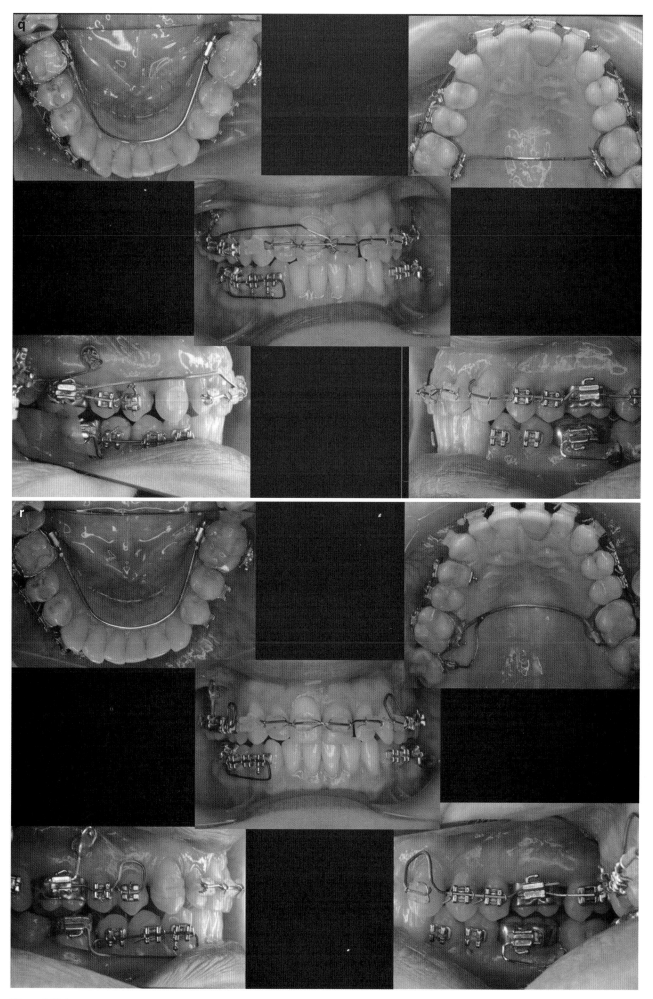

图9.6（续）

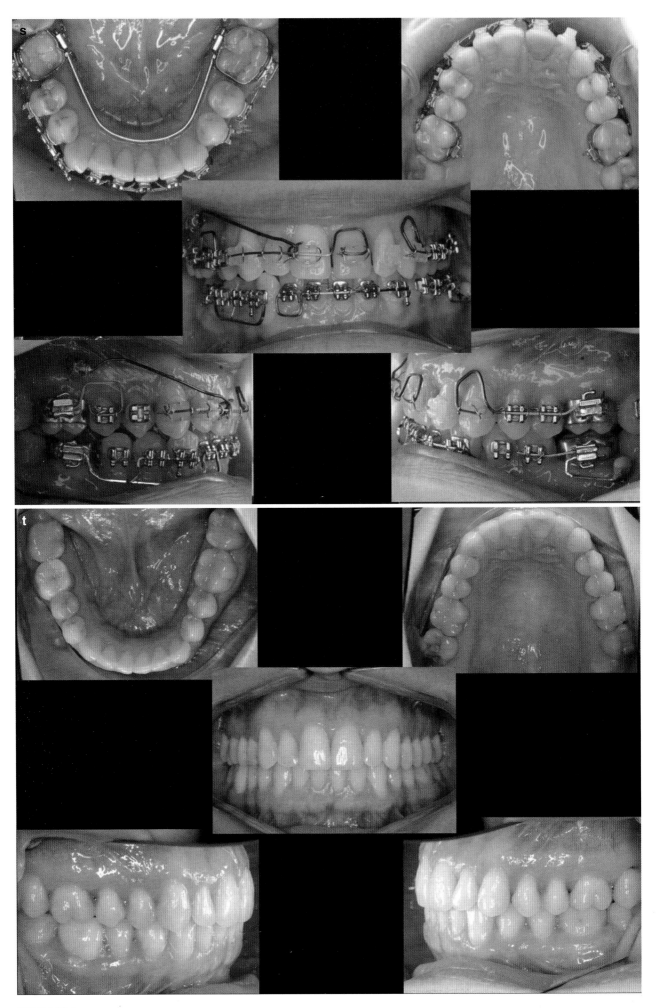

图9.6（续）

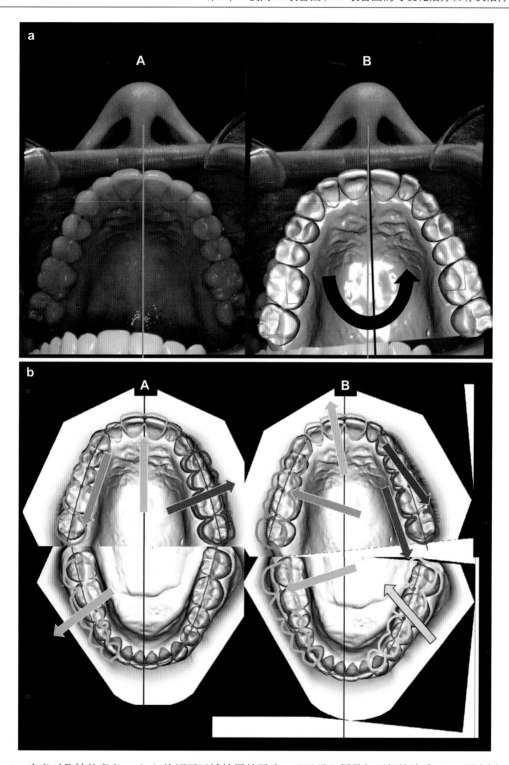

**图9.7** 病例AA：定义对称轴的意义。（a）从颏下区域拍摄的照片，以显示上颌骨与面部的关系。A：原病例AA面中线与前牙中线重合，并且此对称性与上腭中缝一致。B：同一病例在维持面部中线与前牙中线一致的情况下，将上颌虚拟逆时针偏移旋转，对称轴与腭中缝成一角度。（b）2D咬合图。A：原始对称轴。单颗牙齿的移动如图9.6k所示。B：如图a所示，改变对称轴以掩饰上颌骨的偏斜。推动牙齿向目标位移动的力的作用线由彩色箭头表示。与A相比，各个部分的移动完全不同，并且可能突破生物学限制，尤其是在第4象限。基于两个不同的治疗模拟选项，临床医生可以决定接受掩饰性治疗或考虑正颌手术

包括患有牙颌面畸形的较年轻的成年患者。需要大量的牙齿移动以掩饰当前基骨的差异或去除牙槽骨的代偿已备正颌手术之需。另一类包括较年长的因牙齿缺失或牙周破坏而引起牙列退化或残缺的成年患者，需要大量的牙齿移动将已经漂移的牙齿移回原先的位置或为牙齿种植修复开拓间隙。有时，牙齿移动需过矫治以弥补现有的基础缺陷来保证稳定性和功能。正畸矫治器对这两组患者所传递的力系统的误差范围必须要小得多。这是因为它们缺乏良好的生长、正常的口腔功能和骨骼支撑，无法克服

直丝弓这一非特异性力学系统可能产生的副作用。因此，在VTO和咬合图上明确治疗目标有利于设计适当的治疗机制，将正确的力系统传递到需要移动的牙齿上并防止支抗牙的支抗丢失。需要使用直丝弓矫治器和有特殊治疗顺序的透明矫治器、微种植体支抗矫治器，甚至是定制的片段弓矫治器，以减少牙齿的往复移动和其他并发症，提高治疗效率，并取得良好的治疗效果（图9.8）。

对于青少年患者，他们的牙颌面发育和口腔功能对力系统的力的容错性更高。然而，在治疗计划

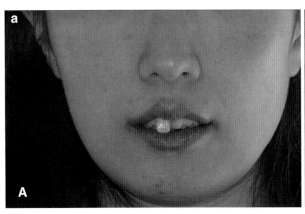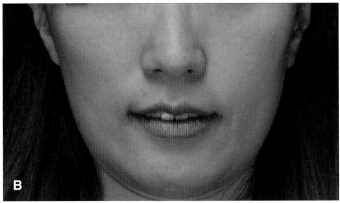

**图9.8** 病例LS由Franklin She医生提供：一例由牙周病引起的切牙病理性移位的病例。（a）正面口外照片。A：治疗前。B：治疗后。（b）3/4微笑照片。A：治疗前。B：治疗后。（c）治疗前DDP-Ortho上的虚拟牙科模型。（d）选取11中间的位置对上颌模型进行矢状面剖面分析以研究切牙关系。（e）21计划内收7mm并压低2mm。在减去24拔牙间隙后，咬合图表明在16和24区域间隙关闭需要适度的支抗。（f）下颌切牙计划唇倾2mm，压低2mm，并且拔除32以解除拥挤。36目标位（黄色）。36去除远颊向扭转，旋转中心位于其近中接触点（黑色虚线圆圈）。（g）使用软件牙科移动分析仪（IOSS，GmbH）计算将11压低至目标位的力作用线。一个三段式压低和内收弓用来产生所设计的力作用线。（h）基于3D咬合图的理想虚拟牙弓图清楚地表明，在拔除32后，需要依次压低31、33、41、42和43，因为它们存在不同程度的伸长。治疗前位置（黄色）。目标牙位（白色）。压低顺序：（A）31、41和42（红色箭头），（B）33、31和43（蓝色箭头），（C）43（绿色箭头）。（i）治疗前照片。侵袭性牙周炎由Siu Keung Kenny Tong医生治疗和记录。（j）治疗进程1：上颌牙弓：β-钛0.017英寸×0.025英寸T型曲用于关闭16和24区域的间隙。在关闭间隙期间，使用结扎线将切牙向远端倾斜。下颌牙弓：β-钛0.017英寸×0.025英寸三段式内收和压低下颌前牙。0.036英寸不锈钢舌弓加下颌不锈钢0.019英寸×0.025英寸弓丝将下颌前磨牙和第一磨牙连轧在一起作为支抗。（k）治疗进程2：上颌牙弓：β-钛0.017英寸×0.025英寸三段式压低和内收牙弓用于压低和内收11。下颌牙弓：β-钛0.018英寸弓丝用于保持41和42的位置。β-钛0.017英寸×0.025英寸匣型曲用于压低31。β-钛0.017英寸×0.025英寸弓丝在33和43区域与2颗正畸微螺钉（68.99.28A）（The Aarhus System，American Orthodontics）连接。它用作压低33和43的支抗。另一颗Aarhus螺钉用于固定36的位置，不锈钢0.019英寸×0.025英寸弓丝和0.036英寸β-钛舌弓用于旋转46。（l）治疗进程3：上颌牙弓：11正在压低和内收中。下弓：32和43被整平。46解除扭转并由Aarhus螺钉固定。β-钛0.036英寸舌弓由Aarhus螺钉固定在36和46区域，并用作支抗以进一步舌侧压低33。用Aarhus螺钉固定在33和43部位的唇侧弓丝作为支抗，进一步唇侧压低33。（m）治疗进程4：上颌牙弓：11完成了压低和内收。下颌牙弓：下颌切牙和尖牙完成压低。插入一根超弹镍钛0.017英寸×0.025英寸弓丝，用于排齐下颌牙齿。（n）治疗进度5：上弓：重粘11托槽至正常位置。换0.019英寸×0.025英寸的不锈钢弓丝。通过13-23粘接舌侧扣和橡皮链完成前牙区间隙的关闭。关闭间隙的作用力更靠近阻力中心，从而减少了摩擦。下颌换0.019英寸×0.025英寸的不锈钢弓丝，滑动法关闭剩余间隙。（o）治疗进程6：缺少骨支持的上颌牙弓、上颌切牙和尖牙用钴铬铸造夹板粘接在一起并延伸，使关闭间隙的力经过牙齿的阻抗中心。按计划使用交互支抗关闭拔牙间隙。（p）治疗后照片。由于牙周病恶化，治疗在间隙完全关闭之前终止。摘除托槽后牙周状况稳定

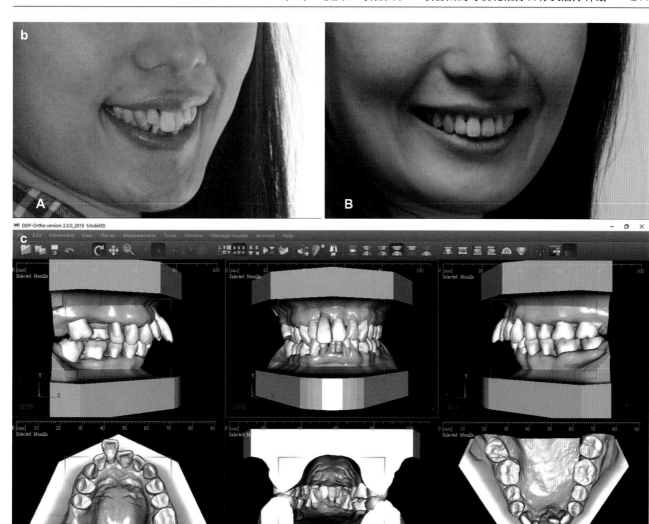

图9.8（续）

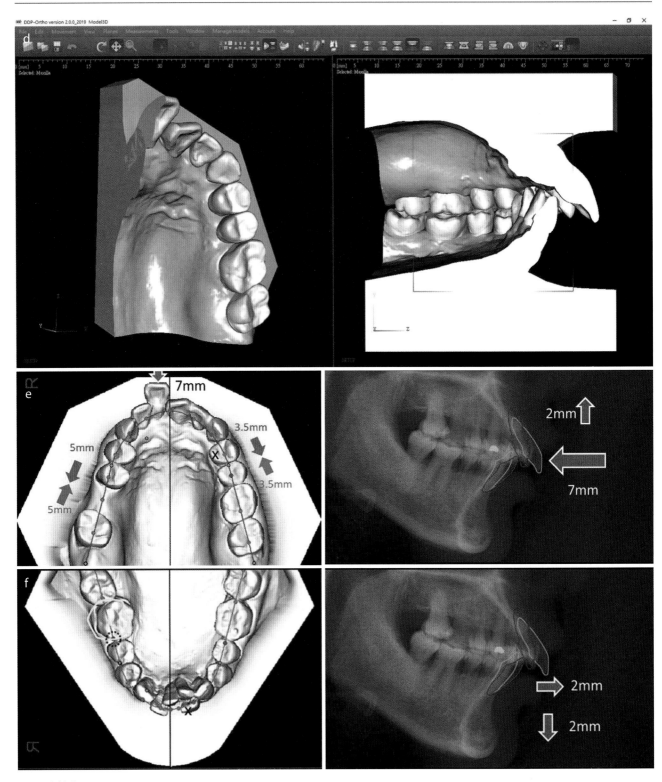

**图9.8（续）**

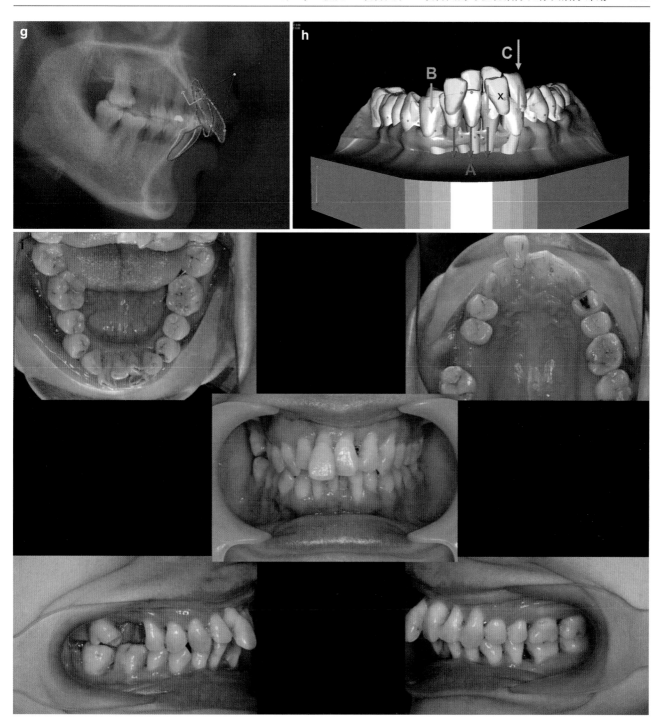

**图9.8**（续）

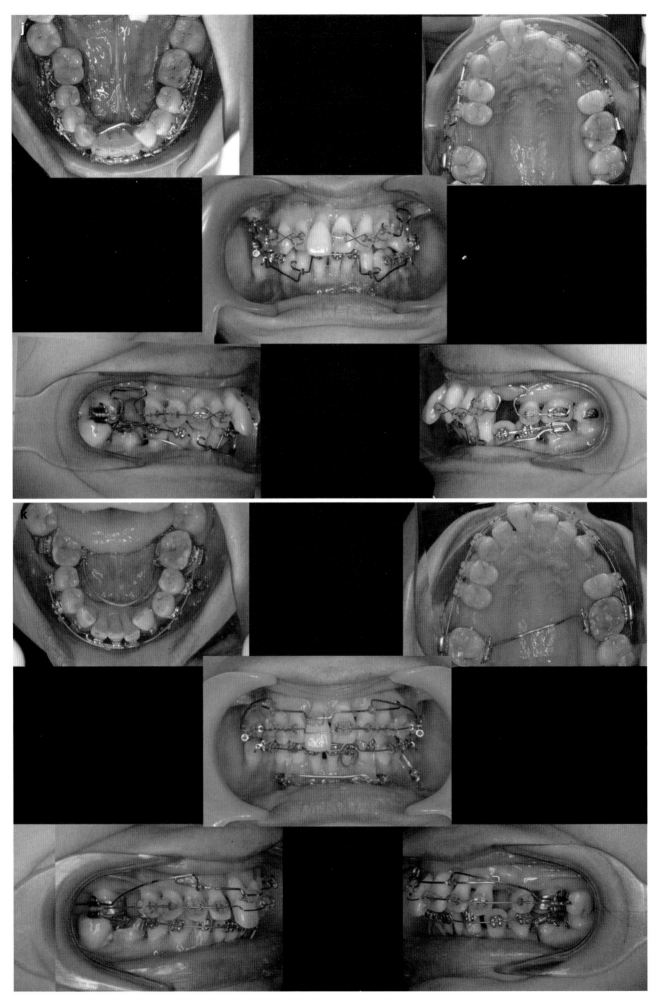

图9.8（续）

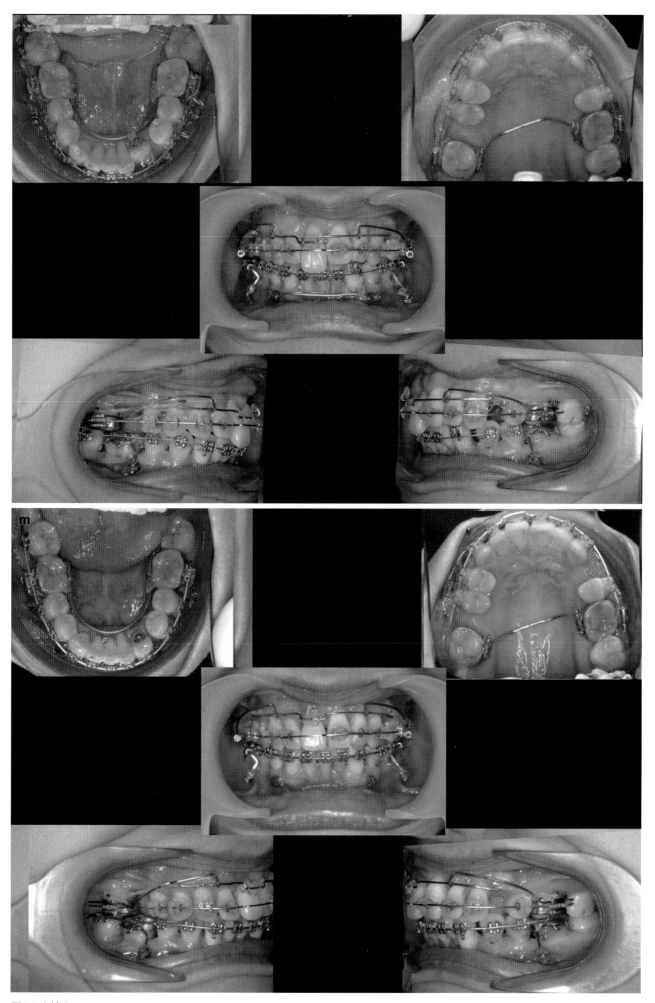

图9.8（续）

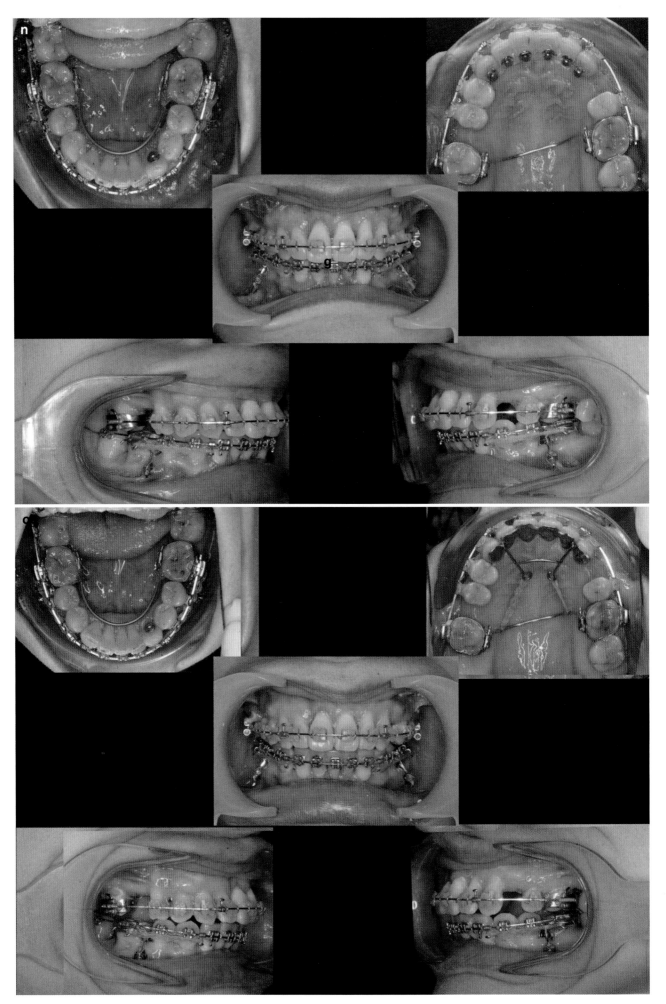

图9.8（续）

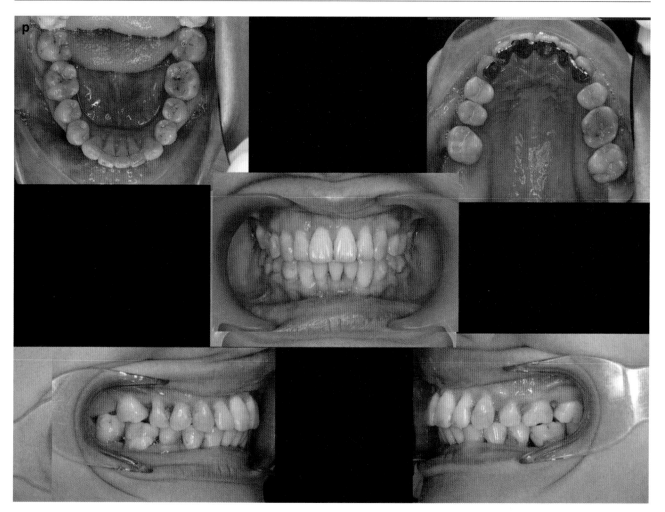

p

**图9.8（续）**

中必须考虑一些问题，例如固定矫治器治疗中的拔牙还是非拔牙、关闭间隙还是种植修复。此外，临床医生必须评估在良好的生长发育调节和患者良好的依从性下的治疗结果，并在患者反应不佳和依从性不好的情况下制订应急计划。这就是使用VTO和咬合图有助于制订治疗计划的地方，因为这些工具可以模拟不同场景下的治疗结果。此外，VTO和咬合图便于正畸医生、治疗团队成员、患者及患者家长之间的沟通。这允许不同的当事人提前"看到"预期结果，这样他们就能更清楚地选择何种矫治方案。

## 9.6　展望

### 9.6.1　降低超越生理范围矫治的风险

传统的VTO可用作风险管理工具探索牙齿移动的生物学极限即牙槽骨的范围[15]。但是，它只能应用于矢状向和垂直向的中切牙分析。因此，下一步合理的举措是将虚拟牙科模型叠加到CBCT图像上，这是现在许多种植牙和正颌手术治疗软件的共同特点。在编写本章时，一款以临床医生为终端用户的商用软件正在规划，它可以将虚拟模型中的临床牙冠图像与CBCT图像中的牙根匹配融合，以促进虚拟诊断[26]。但是，这款软件无法显示支持骨，叠加的准确性也并没有相关研究。同时，研发者正在努力研究，克服限制。例如研究者现在正在使用专业的工程软件来验证3D面部图像、CBCT图像和虚拟牙科模型的叠加准确性[27]。未来，支持多个结构精确叠加的软件将允许临床医生在3D模式下，将虚拟模型中的所有牙齿与存在的支持牙槽骨和重要结构（例如切牙管[28-29]）进行比对，来探索它们对牙齿移动的限制。另外，需要进一步研究来解决一个非常重要的问题：是什么限制了正畸牙齿的移动？更具体地说，我们需要知道我们是否可以通过正畸牙齿移动来控制颊侧和舌侧骨骼的生长。一些临床研究已经找到了通过使用片段弓使下颌切牙整体唇侧移动过程中保留牙龈附着控制骨生长的间接证据[30-31]，但这必须使用CBCT进一步研究证明。

## 9.6.2　对牙齿移动控制的改善和正畸矫治器的选择

基于3D咬合图成功叠加CBCT和虚拟牙科模型后，下一步是计算出每颗牙齿的阻力中心位置。我们目前的理解认为阻力中心是一个3D体积中心，而不是一个精确点，因为牙周韧带和骨骼支撑在不同方向上是不同的[32-33]。如果可以绘制牙齿的3D体积阻力中心，通过将每颗牙齿的位置变化与目标位进行比较，我们便可以更精确地计算出每颗牙齿到达目标位的最短路径和其对应的力学系统[17]。这些信息可以输入到有限元分析中，以便未来为患者制订个性化矫治方案。这有助于设计最合适的正畸矫治器以实现治疗目标，包括确定微种植体支抗放置的位置[34]。因此，它有助于确定哪种情况最好使用直丝弓固定矫治器、透明矫治器或定制的片段弓矫治器来治疗。

## 9.6.3　方便与患者的交流和预测由正畸引起的面部软组织的变化

现在，可以使用结合了2D和3D面部影像以及简易数字化前牙理想排列的软件给临床医生和患者展示正畸治疗将如何影响微笑[35-36]。它有助于规划涉及轻微前牙移动而不影响唇部和面部轮廓的非常简单的正畸病例[37]。否则，该软件更像是一种销售工具，形成了所谓的情感牙科的一部分，并且有可能给患者带来不切实际的期望。另外，即使我们可以叠加基于咬合图的3D面部图像、CBCT和全牙列数字化模型，仍然难以预测经正颌手术或以微种植体支抗做支抗的大范围正畸牙齿移动产生的面部软组织变化[38]。这在一定程度上是因为没有足够的研究，包括没有足够的样本量来研究不同治疗引起的软组织变化[39-41]。此外，软组织变化会有巨大的个体差异[42-43]。因此，需要进一步研究以产生更可行的数据，使预测软组织变化更可靠。这将使我们在未来能够更准确地评估不同治疗方案对软组织的改变。

## 9.7　结论

使用VTO以及2D咬合图和3D咬合图在多方面有助于制订治疗计划。首先，它们为临床医生提供了一种算法，让医生能够以合理和系统的方式进行诊断和治疗设计。其次，它们实现了治疗目标的可视化。这降低了超过生物学界限的风险，并促进了能够提供特定个性化力学系统正畸矫治器的设计，从而提高治疗效率。此外，它改善了治疗团队成员、患者家属和患者之间的沟通。

# 第10章 可预测正畸治疗计划及实施3D治疗模拟

## Three-Dimensional Treatment Simulation for Predictable Orthodontic Treatment Planning and Implementation

Jean-Marc Retrouvey, Yona R. Vandersluis, John Kaku, Sivabalan Vasudavan

## 10.1 概述

随着新兴技术越来越多地结合、运用于我们的专业临床操作，正畸专业人士发现正畸医疗服务具有很大的数字化转型潜力。数字化诊断程序能帮助正畸医生制订更准确的治疗计划，因为它能够整合从各种数字化资源获得的数据。用于数据分析的主要文件有：标准细分语言（STL）文件，通过口内扫描全牙列获得；以及医学数字化成像和通信（DICOM）文件，从CBCT获得（图10.1）。将这两个文件结合到诊断软件中，可以对错𬌗畸形病例进行3D分析，从而有效地进行诊断和制订治疗计划[1-3]。数字化诊断尤其重要，临床医生利用数字化软件可以在治疗前和治疗中模拟牙齿移动。此外，在治疗过程中，每位患者的档案资料都能在椅旁即时检索、查询，并且可以通过口内扫描来持续监测治

疗进展。数字化诊断软件也能精确测量牙齿移动，有利于制订准确的治疗计划并执行。

## 10.2 数字化牙科模型和诊断性测量

获取及分析正畸模型是正畸诊断和制订治疗计划的重要步骤。数字化模型可以使用激光或结构性光直接在口内扫描获得[4]，也可以扫描藻酸盐印模灌制的石膏模型获得（图10.2）。两者都比传统模型有优势[5-7]。传统的藻酸盐或PVS材料印模的缺点包括：取模过程中患者的不适感，模型需要物理存储，与印模材料相关的问题（例如产生气泡、时间敏感性和形变带来的不准确性），模型破损或丢失的风险[3,8]。通过口内扫描来获得数字化牙科模型的优点包括：口内扫描过程相比传统取模舒适度更好、患者体验更佳，以及可以通过STL文件以数字化形式存储。数字化牙科模型的获取也比传统牙科模型要快得多，并且可以很便捷地将数据共享给患者、其他临床医生和口腔技工室，以生产制作矫治器[3,9]。此外有研究表明，数字化牙科模型与以传统印模方法获取的牙科模型一样精确[10-12]，因此可将数字化牙科模型作为一个简便的诊断工具来使用。

与石膏模型类似，模型上的2D静态参数（例如牙弓长度、牙齿拥挤度以及旋转），都可以用数字化模型测量。而且，有了数字化模型后，这些数

J.-M. Retrouvey (✉)
Leo Rogers Endowed Chair and Professor, Department of Orthodontics, University Missouri Kansas City, Kansas City, MO, USA
e-mail: jean-marc.retrouvey@umkc.edu

Y. R. Vandersluis
Discipline of Orthodontics, Faculty of Dentistry, University of Toronto, Toronto, ON, Canada

J. Kaku
Private Practice, Tokyo, Japan

S. Vasudavan
Private Practice, Perth, WA, Australia
e-mail: drsiva@smilewithconfidence.com.au

© The Author(s), under exclusive license to Springer Nature Switzerland AG 2021
J.-M. Retrouvey, M.-N. Abdallah (eds.), *3D Diagnosis and Treatment Planning in Orthodontics*,
https://doi.org/10.1007/978-3-030-57223-5_10

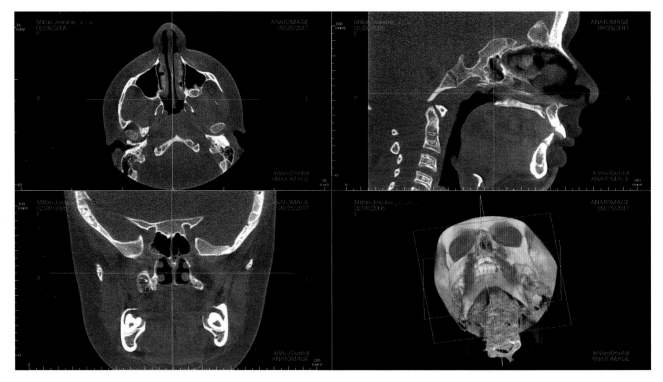

**图10.1**    CBCT的3个截面以及3D重建

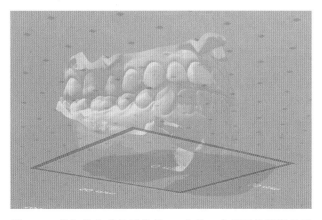

**图10.2**    从扫描中获得牙齿的STL文件,应用了掩模以显示其表面。掩模是用三角面片覆盖的

据的估算可以转化为更精确的计算机辅助测量,并储存在患者的数据库中[11]。有几个软件可以用来测量和预测数字化模型来进行常规正畸模型分析[13]。隶属于Invisalign公司的OrthoCAD™是最早开发的软件之一,它可以进行一些诊断性测量分析,如间隙分析、Bolton指数分析、深覆𬌗和深覆盖分析[14](图10.3)。其他的常用正畸测量软件包括3Shape™、Orchestrate 3D™和Maestro 3D™。由于模型分析是正畸诊断和治疗计划的重要组成部分,在数字化牙科模型上进行测量可以实现准确、高效和彻底的数字化诊断。

## 10.3    通过重叠对比评估牙齿移动

通过口内扫描获取的数字化牙科模型可以用来评估牙齿移动和治疗进度。通过在患者治疗过程中进行连续的扫描,可以对治疗的不同阶段进行重叠对比(图10.4)。医生能够评估不同时间点牙齿移动的量和方向,并确定是否已经实现了预期的牙齿移动。口内扫描重叠对比还能让临床医生评估治疗计划中生物力学机制发挥的效应。

## 10.4    STL分割

STL文件由一系列定点连接而成的三角面片构成,它描述了3D物体的表面几何形状(例如牙齿的形状),但无法表达出物体的颜色或纹理[15]。由于STL文件通过小的平面三角形来构成牙齿的自然弧度,STL文件的精确性在很大程度上受到这些三角

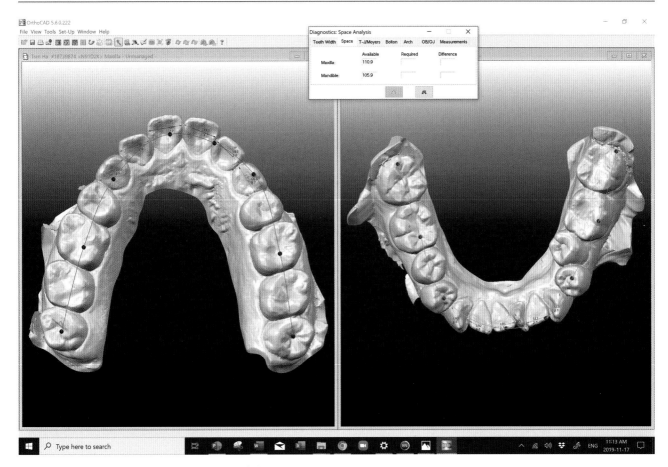

**图10.3**　OrthoCAD™软件可以测量数字化牙科模型

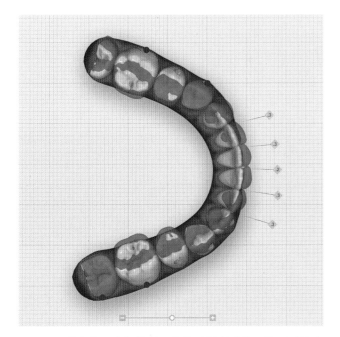

**图10.4**　数字化口内扫描可以将前后牙列重叠，从而对治疗进行评估

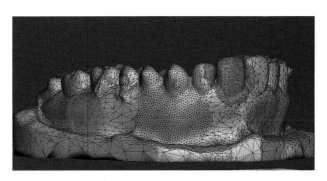

**图10.5**　STL文件由不同数量和大小的三角面片构成。三角面片越多，STL就越精确，但文件越大

形的数量和大小的影响[16]（图10.5）。STL文件可以通过软件转换为特定的文件格式［如计算机辅助设计（CAD）文件］，并通过不同方法进行3D打印[17-18]。

STL格式的数字化虚拟模型对正畸治疗非常有用，因为它可以通过牙齿分割（或表面切割技术）模拟正畸治疗，是3D治疗模拟必需的资料[19]。分割包括手动分割和自动分割，通过框选边界使每颗牙齿成为各自独立的"自由对象"，与牙科模型的其他部分分开[20]（图10.6）。分割后，用户可以选定一颗牙齿，用鼠标在6个自由度方向移动它。牙齿在3D方向上的移动都可以记录、保存并精确测量。将分割牙齿后的虚拟牙科模型定位在有最大咬合接触的位置，并将其上传到专有软件中就可以实现牙齿的逐步移动[21]。该软件程序可以记录单颗牙齿的移动及其与牙列的关系。临床医生可以预见所有可能发生的早接触，也可以维持理想的咬合。

Maestro 3D™和DDP-Ortho™等软件可以将CBCT数据与口内扫描数据相结合，来模拟更真实的牙齿移动环境。DDP-Ortho™软件可以定位旋转中心（图10.7）。定位旋转中心能让临床医生更精确地预估所需的牙齿移动，以及为实现预期的牙齿移动需要使用哪些力学系统[22]。

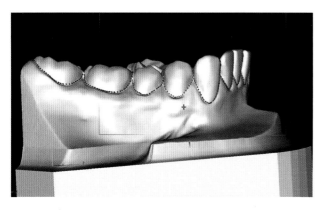

**图10.6**　使用3Shape软件自动分割牙列

## 10.5　使用数字化模型模拟牙齿移动

STL文件进行研究模型的数字化分析的主要优势在于，它能够精确地将每颗分割的牙齿逐步移动到不同的位置[21,23]。由于所有的正畸牙齿移动都是平移和旋转的组合[24]，软件公司将这些移动方式添加至软件界面，可使牙齿围绕旋转中心进行倾斜移动、平移或旋转[25]。大多数软件都有内置的约束条件，如果发现有牙齿移动过度或咬合干扰时会向医生发出警告[28-29]（图10.8）。

## 10.6　牙齿间的重叠

在模拟牙齿移动过程中，可能会发生邻牙和对颌牙的重叠，用于模拟牙齿移动的计算机辅助设计（CAD）文件需要进行格式化从而能够检测到这些重叠[30]。例如在牙齿排齐过程中，如果牙齿沿着较小的弓形排列，牙齿之间就会发生重叠，因为它们最终要挤在一个较小的空间里。因此，需要复杂的算法来准确记录这些重叠，并通过一系列步骤来消除它们[31-32]。

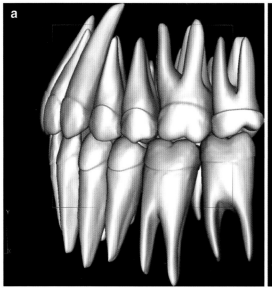
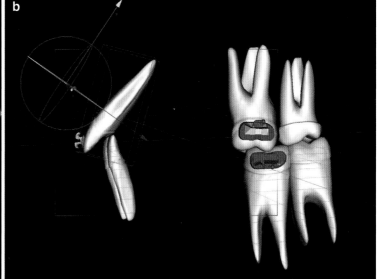

**图10.7**　（a）对牙冠和牙根进行可视化便于估计旋转中心；（b）正畸牙齿移动时旋转中心的成像

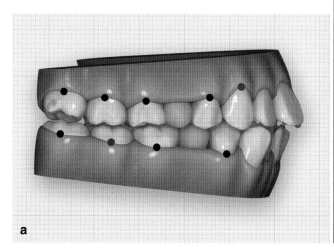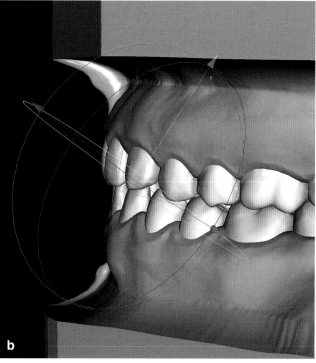

**图10.8**　（a）新版软件可以显示出预期治疗的移动界限范围；（b）该软件支持牙齿独立移动，并能记录3个空间平面上的移动量

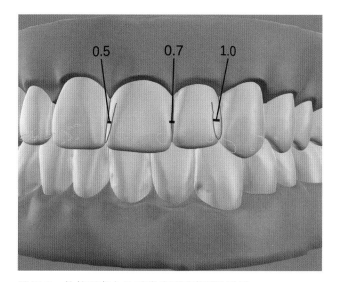

**图10.9**　软件程序会显示移动时牙齿间的重叠

许多软件程序能够检测并量化牙齿间的重叠（图10.9）。有了这些数据，正畸医生就可以判断是需要将牙齿移动到其他位置（通常是唇向或颊向移位），还是通过邻面减径（IPR）以减小牙齿的近远中径，或者拔牙来获得间隙实现排齐[33]。

## 10.7　咬合接触的评估

一些软件可以检测并显示最大咬合接触，有助于发现早接触和咬合过紧的情况（图10.10）。临床医生可以利用这个功能纠正早接触和紧咬合，建立咬合接触均匀的平衡殆[28]。

## 10.8　下颌动态运动的检测

SICAT-Dentsply™是一个独特的软件，它结合了CBCT、口内扫描和下颌运动轨迹追踪装置的数据。该软件使下颌运动和髁突运动可视化，能让用户发现下颌运动模式的异常。当与静态记录相结合时SICAT-Dentsply™软件可以显示正常和异常的髁突运动，辅助临床医生治疗严重不对称和/或面部创伤的病例。

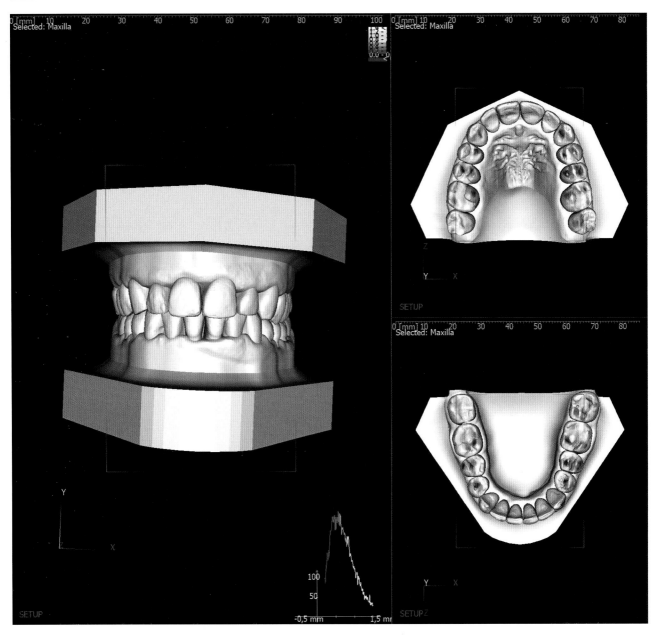

**图10.10**　模拟软件能记录最大牙尖交错𬌗的咬合接触关系

## 10.9　为牙齿移动创造间隙

在早期的矫治器系统中，软件的限制导致只能在牙冠上施加简单的力[34]。因此牙列的排齐主要是通过牙槽扩张来获得的。随着技术的进步，目前的软件程序提供了更多的选择来优化牙齿排列，如邻面减径（IPR）、远中移动后牙或竖直后牙[35]（图10.11）。单独或结合使用这些技术为医生提供了多种方法来创造间隙，而不用过度依赖牙槽骨扩张。这一点很重要，因为研究表明过度的牙槽骨扩张，特别是在前磨牙区域，会加速骨质流失[36]。

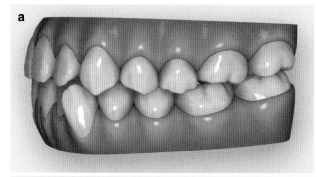

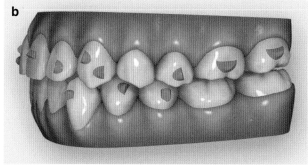

图10.11 （a）模拟软件可以进行循序渐进的、程序化的牙齿移动；（b）在戴完第一副矫治器之后，前牙保持在原来的位置

## 10.10 分步

在传统的直丝弓固定正畸矫治系统中，大部分正畸医生按常规将正畸托槽粘接在所有牙齿上，并将弓丝穿入尽可能多的托槽中，以实现牙列的整平和排齐[37]。这种方法无法预测具体的个别牙齿移动，只能由弓丝预弯的形状来决定牙齿的最终位置。这种移动在统计学上可以看作一个不确定性系统，因为太多的未知变量导致力学系统无法准确测量，而且正畸力在大多数情况下是不受控制的[38-39]。因此，这种整平和排齐的方法更多的是一种机械的、阶段性的方法，正畸医生从一根弓丝换到另一根弓丝，观察前一阶段的效果，并相应调整下一阶段的治疗步骤。

隐形矫治技术的主要优点之一是能够设计单颗牙齿或一组牙齿的移动而不影响整个牙列（图10.12）。这一特点使得患者的咬合可以根据正畸医生的治疗要求进行修改或维持[40-41]。隐形矫治技

术中牙齿是按顺序排列和移动的，这个过程称为分步[42]。目前，只有少数公司允许修改矫治分步过程。在可修改的情况下，正畸医生能在3D方向上移动单颗牙齿或一组牙齿来纠正错𬌗畸形。然后，软件会自动应用新的分步方法生成矫治序列，应用最适当的力学原理来矫治错𬌗畸形[43]。

支持个性化修改矫治分步过程的软件不会提供任何关于分步修改的指导，只能依靠操作者的经验。此外，软件程序目前无法预计移动的效果，因此对未来的治疗计划没有帮助。这两点说明即使有隐形矫治的先进数字化技术支持，操作者的经验和知识对于正畸治疗仍是必不可少的。

## 10.11 3D正畸托槽定位和机器人弯制成型弓丝（SureSmile®系统）

SureSmile®是一个综合性数字化技术平台，可以对患者进行诊断和设计个性化治疗方案，并生产个性化定制弓丝[44]。在使用传统固定矫治装置进行正畸治疗时，经常需要重新定位托槽或者用手弯制弓丝，以精确地调整咬合[44-46]。此外，传统直丝弓矫治器中的托槽存在较大的尺寸公差，这可能导致牙齿移动不够精确[44]。这两个因素都会增加不必要的治疗时间[44-46]。个性化定制弓丝消除了这一问题，因为定制弓丝时使用了3D治疗设计[44]（图10.13）。据报道，机器人弯制的曲非常精确，线性弯曲的精度为±0.1mm，扭转和角度弯曲的精度为±1°[47-48]。这种矫治设计的精确性有助于消除正畸治疗的反应性因素，从而缩短治疗时间[44]。需要注意的是，最近有研究对使用该技术进行第三序列移动（唇舌向转矩）的准确性提出了质疑[49]。

SureSmile®软件中的3D虚拟成像模块使牙列在3D空间平面上可视化以及可测量，因此可以制订更加精确和可预测的治疗方案[44]。此外，该软件可以通过交互式模拟帮助医生直观地预览和验证其提出的治疗方案[44]。由于该软件还具有内置的工作流程自动化和标准化的检查表，可以按顺序计划

图10.12 （a）一组牙齿可以作为一个单位进行移动，来模拟弓丝上的正畸移动；（b）一次可以只移动一颗牙齿，并准确记录其移动情况

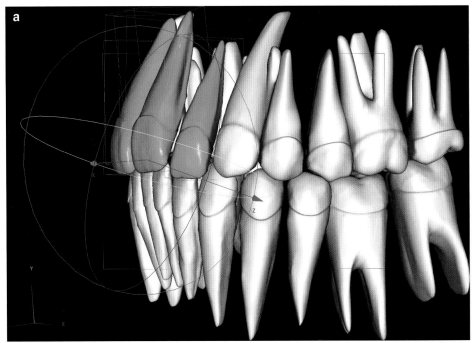

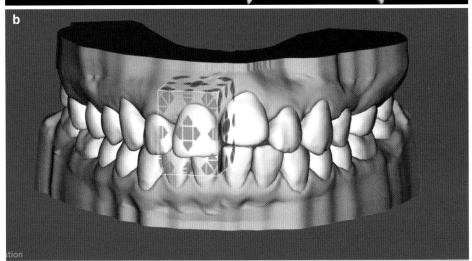

| | UR6 | UR5 | UR4 | UR3 | UR2 | UR1 | UL1 | UL2 | UL3 | UL4 | UL5 | UL6 | UL7 | UL |
|---|---|---|---|---|---|---|---|---|---|---|---|---|---|---|
| | | -0.1 | | | | | | | | | | | | |
| | | | 0.3 | | -0.1 | -0.1 | -0.1 | -0.2 | | -0.4 | | | | |
| | | | | | | | -2.3 | -0.2 | | | | | ▲▼ | |
| | | | | | 5 | -5 | -3 | | -3 | -3 | -8 | | | |
| | | | -9 | | | | | -3 | | | | | | |
| | -0.1 | -0.2 | 0.1 | | -0.2 | 0.1 | 0.1 | | | -0.1 | 0.1 | | 0.1 | |

好需要为患者提供的医疗服务，并将错误降到最低[44,50]。

患者也可以看到计算机模拟的方案，并参与模拟方案的设计[44]。给患者展示计算机模拟方案有很多好处。已有研究发现，看过计算机治疗模拟的患者对治疗计划有更好地理解，依从性也更好[51-52]。该软件还能让临床医生共享治疗计划，促进专业合作[44]。

## 10.12　临床病例

下面将介绍4个临床病例，以说明如何使用3D诊断和治疗模拟来制订并实施全面、可预测的治疗计划。

图10.13 SureSmile®软件的舌侧矫治牙齿移动记录。参考模拟的移动制作预设的弓丝，从而将此移动在牙列中表达

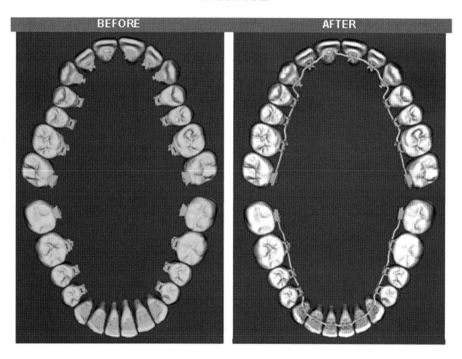

CK000001

| | | UR8 | UR7 | UR6 | UR5 | UR4 | UR3 | UR2 | UR1 | | UL1 | UL2 | UL3 | UL4 | UL5 | UL6 | UL7 | UL8 |
|---|---|---|---|---|---|---|---|---|---|---|---|---|---|---|---|---|---|---|
| INTERPROXIMAL REDUCTION (IPR) | | | | | | | | | | | | | | | | | | |
| Planned | | | | | | | | | | | | | | | | | | |
| Applied | | | | | | | | | | | | | | | | | | |
| Completed | | ☐ | ☐ | ☐ | ☐ | ☐ | ☐ | ☐ | ☐ | | ☐ | ☐ | ☐ | ☐ | ☐ | ☐ | ☐ | ☐ |
| Completed | | ☐ | ☐ | ☐ | ☐ | ☐ | ☐ | ☐ | ☐ | | ☐ | ☐ | ☐ | ☐ | ☐ | ☐ | ☐ | ☐ |
| Applied | | | | | | | | | | | | | | | | | | |
| Planned | | | | | | | | | | | | | | | | | | |
| | | LR8 | LR7 | LR6 | LR5 | LR4 | LR3 | LR2 | LR1 | | LL1 | LL2 | LL3 | LL4 | LL5 | LL6 | LL7 | LL8 |

## 病例1：模拟制订3D治疗计划及机器人弯制弓丝

15岁，男性患者。诊断为安氏Ⅱ类1分类错𬌗畸形，左上侧切牙缺失，上颌中线明显左偏（图10.14）。由于左上侧切牙缺失，左侧后牙比右侧更偏近中，导致左侧的远中关系更明显（图10.15a）。缺失左上侧切牙的可用间隙不足（图10.15b）。

对于上颌侧切牙缺失的病例有两种治疗方案：（1）关闭间隙用尖牙替代侧切牙；（2）开拓间隙种植修复侧切牙[53-54]。考虑到面部和咬合的问题，这个病例选择了开拓间隙种植修复侧切牙。

利用SureSmile®软件的治疗模拟功能对患者的错𬌗畸形进行了虚拟矫治，并在左上侧切牙缺牙处添加了虚拟牙齿。牙列相对于面部的位置可以通过将模拟治疗后的照片重叠在口外照片上来验证（图10.16）。

矫治Ⅱ类错𬌗畸形和开拓左上侧切牙间隙需要更强的生物力学支抗，因此计划植入腭部微种植体来远中移动磨牙，从而达到Ⅰ类关系[55]（图10.17）。粘接托槽时使用了模拟模型来正确定位托槽，以确保最佳的牙根平行度（图10.18）。正确的咬合关系是通过治疗模拟和所有测量结果来确定的。

最终的口内照片显示治疗达到了预期的结果。有适当的后牙咬合和前牙接触，中线一致，覆𬌗、覆盖正常（图10.19），为种植开辟了足够的间隙，牙根平行度也很好（图10.20）。这个病例说明，通过3D诊断和预测软件，可以取得良好的效果。

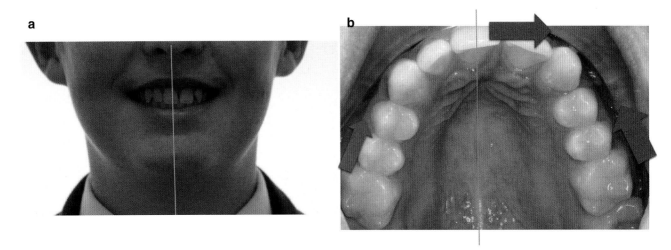

**图10.14**　（a）微笑线显示上颌中线明显左偏；（b）以腭中缝为参考线时也观察到同样的偏移

**图10.15**　（a）牙齿模型侧面观显示安氏Ⅱ类磨牙关系；（b）将来种植体设计的位置和方向

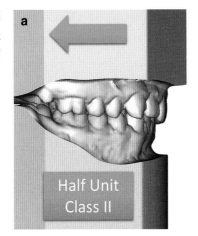

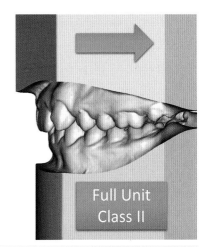

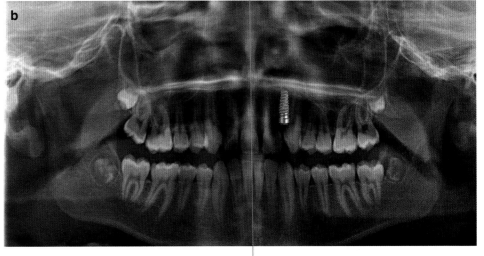

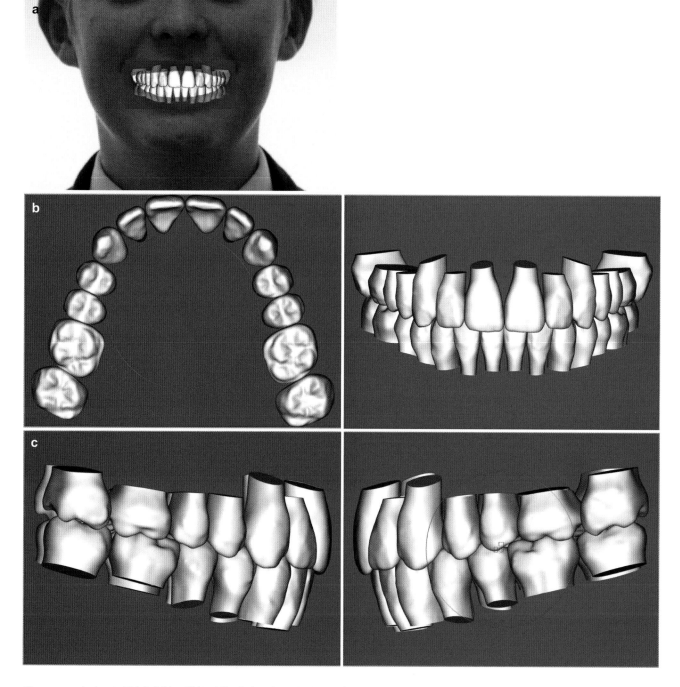

**图10.16** （a）正面照片中插入模拟后的牙列照片；（b）左上侧切牙义齿修复的治疗模拟殆面观和正面观；（c）治疗模拟的右侧和左侧面观

## 10.12.1 尖牙替代：使用开源软件评估牙齿缩小和形态

　　虽然病例1没有选择尖牙替代，但3D模拟诊断和治疗对尖牙替代的治疗方案非常有帮助。侧切牙缺失的治疗方法可以通过尖牙替代侧切牙直接关闭缺牙间隙或者开大间隙配合种植。治疗方法取决于患者的牙弓可用间隙、现有错殆畸形、偏好和面型[53,56]，但尖牙替代通常是更好的治疗选择，因为它消除了在美学区种植的需要[57]。然而，对于尖牙替代，尖牙的形态色泽必须与侧切牙相匹配[53]。

　　通过减少尖牙大小来替代侧切牙的治疗方法通

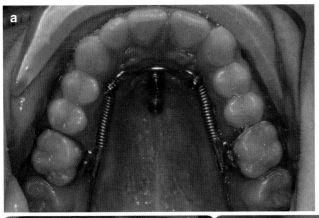

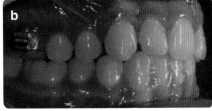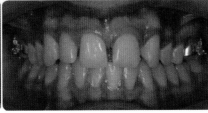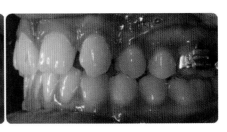

**图10.17**　（a）𬌗面观，微种植体支持的磨牙远中移动装置；（b）磨牙远中移动装置的正面观和侧面观

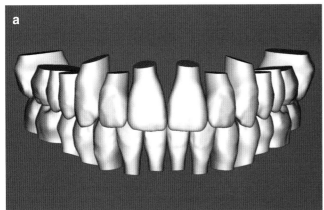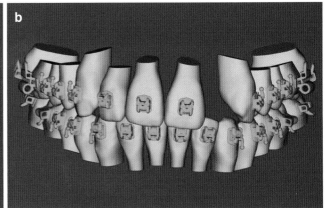

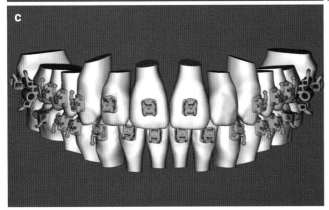

**图10.18**　治疗模拟模型。（a）治疗模拟的正面观；（b）磨牙远中移动后托槽的虚拟位置；（c）治疗模拟和正确定位托槽；（d）治疗模型的正面观；（e）治疗模型的𬌗面观；（f）虚拟模型的侧面观；（g）虚拟模型的𬌗面观

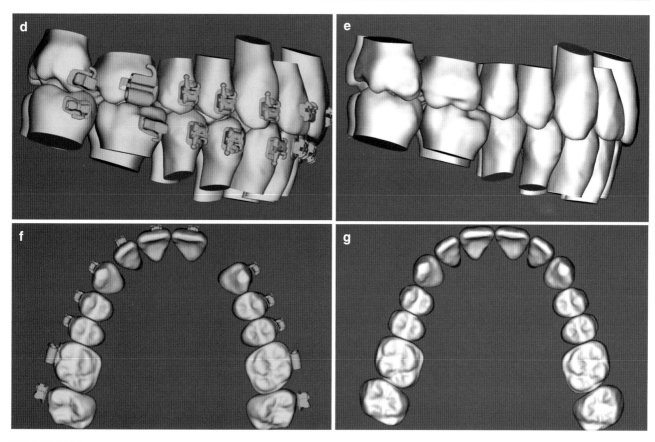

**图10.18**（续）

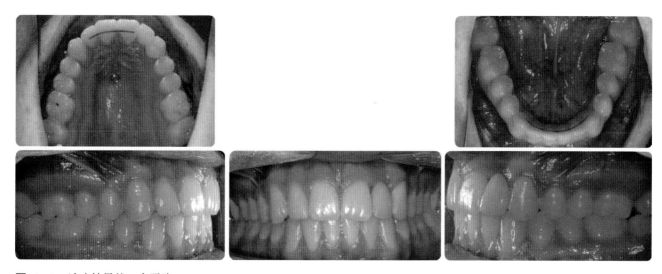

**图10.19**　治疗结果的口内照片

常不需要3D测量或评估，仅凭医生的经验就可以完成[58]。但3D软件在尖牙替代侧切牙治疗病例中的一个优点是可以应用软件对尖牙的体积进行缩小和重塑，从而使医生更好地评估治疗需求和局限性（图

10.21）。个体化的尖牙3D重建文件需要从口腔扫描或CBCT中获取。然后，可以通过镜像功能将对侧侧切牙作为模板，或者根据目标形态进行尖牙替代的虚拟设计。一旦形态大小决定后，在3D重建文件中

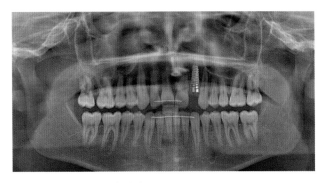

**图10.20** 治疗后的全景片

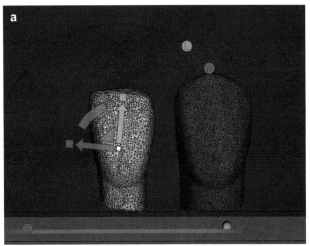

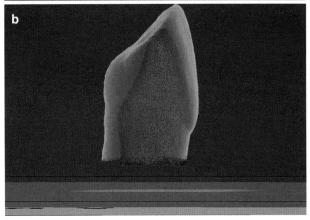

**图10.21** （a）3D重建图像的正面观，显示了标准侧切牙和尖牙的形态大小差异；（b）3D重建图像的侧面观，显示平均尺寸侧切牙和尖牙的形态大小差异

尖牙的牙冠就会被切割，侧切牙形状的目标牙齿会与尖牙进行图像拟合，来评估尖牙必需的减少量。这种简单的方法有助于正畸医生可视化地选择最合适的治疗方法并评估尖牙替代的可行性。

## 病例2：CBCT数字化模型用于设计阻生尖牙生物力学系统装置

阻生尖牙的治疗具有挑战性[59]，传统的2D诊断方法可能无法提供关于尖牙位置或对邻牙影响的足够信息[60-61]。阻生尖牙会导致相邻侧切牙的牙根吸收，而2D图像上并不总是能确切地显示出这一点[62]。此外，在2D成像中，尖牙在牙槽骨内的确切位置并不明确，而结构的重叠也妨碍了准确的诊断。

阻生尖牙对正畸医生来说是一个复杂的生物力学挑战，医生必须仔细规划牙齿所需的必要移动，以避免牙根损伤，并使牙齿最终处于牙弓内的最佳位置[63]。这些尖牙需要在3D空间中小心移动，若发生扭转，则需要去扭转，这增加了操作的复杂性[29]。3D成像和专用软件的使用使得阻生牙在3D空间中完全可视，从而得出其位置的准确诊断（图10.22）。同时，在开始治疗前能够对模拟的牙齿移动进行可视化、评估和测量也是一个显著优势，因为在术前设计中评估治疗的预后和复杂性，可以降低正畸治疗和牵引过程中的负面影响[64]。

为了正确观察阻生尖牙并设计移动轨迹，可以使用开源软件（3D Slicer）从CBCT DICOM文件中将尖牙和若干上颌牙分割出来（图10.23）。

然后，这个新数据文件可以作为OBJ文件导出到Meshmixer™中，根据解剖结构复制阻生尖牙，并在3D重建文件中将复制后的尖牙定位在牙弓中的理想位置。然后，可以应用DMA-DDP-Ortho™软件计算最有效的力学系统，使阻生尖牙完美地移动到目

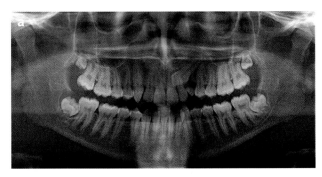

**图10.22** （a）左上阻生尖牙的全景片；（b）CBCT重建的正面观；（c）CBCT重建的腭面观；（d）CBCT重建的侧面观

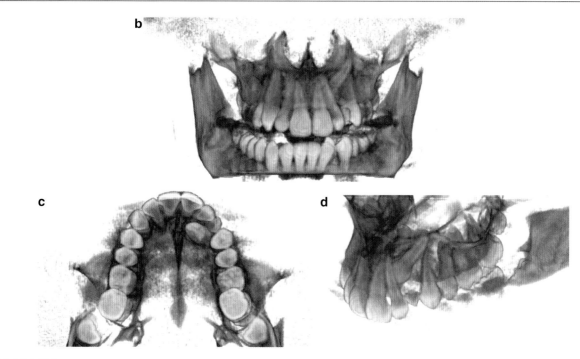

**图10.22**（续）

**图10.23** 重新格式化的阻生尖牙的CBCT影像。（a）侧面观；（b）斜面观；（c）𬌗面观

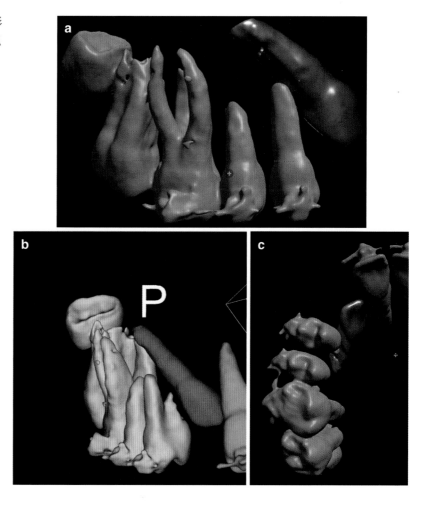

标位置。一旦理想的力学系统被确定，可利用这些信息来设计一种装置使正畸力以最大的效率传递到尖牙的牙冠上[65-66]。图10.24显示了在Meshmixer™和DMA-DDP-Ortho™中上传时DICOM转换为STL文件

的过程，这样可以预测旋转中心并确定最适合的力学系统。

15岁，男性患者。存在腭部埋伏阻生的左上恒尖牙和滞留的乳尖牙（图10.25a，b）。患者拍摄了

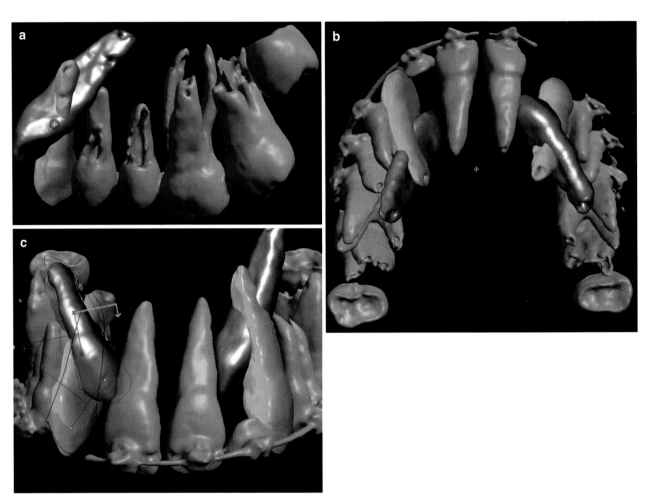

**图10.24**　尖牙的初始位置和目标位置已整合到单个3D文件中。（a）侧面观；（b）殆面观；（c）应用正确的力学系统（DMA-DDP-Ortho™软件）

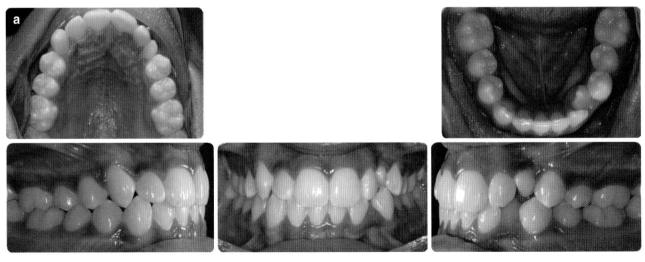

**图10.25**　（a）治疗前照片；（b）治疗前数字化模型；（c）生物力学考虑和力学系统的建立；（d）采用适当的力学系统进行悬臂设计

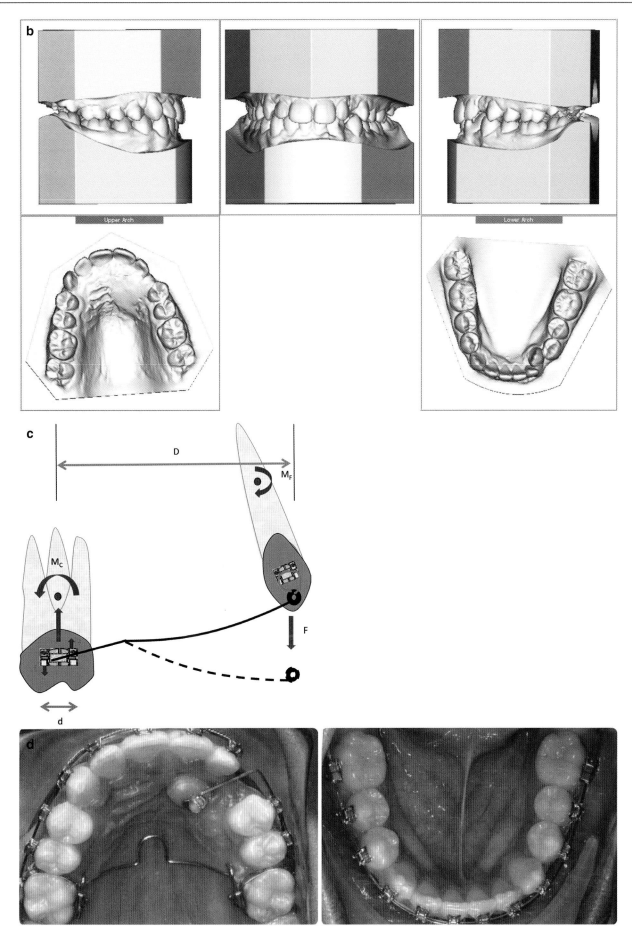

**图10.25（续）**

CBCT来确定阻生尖牙的确切位置、角度及它与相邻侧切牙牙冠的关系。同时，还进行了口内扫描来确定最适合的生物力学路径（图10.25c）。之后根据此路径设计一个单力悬臂式机械系统，以便为阻生尖牙应用最合适的力学系统（图10.25d）。

### 病例3：联合治疗——应用Invisalign进行磨牙远中移动及扭转

在患者的正畸治疗过程中，联合两种不同的治疗方法通常对患者有益。例如在某些情况下，在开始全面正畸治疗之前，可以利用部分排齐、生长调节或特定装置，以获得最佳治疗效果[67]。

上颌第一磨牙远中移动对于生长期的Ⅱ类错殆患者是合适的，在第二磨牙萌出之前远中移动这些磨牙比较有益[68]（图10.26b）。为达到这一目的，可使用多种矫治器包括远中移动棒™、头帽、钟摆矫治器等。使用模拟软件预测第一阶段治疗（远中移动）的治疗结果可能会对第二阶段的治疗方案设

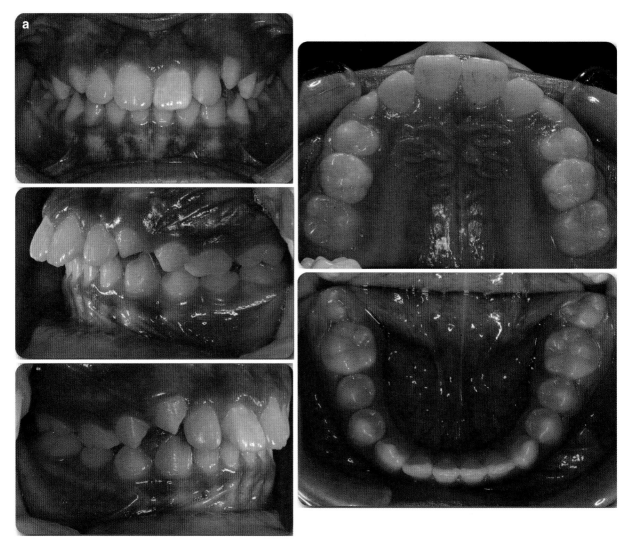

**图10.26** （a）治疗前照片。（b）磨牙和切牙移动的治疗需要和估算。第一组，无第二磨牙；第二组，有第二磨牙。这表明磨牙远中移动并不丧失切牙支抗的最佳时机是在第二磨牙萌出之前[69]。（c）远中移动棒™的预期效果（殆面观）。殆面观显示远中移动棒™对牙弓发育的作用。请注意，通过使用远中移动棒™远中移动磨牙后，V形弓形变为U形弓形。磨牙垫上的"球–窝关节"的存在会使磨牙在远中移动的过程中发生远中旋转。（d）远中移动棒™侧面观示意图。请注意，当尖牙更多地以整体移动的方式远中移动时，磨牙上的"球–窝关节"会使磨牙直立。（e）远中移动棒™治疗3个月后的结果。尖牙位置（蓝色线）可与切牙位置（黄色线）进行比较。尖牙的垂直位置在3个月内达到Ⅰ类关系并有伸长移动。（f）第一次ClinCheck™显示39个附件。（g）计算远中移动量。（h）最终治疗结果

计有很大帮助。

13岁，男性患者。存在安氏Ⅱ类1分类错𬌗畸形和上颌前牙前突（图10.26a）。远中移动棒™首先是为了解决矢状向关系不协调。使用成像软件对远中移动棒™作用后牙产生的潜在移动量进行预测[70]（图10.26b～d）。当预测后表明磨牙远中移动

b

磨牙远中移动1组

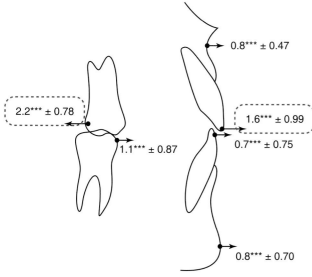

2.2*** ± 0.78

0.8*** ± 0.47

1.6*** ± 0.99

0.7*** ± 0.75

1.1*** ± 0.87

0.8*** ± 0.70

磨牙关系的改变：3.3*** ± 0.89，即矫治
覆盖的改变：0.9 ± 0.88，即复发

磨牙远中移动2组

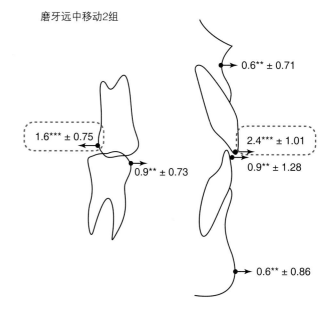

1.6*** ± 0.75

0.6** ± 0.71

2.4*** ± 1.01

0.9** ± 1.28

0.9** ± 0.73

0.6** ± 0.86

磨牙关系的改变：2.5*** ± 0.81，即矫治
覆盖的改变：1.5 ± 1.03，即复发

c

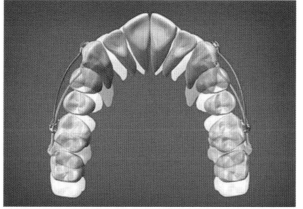

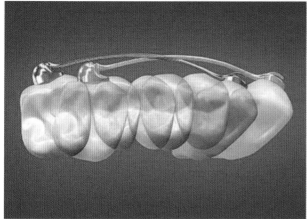

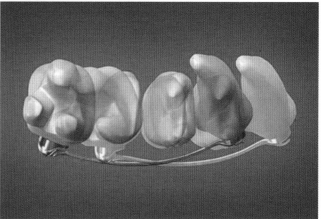

图10.26（续）

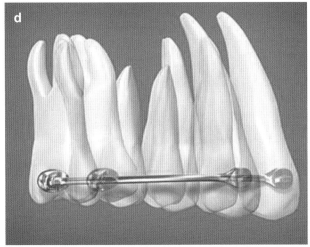

的空间足够时，便可应用此种治疗方法。

一旦实现磨牙远中移动（图10.26e），将对患者再一次进行口内扫描，并将虚拟牙科模型上传至ClinCheck™（Align™）。该软件可以用于评估在正畸附件作用下的牙列和咬合的潜在移位，在本病例中选择正畸附件作为治疗方式（图10.26f，g）。这一预测使治疗正畸医生能够以积极主动的方式决定最合适的治疗方案。

图10.26h显示了最终的口内照片，磨牙达到 I

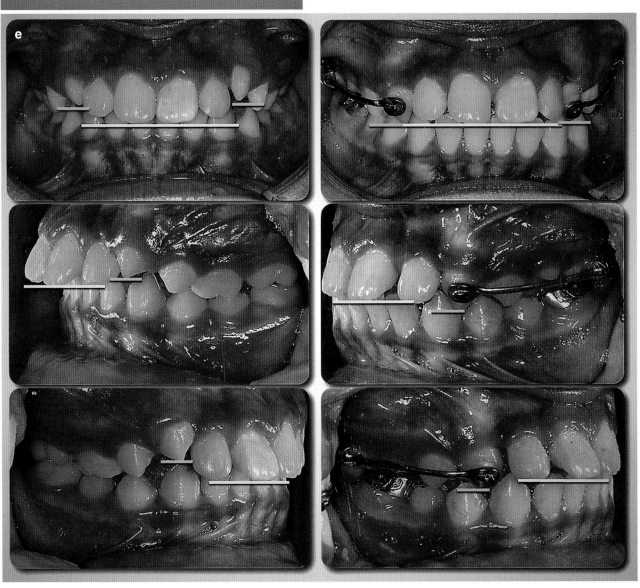

**图10.26**（续）

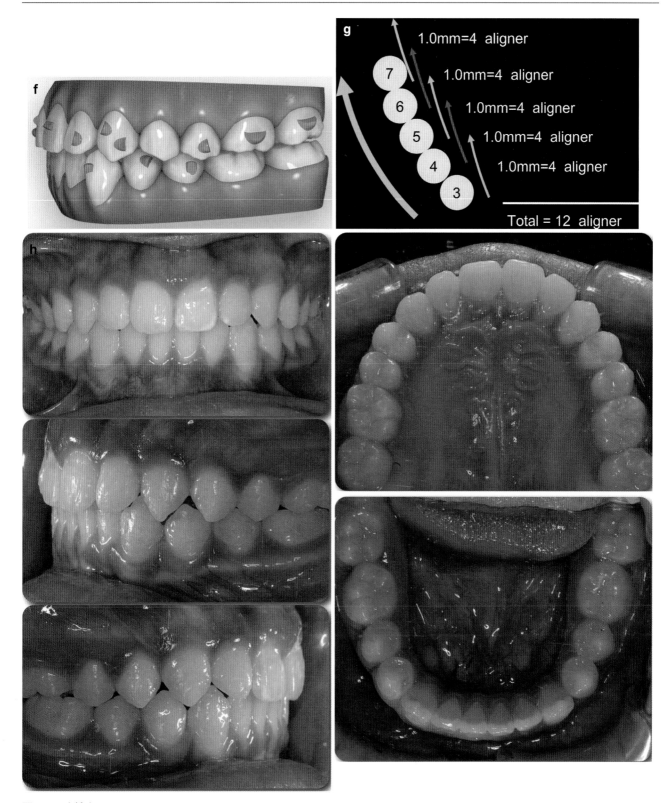

图10.26（续）

类关系，覆𬌗、覆盖正常，上下中线重合。总治疗时长为21个月。该病例说明了使用3D软件的预测功能模拟双阶段治疗方案和选择最合适的治疗方法的优势。

### 病例4：针对是否拔牙病例的3D模拟

决定患者是否需要拔除前磨牙的治疗方案通常较为复杂且不总是明确的，因为这两种方法都存在优点和缺点[71]。在开始治疗前评估治疗目的及结果的能力是确定最合适治疗方案的前提[72]。

13岁，女性患者。她接受了安氏Ⅱ类1分类错𬌗畸形的正畸评估。垂直生长型，上下颌牙弓中度拥挤（左上、右上和右下尖牙颊向位），下中线右偏3mm（图10.27a，b）。

在头影测量分析后做出咬合重叠图，这表明将上颌切牙舌向移位1.5mm并压低1mm会达到最美观的治疗结果（图10.27e）。进行口内扫描，将牙列的STL文件上传到DMA-DDP-Ortho™软件来进行两种治疗方法的模拟（图10.27c）。

在第一种治疗方法模拟中，4颗第二前磨牙被拔除，并按照初始咬合位置关闭间隙（图10.27c）。在减数治疗的模拟中，下颌牙列需要大量的前移，使这个选择比预期更复杂（图10.27d）。

第二种治疗方法的模拟使用了非减数治疗方法（图10.27c），并量化了纠正下中线和排齐牙列所

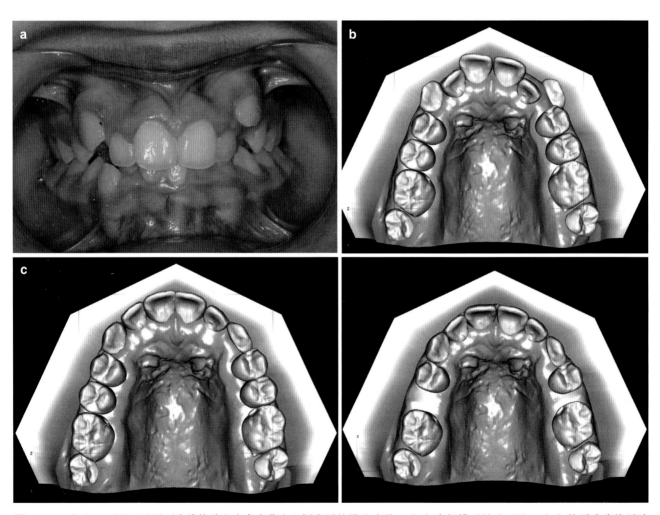

**图10.27**　（a）正面观显示了下中线偏移和未完全萌出上颌尖牙的错𬌗畸形；（b）虚拟模型的𬌗面观；（c）拔牙或非拔牙治疗方案的模拟；（d）模型显示解决错𬌗畸形所需的移动量；（e）头颅侧位片显示切牙的目标位置

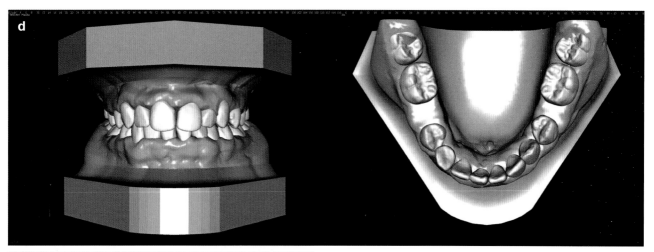

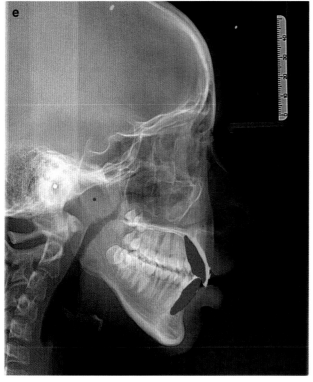

**图10.27**（续）

需的移动量。在这种治疗方案中，上颌切牙不能达到预计的咬合位置，因为这种方法使上颌切牙无法舌向移动。在非拔牙方法中，中线纠正更直观，并且通过竖直左下尖牙和前磨牙使得矫治效果较为显著。竖直牙齿在模拟中是可以量化的，并且被认为是正畸医生可以实现的治疗方法。

图10.28展示了非拔牙治疗后1年的结果。非拔牙方法可以使下中线纠正，并且不通过拔牙就可以达到令人满意的结果。

## 10.13 未来发展方向

虽然3D诊断和治疗计划很有前景，但仍需要人工智能的发展和进步来创建理想化的系统。正畸学中未来的诊断过程和治疗计划模拟，可能通过"大数据"和神经网络所提供的信息来增强正畸医生的能力，以便更加正确和准确地进行诊断并预测治疗结果。

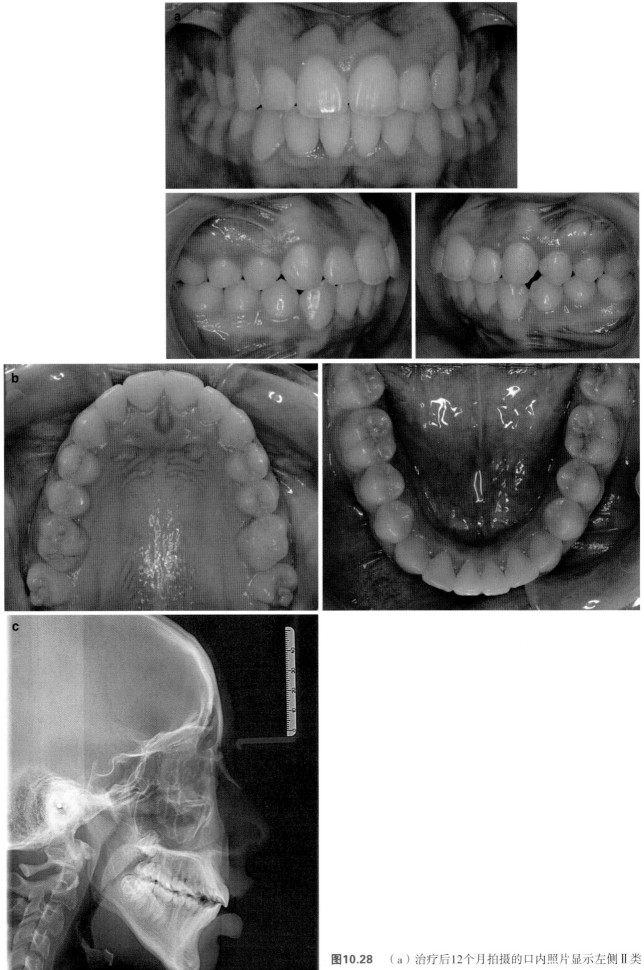

**图10.28** （a）治疗后12个月拍摄的口内照片显示左侧Ⅱ类关系轻度复发；（b）𬌗面观；（c）治疗后12个月的头颅侧位片

# 第11章 正颌外科的数字化设计

## Digital Planning in Orthognathic Surgery

Marco Caminiti

## 11.1 概述

正畸–正颌联合治疗的方案设计对于外科医生和正畸医生来说仍然是一项挑战。相应的诊疗指南除了随着通信设备和数据采集技术的进步有所改变外，并没有随着其他技术的发展而有太大改变。在过去的20年内，正畸–正颌联合治疗在技术方面也没有太大进展，材料的改进和手术效果依然更多地靠医生的经验和手术的设计。目前，使用3D技术进行方案设计极大地改善了正畸–正颌联合治疗的操作流程和治疗效果。但有时还是会有差错，而且多因为判断错误引起。了解数字化手术设计相比于模拟手术设计技术的优势，可以证明数字化数据采集和方案设计的好处和准确性，也正是因为其准确性才极大地改善了治疗效果[1-3]。

正颌技术最大的发展和改进得益于数字化技术在手术设计和夹板（术中导航）制作中的应用[3]。一系列数字化系统可以帮助提高诊断和设计治疗方案的能力——计算机辅助设计。这些数字化系统还可以呈现出精准的交互界面，通过制作预制的手术导板和夹板来改善手术效果——即计算机辅助制作。数字化正颌手术的关键步骤包括数字化全景片和头影测量分析、数字化口内扫描，对复杂病例推荐使用有基线标记的CT捕获，并且理解确定准确的正中关系的重要性，上传数据，简化线上会议或手术设计会议。数字化设计带来了前所未有的技术发展，包括定位铰链轴以辅助垂直向的预测、精确定位中切牙（垂直向、水平向和倾斜度）的能力、使用无托槽隐形矫治技术进行正颌手术的准备（在了解优点和局限性前提下）、辅助评估下颌畸形或偏移、简化并优化了下颌骨优先的双颌手术以及增强了数字化咬合控制中操作者的舒适度。最后的决策需要综合考虑所有数据，并与全面临床检查的分析结果相一致，最终形成一套固定的框架，并精确地制作出成品。最终的目标是在术前完成外科导板的制作，并形成一套完整的个体化手术方案。本章旨在向正畸从业者阐明主要在加拿大多伦多大学的正颌外科中心进行精准定位上下颌复合体的方法和流程。我们将在可靠的流程和严格的执行下，结合所有数据和临床检查结果，得出最后的结论。

必须指出，使用模拟方法［藻酸盐印模、石膏模型、𬌗架、半可调𬌗架（galletti）、石膏的切削与整合、丙烯酸或PVS夹板］制作外科导板仍然很常见，并且常应用于简单的单颌病例中。早先比较

M. Caminiti (✉)
Oral and Maxillofacial Surgery, Faculty of Dentistry, University of Toronto, Toronto, ON, Canada

Oral and Maxillofaical Surgery, Humber River Hospital, Toronto, ON, Canada

Jaw Deformity Clinic, Holland Bloorview Kids Rehabilitation Hospital, Toronto, ON, Canada
e-mail: marco.caminiti@utoronto.ca

模拟方法和发展早期的数字化设计技术的效果，数字化技术并没有表现出很大的优势[4]。然而，随着时间的推移，特别对于双颌手术来说，误差较大的模拟方法与高精度的数字化技术逐渐形成了无可比拟的差距[1,3,5-6]。

牙齿引导咬合，但咬合也要符合理想的美学标准。正畸-正颌联合治疗方案是基于上颌中切牙的位置（垂直向、水平向和倾斜度）而定的，其位置要通过临床检查、全景片、头影测量片和CT确定。美学的标准首先是要参考患者的种族和性别，还要参考牙列的垂直向和水平向位置关系，以及评估倾斜度、𬌗平面、切牙角度，当然还要考虑患者的预期。

正畸-正颌联合治疗的患者与单纯正畸治疗的患者相比，口内检查有些不同。因为在前者，错𬌗是上下颌骨位置的不协调造成的。换句话说，在正畸-正颌联合治疗的患者中，原本的𬌗位不能作为正畸的需求或"初始准备"。因此，要从一系列牙科模型（传统或数字化）中获得大量有用的信息，才能使医生更好地转化其矢状向关系，并对大量重要的正畸相关数据进行评估。正是因为这一点，对于正畸-正颌联合治疗的患者，评估牙科模型也应该被视为临床检查的一部分，而不是一项辅助步骤。

在进行美学诊断之前，重要的是要认识到面部美学具有主观性，会随着时间、性别、种族和文化背景的不同而变化。临床医生必须考虑到这些变化，并且在最初与患者的交流中尽可能了解更多的信息。下面讨论美学评价中的重要指标。

（a）切牙暴露量

静止状态下恰当的切牙暴露量是整个面部美学很关键的一部分，其与年龄和性别有关，如在年轻和女性患者切牙暴露量较大。

（b）中切牙的位置和倾斜度

中切牙的水平位置和倾斜度对整个面部美学有关键的影响。A-P向的位置和斜度对上唇突度有关键作用，反过来又在鼻唇美学中起着关键作用。我们临床医生必须能够合理地预

测术前正畸、正颌手术和术后正畸的切牙位置。

（c）侧貌和鼻唇美学

一般更倾向于直面型，评价时要同时采用定性（临床医生的主观评估）和客观定量（例如凸角[7]）的方法。评价侧貌的要素包括鼻部突度、上唇突度和颧骨、颏部的位置和形态。

本章我们不建议采用单一的测量方法，并且用教条的方法进行美学评价是不对的，因为最佳的审美标准是有争议的，所以这需要医生和患者的共同讨论[8]。如虽然我们认为符合美学标准的鼻唇角范围是90°~105°，但构成鼻唇角的各个部位分可能更重要，例如鼻尖的突度和唇的位置。

## 11.2　正畸-正颌联合治疗的理想年龄是多大？我们如何通过数字化技术进行评估？

结合手腕骨X线片、重叠头颅侧位片或CBCT的蝶枕软骨联合来判断生长停滞的时间。正畸-正颌治疗团队应当对治疗时机非常了解和有把握。一般来说，判断手术的理想年龄有如下参考[9-12]：

- 严重的Ⅲ类下颌前突：可以先开始第一阶段的正畸治疗，完成扩弓和排齐牙列。延迟正颌手术，直到下颌生长完成，可能是22~24岁

- 严重不对称和单侧肥大：手术可能需要推迟，直到影像学显示肥大的髁突停止生长

- 上颌垂直向发育过度（Ⅰ类和Ⅱ类）：考虑到心理和社会因素，可以在颌骨生长完成之前考虑手术；但是这类患者未来有行下颌手术的可能

- 上颌水平向发育不足：正畸扩弓对14岁以下的女孩和16岁以下的男孩可能有效。此后，上颌扩张可能需要行手术扩张（SARPE）或分段截骨术

- 某些下颌发育不足可以早期治疗，因为这些患者在整个生长过程中都有相同的Ⅱ类关系。而且，这类患者有稳定的下颌前移。但是，年轻患者确实比成年患者尤其移动量较大时的变化更大

尽管如此，考虑到患者的心理和社会需求，有时我们可能需要忽略这些生长性决定因素，因此需

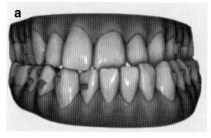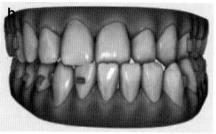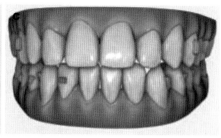

**图11.1** （a）水平向关系不协调的病例在设计方案时有很多不确定性。测量结果显示上颌骨有8mm的过度狭窄。是采取SARPE，还是分块扩弓，还是正畸扩弓，可通过一种无托槽隐形矫治器式的"理想诊断性蜡托"来确定。（b）对实际效果的预测，结果显示不需要采取SARPE或LeFort截骨术。（c）对术后效果的预测，可以看到最终可形成了良好的水平向关系。这些预测在正畸-正颌联合治疗的方案设计中非常有价值

要密切监测患者的心理成熟度和心理准备情况。另外，在进行心理咨询时，还要注意社交媒体对患者的影响[13]。过早的手术会导致患者准备不足，导致复发，并可能导致术后发育迟缓；而当正畸方案、患者依从性、社会耻辱感的影响和倦怠导致患者不满意时，需要通过推迟手术，在二者之间进行选择平衡。

手术"准备就绪"包括三方面的要求：

1. 成熟/生长完成（包括患者的心理成熟）
2. 已完成术后正畸的准备工作
3. 有完善的术前准备和具备保证手术成功的条件

## 11.3 如何判断患者的术前正畸完成时机？

过去，这完全取决于矫治器的效果。术前正畸主要目的是消除牙齿的代偿性倾斜。理想情况下，牙齿应直立于基骨上，正畸医生必须减少过度的压入或伸长移动，尤其注意移动不要超出牙槽骨的范围。矫治时不要施加Ⅱ类或Ⅲ类弹性牵引，这一点很重要。

随着手术优先的正颌手术的推广[14]，不同矫治器（无托槽隐形矫治器、舌侧矫治器、Damon矫治系统、Andrews矫治系统等）[15]和下颌骨优先移动的序列流程[16]不再是必需的，术前的正畸治疗以整平和排齐牙列、关闭间隙、模型上检查矫治装置并看能否达到完美的Ⅰ类关系也不再是必需的。现在术前要做的准备就是评估正畸治疗团队能否完成术后

的正畸治疗。对正畸医生最低的要求变为能使Ⅰ类尖牙关系下达到理想的A-P位置关系、有适当的覆盖以及没有反覆。基于此，最终的整平和牙列排齐[12]可以在术后进行，但是正畸医生要在治疗方案确定中发挥重要作用。

研究模型：无论是石膏（模拟）模型还是数字化模型，都是用来演示术前正畸的移动方向的。如果患者佩戴的是无托槽隐形矫治器，那可以用CAT供应商（例如ClinCheck，Invisalign）提供的软件向正颌手术治疗团队展示虚拟诊断性工作模型（图11.1）。但是大家常低估了ClinCheck在某些移动上的精确性，尤其是水平向移动[17]。

随着技术的发展，正颌手术的手术操作和相关的截骨术通常来说已不再是挑战，手术的设计、术前准备、患者的护理、严格的随访成为了我们关注的焦点。与正颌相关正畸技术的其他进步不同，其促进了手术计划的制订。材料（迷你导板）和技术（无托槽隐形矫治）的进步对临床治疗产生了深远的影响，但目前为止最大的进步当属方案设计的简化和计算机辅助模拟手术（computer-aided simulated surgery，CASS）[3,18]。

### 11.3.1 间隙分析、牙弓长度、切牙位置和倾斜度

定量分析牙弓的拥挤度和间隙是很重要的，因为方案设计会根据拥挤度或间隙的严重程度而有所

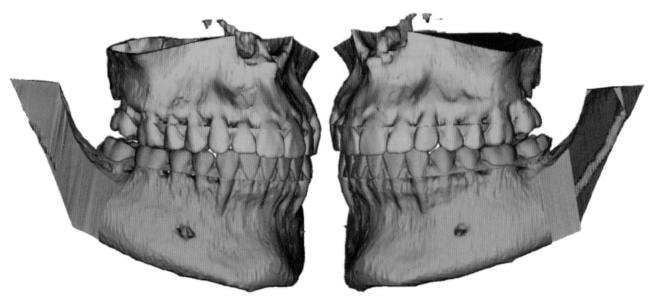

**图11.2**　图片说明了即使采用最佳方案，牙齿大小的不协调也并不一定能由正畸解决。在这个病例中，对于没有行上颌骨骨切开术的Ⅰ类关系，很难留出尖牙的位置——但是本身侧切牙就较宽，不能负担外形的进一步加宽了，所以折中考虑之后，我们选择让其保持Ⅱ类关系

变化。间隙分析仅指可用间隙与必需间隙之差，可以直接用实体模型（卡尺）或数字化扫描模型（计算机）测量。通常来说Ⅱ类错𬌗的间隙分析受更多因素的影响，因为下颌比上颌更拥挤，而且上颌切牙分唇倾（1分类）或舌倾（2分类）两种情况。大多数时候，这类患者切牙有代偿性唇倾，并且Spee曲线较深。

　　评估切牙的倾斜度对全牙弓必需间隙的影响非常重要，可帮助正畸医生决定是选择拔除牙齿、片切牙齿还是仅靠倾斜牙齿来获得或创造间隙。

　　传统的测量方法是用石膏模型，但现在随着数字化设计、无托槽隐形矫治技术以及计算机辅助模拟技术（如ClinCheck）的发展，测量变得更加精确（图11.1）。

### 11.3.2　Bolton指数分析及其重要性：评估牙齿大小的协调性

　　Bolton指数是指上下颌牙牙冠宽度总和的比例关系。上下颌6颗前牙的牙冠宽度总和之比约为77.2%（下颌牙/上颌牙），从右侧第一磨牙至左侧第一磨牙的全部牙的牙冠宽度总和之比约为91.3%

（下颌牙/上颌牙）[19]。

　　约5%的人有牙齿大小不协调（tooth size discrepancy，TSD），超过1.5mm的TSD被认为有临床意义，而且大多数有临床意义的TSD常发生在前牙区，通常是由于上颌侧切牙宽度较小引起。如果只考虑建立理想的覆𬌗、覆盖关系而不考虑其他因素，可能会导致牙弓后端安氏Ⅱ类尖对尖的咬合关系[20]。矫治大多数TSD的方法包括增大上颌侧切牙空间、下颌前牙邻面减径（IPR），或者拔除1颗下颌切牙（但这有时会导致尖牙关系不协调以及深覆盖）。

　　Bolton指数只能作为一项参考指标，因为它没有考虑到切牙的唇舌向厚度、切牙的轴倾度以及边缘嵴的厚度（图11.2）。但我们还应知道60%的Ⅱ类错𬌗正颌手术患者前牙Bolton指数都过大[21]。

## 11.4　咬合去代偿

　　要想达到稳定且预后良好的治疗效果，正畸治疗的目标是排齐牙列、整平Spee曲线以及去代偿。消除牙列代偿常倾向于调整到至少与潜在的骨性偏差量相一致的程度，使得咬合关系可以作为术中确定下颌骨位置的参考标准，这样能最大限度地完成错殆的外科矫治。

排齐牙列若要达到理想的效果，可能需要创造足够的间隙，以纠正牙弓长度不足（拥挤）、Spee曲线过深、切牙前倾/前突、牙弓不对称/中线偏移，以及如前所述的牙齿大小不协调。治疗方案的选择取决于所需间隙的大小。通常来说[20]，如果所需间隙≤4mm则较少考虑拔牙，可选择扩弓和/或邻面减径（IPR）。拔牙常见于严重的切牙前突或严重的垂直向不协调的病例[21-22]。

## 11.5　整平Spee曲线

术前或术后整平Spee曲线的方案设计取决于垂直向变化程度的需求。术前整平牙列可以使下颌前移时顺时针旋转角度最小，从而有利于水平向的移动和颏部的前移。术后整平牙列可以增大下颌前移时的顺时针旋转角度，从而有利于促进垂直向的移动。术前整平Spee曲线对面下高度和颏部的侧貌都有关键的影响[22]。低角病例的Spee曲线通常不平整，各种类型的方丝弓（包括稳定的弓丝）都会有台阶，术中使用的夹板往往在前磨牙区更厚。下颌的整体移动引起下颌的顺时针旋转，这会增大下颌平面角和面下高度。手术后，可使用反向Spee曲线的弓丝，施加颌间垂直牵引来伸长前磨牙，并且牙齿也会因为没有对颌牙而萌出得更快。

高角病例常在术前先整平Spee曲线，常通过压入性弓丝、种植支抗（TAD）来压低切牙，有时可能会引起开殆。手术时可以使用薄的夹板以及使下颌骨逆时针旋转，这可以降低面下高度，增大颏部的突度。术后应尽量减少前磨牙的伸长，以防止形成前牙开殆，保持颏部的突度，提高稳定性。

## 11.6　快速测量水平向关系不协调的方法

上下颌骨在矢状向的不协调改变了其水平向相对关系，当这种不协调得到纠正时（通过手动调整将其变为Ⅰ类殆关系，来粗略地模拟术中颌骨前后

向的移动），水平向关系会改变。手动调整水平向关系不协调的逆转称为相对水平向关系不协调，而先前存在的水平向关系不协调继续保持称为绝对水平向关系不协调。除了后部的水平向关系之外，也要分析前部（如尖牙区）的水平向关系，因为解决上颌牙弓前部和后部狭窄的策略是不同的，而且治疗方案的选择也很大程度上影响治疗时机（如手术辅助的快速腭中缝扩弓治疗上颌前部狭窄）[23-25]。

笔者使用的简单评估方法包含4个要素：绝对水平向测量、Wilson曲线、牙齿-牙弓协调（拥挤度）和颊倾程度。通过使用图11.3中的表格，手术治疗团队可以据此决定该病例在正颌手术中能否采用上颌骨分段截骨的方法，或者在正畸排齐和整平牙列前是否需要SARPE（图11.3 SARPE评分表）。

显然，临床医生的决定和舒适程度影响最终的治疗计划。其他可能影响用SARPE评估是否实施LeFort截骨术的因素有：

- 长期预后的不稳定性（如果先前已经进行过扩弓）
- 术前正畸移动的不稳定性（例如开殆的矫治）
- 上颌骨需要大幅度前移［需要较大LeFort前移（>5mm）的病例，有手术截骨扩弓的需求以防止复发］

### 11.6.1　正确的中切牙位置应如何？标准是什么？

在静止状态下，适宜的切牙暴露量是面部美学的重要组成部分[26]，其与年龄和性别有关，且年轻患者和女性的切牙暴露量更大。一般来说，大家较为接受的年轻患者在静止状态下的切牙暴露量是2～4mm（男性）或略多（女性）[27]。需要注意的是静止状态下的切牙暴露量不总是与微笑状态下的切牙暴露量一致，因为后者的测量是动态变化的，与一个人笑线的高低有关。因此，术语"露龈笑"不总是等于上颌垂直向发育过度。我们无法提供标准化和经过验证的"数据"，但有证据表明，静止状

| 得分 | 1 | 2 | 3 |
|---|---|---|---|
| 横向关系测量值* | 0~4mm | 4~8mm | >8mm |
| 牙弓后段的舌倾度 | 舌倾 | 直立/垂直 | 颊倾 |
| 牙列与牙弓的不协调程度 | 需要拔牙 | 适中：IPR | 较轻：不需要拔牙 |
| Wilson曲线 | 平直 | 浅/平缓 | 深 |
| 总计 | | | |

*测量上颌两侧第一磨牙的中央窝的距离与下颌两侧第一磨牙的远中颊尖的距离差（或在最终预测的I类磨牙关系下测量）

SARPE评分表可以为解决横向关系不协调提供依据。把每一行的得分相加，根据最终的得分确定相应的治疗计划：

<5=正畸
5~8=分段骨切开术
>8=手术辅助腭扩展

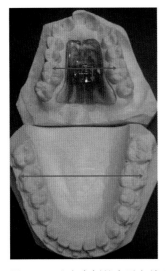

**图11.3**　这个病例的水平向关系测量值是11mm（3分），牙弓后段的舌倾度是直立的（2分），有轻度拥挤（2分），Wilson曲线较平缓（2分）。总分为10分——参考方案是首先采取SARPE来纠正上颌骨水平向关系的不协调（TAD矫治器如图）[25]

态下没有牙齿暴露是最不美观的情况[28-30]。

另外，还需要评估中切牙的倾斜度[31]，理想的男性倾斜角范围是103°~108°，女性略小。无论相对于A-P向位置如何，上颌切牙都优选直立或略微舌倾，因为上颌切牙的唇倾很容易破坏微笑面容的美感，并且与内收相比，上颌切牙更容易外突。

## 11.7　侧貌和鼻唇美学

侧貌和鼻唇美学不仅与切牙的水平位置有关，还与牙齿的倾斜度和其对上唇的支撑作用有关。通常来说，无论性别如何，都首选直面型。NLA评估可采用定性（临床医生的主观评估）和定量评估。评估侧貌的要素包括：鼻部侧貌、上唇侧貌和角度、颏部位置和形态。临床医生应使上述每个部位与对应的面型比例相协调，包括：中切牙相对于前额的A-P向位置（Andrews）、上唇与上颌牙槽骨（Steiner）、颏部位置与下颌牙槽骨和基骨（Holdaway）[32-33]。

如果鼻唇角成锐角常被认为是鼻尖下垂所致（图11.4），则应考虑提升鼻尖（如前移上颌或隆鼻术）。而如果认为主要因上唇过于平卧所致，则应考虑内收或直立上颌前牙。在最初的咨询阶段判断这一点尤其重要，因为应当尽快决定是唇倾还是

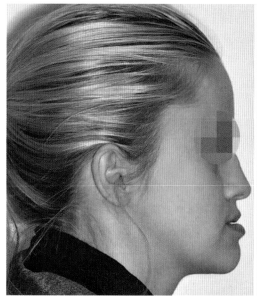
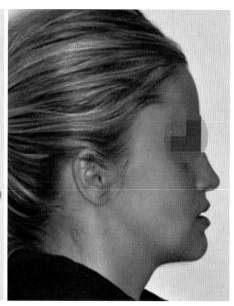

**图11.4** 在这个病例中，我们认为NLA是锐角的。但是可以通过前移上颌骨来改善下垂的鼻尖，以提升鼻尖，同时使上唇前移到一个更美观的位置

内收上颌牙列，以免延误治疗时机。

患者、外科医生和正畸医生面临的一个很大的挑战是如何以及在何处使结构正常化，同时又保证美观。如果不考虑软组织的形貌，建立"正常的"𬌗关系——Ⅰ类磨牙关系和恰当的覆𬌗、覆盖关系是较易实现的。然而，难点就在于确定上下颌复合体的垂直向、水平向位置，角度和旋转位置（所谓的倾斜/摆动/旋转或x-y-z轴位置）[2-3,34]。

## 11.8 牙𬌗美学四要素：切牙倾斜度、𬌗平面角、颏前点突度、鼻下点的丰满度

有许多方面都受𬌗平面位置的影响（图11.5和图11.6）。例如如果数字化设计抬升了𬌗平面，那将会导致：

1. 唇倾的切牙直立
2. 鼻下点的丰满度增加
3. 颏前点的突度减小
4. U形微笑美学的形成[1]

尽管上述变化有利于改善美观，但要注意，它

们也能轻而易举地破坏一套成熟完善的治疗计划。单是提升𬌗平面以减小颏前点的突度，或是忽略患者的切牙本身就是直立的这一条件，都会导致非常不美观的切牙貌。而且，过度提升𬌗平面会影响鼻下点的美学性，导致患者在鼻下点/唇部出现类似"Whoville"样貌[35]。

最后，必须考虑患者的年龄。Saver已经广泛评估了牙齿和牙龈的位置关系。通过几十年的研究，结论显而易见，随着年龄的增长上颌切牙的暴露量逐渐减少，而下颌切牙的暴露量逐渐增多。这提示我们，增加患者上颌切牙的暴露量能使患者显得更年轻[28]。

## 11.9 数字化辅助设计

### 11.9.1 完整的数字化记录、转化、设计和制作的系统要求

包括常用的软件和一些特定的不断更新的硬件。明显需要的设备包括计算机（台式的或者笔记本）。云储存软件（Dropbox、Sync、OneDrive、iCloud）保证数据能安全存储且随时可以调用。

Adobe Acrobat DC Pro：能将图像、PPT、Word文稿与PDF相互转化，功能丰富，安全性高。

---

[1] 图11.5中的情况显示𬌗平面和垂直向增加的微小改变如何显露出更多的牙齿，从而导致细微的美学改善。𬌗平面改变的最后一个（非美学）变化包括改变咬合功能模式

图11.5　骨性Ⅲ类，前牙开𬌗病例，通过前移上颌骨和下降陡峭的𬌗平面进行矫治。这两个病例的结果都显示微笑曲线由倒U形变为更加美观的正U形，垂直高度也有所增加

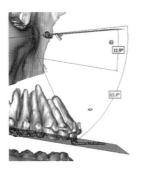

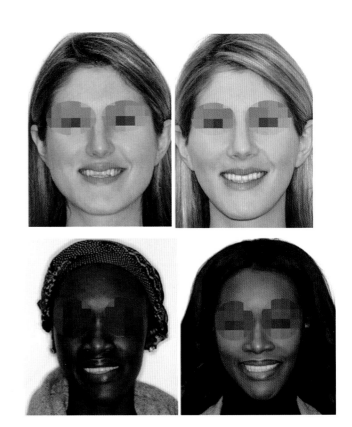

Windows 7或Windows 10：取决于操作者的软件偏好。PC格式可以很好地与所需的TB级大文件格式配合处理射线照片和其他成像，无相关兼容性问题的。

PowerPoint：一个简单高效的程序，灵活性强，可以存储高质量的图像、视频、符号和图表信息。所有PDF、JPG、STL图像和视频都可以存储于此。病例可以以.pptx格式存储、标记和索引，以便于检索和研究。

基准标记器/激光水平仪：可能需要准确记录头部的自然位置。大多数诊室全景/头影测量机或CBCT都有垂直向和水平向投射在患者脸上的灯，以指示面部中线和Frankfort水平线。可以添加不透射线的基准标记，这样图像上有这些点后，便于数字化方案公司的工程师在分割和清除图像时控制头部的方向（图11.7）。

带有2D或3D虚拟治疗模拟功能的头侧测量软件：这些程序还可以用于存储图像，并且通过运用一些计算机知识，可以在诊室使用更高级的𬌗板制作功能。您可以使用其免费的在线程序，但功能有限，不过只需少量费用就可以升级解锁更高级的功能。

单反（SLR）相机：最好是100mm微距镜头、不失真的全画幅单反相机；或最新的有高度灵敏的图像处理器的无镜单反相机：Nikon Z、Sony Alpha。手持手机摄像头可能对视频记录或快照来说是足够的，但标准的美学面部照像就需要使用更合适的镜头拍摄，不失真，并且镜头比例不可重复。

牙科扫描仪/口内扫描仪[36]：很少有扫描仪可以准确扫描带有正畸托槽的牙列。推荐的装置是Trios扫描仪，它是一种不需要粉末涂层的开放格式STL视频采集工具。操作简单，容易掌握[37-39]。

STL读取软件：我们不是每次都需要将IOS图像直接反馈到数字化设计平台。但是，如果您对数据库中的这些数据感兴趣，则可以查看。软件可以下载；也有许多免费的在线版本。

图11.6　通过增加面部的垂直高度，美观性有了明显改善，且显得更年轻

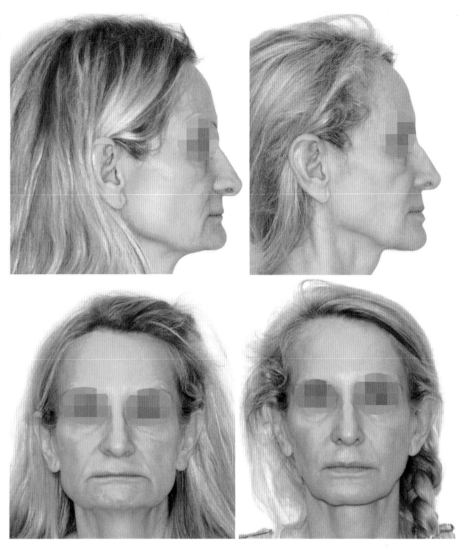

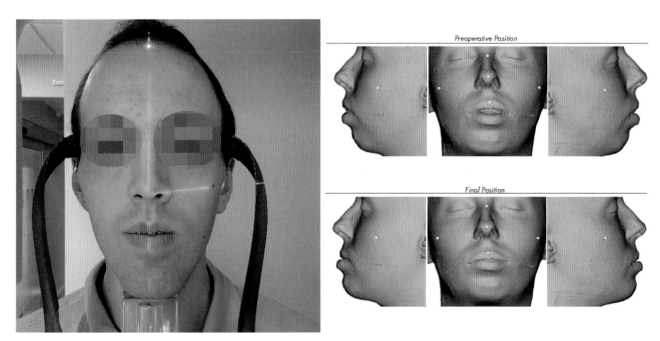

图11.7　利用CBCT或PAN/CEPH校准灯辅助确定自然头位和中线。这个方法对于面部不对称以及倾斜较大或偏移的病例非常有效。在皮肤上做不透射的标记，该标记会转化到CT图像上，来帮助工程师裁剪、匹配和整合这些图像

Sync/Dropbox/OneDrive/iCLoud云存储：安全、可靠的云储存服务。但是，可能需要对您的数据进行加密，并且需要遵循各个国家/地区的区域法律要求。

Adaptable CAD/CAM Digital Manufacturer或数字化方案公司（digital planning company，DPC）：工程师需要灵活满足您的需求并为您的特定流程和要求提供"个性化"服务。目前可用的CASS包括：Dolphin 3D、3D Systems、Materialise/PROPLAN、KLS Martin、Protomed和Nemotec，但越来越多的正畸–正颌治疗团队现在开发了自己的"本土"加工设备和椅旁打印设备。

治疗协调员：虽然这不是"数字化辅助"，但也是系统要求之一。需要有一位经验丰富的计算机助理来编译、整理、组织、准备、上传和下载，并跟踪和分发给团队许多成员的各种大大小小的信息。需要一个人负责这件事并收集所有数据。

提醒：CAD/CAM实际上只是一种工具——一种"精巧的殆架"，帮助您诊断和制订治疗计划，提供精准的殆位关系，准确预测结果，并显著简化了"模型外科"的手术流程。

在进行上颌优先的双颌手术时，正中关系（CR）至关重要。但存在一种误区，即如果是下颌优先的双颌手术，正中关系就不那么重要了（或是可以忽视的），实际并非如此。因为如果您是通过数字化设计来定位上下颌复合体的，那您最终制作的夹板仍然是根据数字化下颌骨的正中关系来定位上颌骨的。如果髁突位置（数字化设计和术后实际）不一致，则术后上颌的位置会改变（殆位仍然是好的），这只能通过预制的导板和定位器来避免，但这样就会限制对上下颌复合体的垂直向控制，笔者不支持这样做。

与扫描蜡殆记录相比，口内扫描再现咬合关系的准确度更高[40]。不同的记录方法和成像方式会导致正中关系的改变。另一个棘手的问题就是重现的CR位置可能会有变化。我们最近的研究发现，CT记录的CR比口内扫描获取的CR能更准确地确定髁突在关节窝中的位置[41]。虽然CAD/CAM数字化设计方法

准确度较高，但术中髁突的定位仍然是一个难点[6]。

正中关系之所以重要，是因为无论颌骨位置如何改变，它都是可重复且稳定的。因此，每位操作者都应该重视对正中关系的研究。如果手术时可以再现正中关系，就可以与手术设计相匹配[6]。有争议的其实不是正中关系的定义，而是其术中的可重复性，以保证夹板的定位更精准。当出现明显的偏斜或不对称时，正中关系记录的虚拟标记就起作用了。

与正中关系一样，自然头位（natural head position，NHP）也有许多种定义，操作者需要使用多种参考标志点。这些标志点可来源于临床检查或临床照片，Frankfort平面头影测量的参考以及殆架上得到的轴–眶平面。一些用于评估自然头位的辅助工具可能包括激光指示器（源于全景或头影测量机），放置于口内并与电子参考设备相连的陀螺定位仪，或设置虚拟标记[42]。平均来说，头部的定位可产生高达8°的误差，仅此就可能导致原本的设计和实际结果在上颌侧位片上产生15°的误差[3,18,43–45]。

确定铰链轴：这一简单的记录有助于工程师和操作者确定患者铰链轴的位置。一般不需要，但在以下情况下很有帮助，当CR到CO有较大移位时，当存在习惯性咬合（双重咬合）时，以及当需要的垂直向位移较大时，铰链轴位置不准确可能会引起不当的水平位移（图11.8）。

### 11.9.1.1　手术优先的正颌手术（OGS）

这是个很有趣的话题，这一概念的引入是为了省去术前正畸阶段，把正畸消除牙齿代偿这一过程延至术后以加速牙颌面畸形的治疗。文献中最新的数据表明，这一方法能缩短整体的治疗时间，且预后稳定性与传统的"正畸优先"的方法相当[14,16,46]。虽然有其优点，但不建议手术优先作为常规方法，因为其在手术设计上有很多难点，而用传统方法则不存在这些困扰。有些错殆病例（例如垂直向不协调的Ⅱ类前牙开殆的拔牙病例）可能更难采取手术优先的方式，而有些病例（Ⅲ类非拔牙病例）则更

**图11.8** 显示了两种正中关系记录方式记录髁突位置的差异。髁突在旋转前向下、向后移动，这种微小的变化可造成4mm的误差。当垂直高度改变较大时，这个误差甚至会更大。因此，在大幅提升或降低垂直高度时，要确保正中关系和铰链轴是准确的

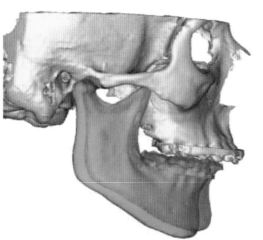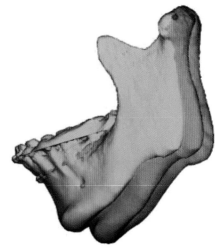

容易实施。

因为手术优先的正颌手术没有术前正畸阶段，所以在设计颌骨移动时必须考虑到最终的正畸结果。如果存在明显的牙弓长度/宽度不协调、不对称和垂直向不协调，将大大增加治疗难度。术中没有托槽和唇弓也是技术上的一个不利因素；但是无托槽隐形矫治技术和无托槽隐形矫治的正颌夹板的发展和应用可以轻松克服这一难题[15]。术后，临床医生通常必须使用TAD或其他支抗来避免咬合关系的改变，直到患者能够开始粘接托槽。

考虑到这些局限性，在病例的选择上必须充分评估预期的有利因素、预后以及临床医生的操作难度。

## 11.10　数字化设计在时机上的难点

表11.1展示了正畸-正颌治疗团队将各种必要的步骤考虑在内的情况下，提出的方案设计和手术准备的时间建议。在传统的手术方式中，实验室的时间决定了手术夹板的制作时间。在数字化设计方案中，材料的运输是决定速度的关键步骤。显然椅旁制作夹板和手术导板可以大大缩短整个治疗时间。

## 11.11　完成最终的数字化规划会议：推荐的流程

数字化规划会议（digital planning session，

**表11.1** 采用数字化设计的正颌外科手术时间表

| 步骤 | 方案 | 时间 |
| --- | --- | --- |
| 1 | 正畸-正颌联合治疗的诊断；初步确定手术治疗方案；虚拟治疗设计 | 初诊时 |
| 2 | 术前正畸准备 | 0~6个月（手术优先）至12~18个月（传统方法） |
| 3 | 评估是否符合手术适应证/是否做好术前准备；初步拟定手术治疗 | 术前4~6个月 |
| 4 | **确定手术时间** | |
| 5 | 预约术前复诊/临床检查/检测/口内情况检测/卫生情况检测/正畸复诊/手术的时间 | 术前2个月 |
| | **术前准备流程** | |
| 6 | 术前正畸：拆除附件或佩戴手术弓丝 | 术前4周 |
| 7 | 数字化数据的收集，术前最后的咨询 | 术前4周 |
| 8 | 分类整理/上传数字化材料 | 术前3周 |
| 9 | 数字化方案公司视频会议 | 术前2周 |
| 10 | CASS方案的确认 | 术前2周 |
| 11 | 应用手术钩 | 术前1周 |
| 12 | 收集夹板/试用PRN | 术前1周 |
| | **手术** | T0 |

DPS）将上述所有步骤整合在一起。在DPS前必须确定好各个轴向上的移动量。DPS仅对临床检查和

**图11.9**　数字化设计的流程

| | | |
|---|---|---|
| | **任务：确定头位** | |
| 1 | 确定是否需要截骨及截骨的位置 | 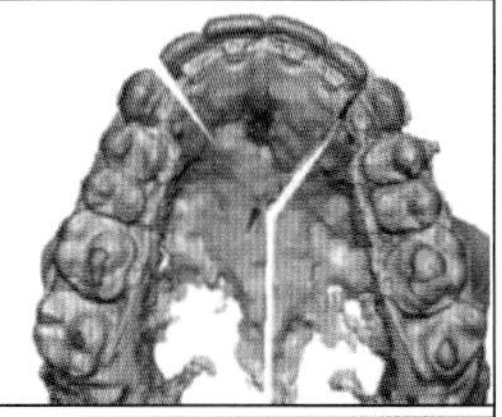 |
| 2 | 检查并验证自然头位 | 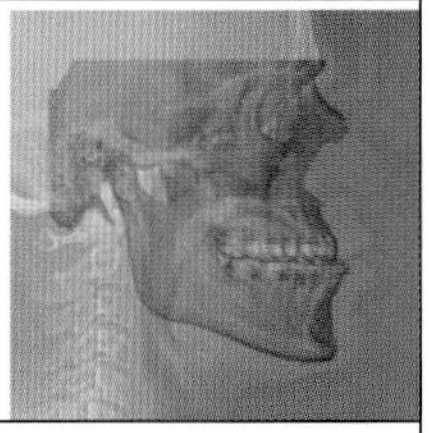 |
| 3 | 检查并验证𬌗平面角倾斜（CANT） | 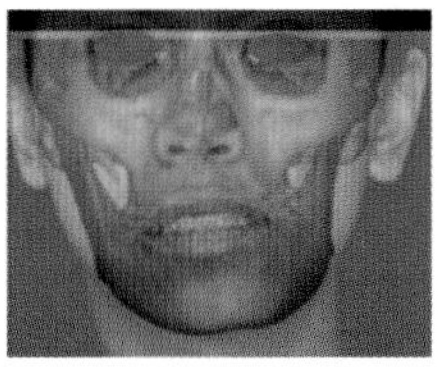 |
| 4 | 检查中线指示/标记正确 | 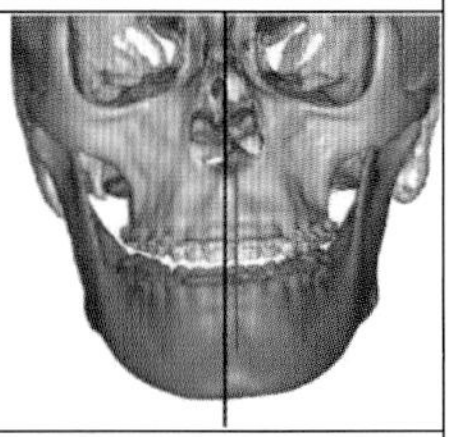 |
| | **任务：移动颌骨** | |
| 5 | 旋转上颌以纠正倾斜 | 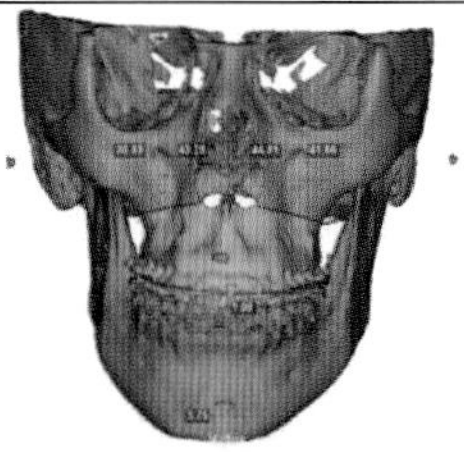 |
| 6 | 如果垂直高度改变较大则需确定铰链轴 | 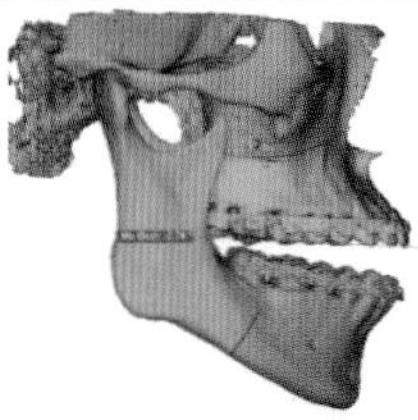 |
| 7 | 确定中切牙的最佳美学位置 | 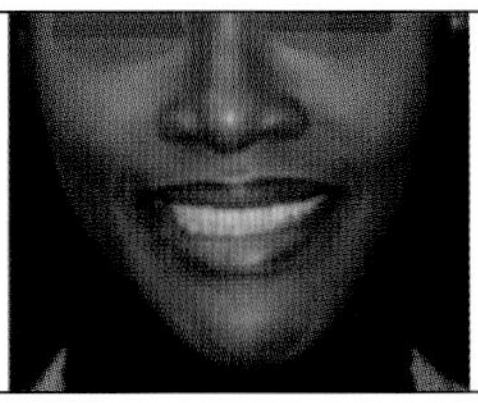 |
| | | |

2D分析及3D分析的结果提供指导与确认。分析移位产生的影响时，必须运用相应的外科知识，还要考虑到正颌手术的局限性，多思考如何移位才能减少复发。术中重现的髁突位置应与设计方案的髁突位置一致。最后，为了避免术后并发症，医生需要熟练掌握坚固内固定技术和稳定咬合技术。流程顺序和相应的图片如图11.9所示，详情如下：

**图11.9**（续）

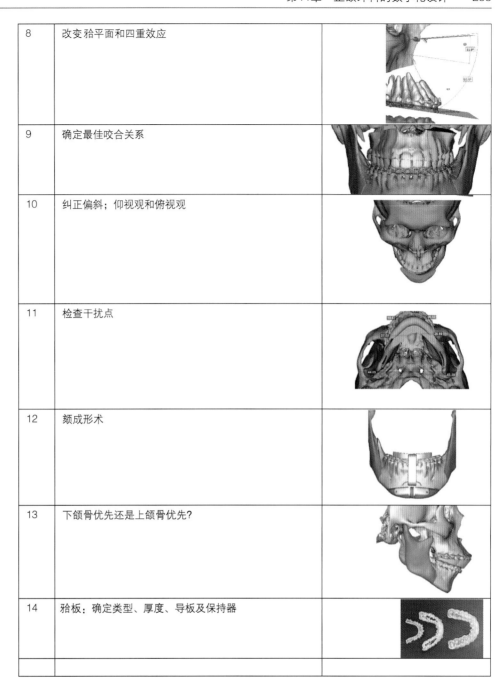

| 8 | 改变𬌗平面和四重效应 | |
| 9 | 确定最佳咬合关系 | |
| 10 | 纠正偏斜；仰视观和俯视观 | |
| 11 | 检查干扰点 | |
| 12 | 颏成形术 | |
| 13 | 下颌骨优先还是上颌骨优先？ | |
| 14 | 𬌗板：确定类型、厚度、导板及保持器 | |

## 11.11.1 确定是否需要截骨及截骨的位置

大多数前牙开𬌗病例需要截骨，明显的水平向关系不协调病例也需要截骨。但是，许多病例（轻度Bolton指数不协调、最终咬合关系为反𬌗）在规划会议前可能较难判断是否需要截骨。治疗团队成员应在规划会议前与数字化方案公司共享此信息，以便他们为此做好准备。有时数字化方案公司认为最好是选择截骨，只有良好的合作关系才有可能放弃这个决定。大多数情况下，常在侧切牙和尖牙之间截骨，而很少在中线部位。不建议在截骨时分根，因为这会干扰原本设计好的𬌗关系（我们通过手术"分开"牙槽骨，而不是通过截骨）。

## 11.11.2 检查并验证自然头位

如前所述，有很多方法可以准确获得自然头位（NHP）。然而，如何确定自然头位和治疗的基准位置还未达成共识。使用眶耳平面可能仍然是最可靠的方法，但是我们用的是头颅侧位片。无论您是用带有陀螺仪、虚拟标记、不透射线殆板的x-y-z轴精准定位器，还是在大多数CBCT/头影测量机上都有的简单的激光水平仪，您必须向数字化方案公司说明您的侧向头位是否准确。笔者在术前拍摄头颅侧位片，并迅速将其覆盖在数字化方案公司CBCT/CT图像上，并告知是否重新定位x、y轴或旋转轴。最后，数字化方案公司将对扫描图像和放射图像进行整合[47-48]。

## 11.11.3 检查并验证殆平面角倾斜（CANT）

这一步必须结合临床检查，因为虚拟设计软件是使用眶缘到尖牙或磨牙的连线进行评估，任何骨性异常/畸形都会影响结果的准确性。但是，您的临床检查必须能够替代这一步。面部倾斜是通过从瞳孔到殆平面而不是眶缘来定位的。通过在数字化方案公司CBCT/CT上快速叠加临床照片有助于与工程师沟通以旋转CBCT图像匹配实际患者的临床倾斜度。

## 11.11.4 检查中线指示/标记正确

对于任何正颌手术病例的设计，这一步的重要性可能仅次于切牙暴露量。临床确定的中线可以否决任何放射图像上确定的中线。如果您非常确定中线的位置，请不要让数字化方案公司工程师改变这一位置。一般来说，如果嘴唇没有结构异常（即没有手术史、唇裂、填充物），那么常使用人中的中线作为参考。该图的红色线示患者真正的临床中线，黑线示数字化方案公司工程师指示的面部中线（与鼻梁一致），如果外科医生做出让步，根据数字化方案公司的指示进行设计，那么中线就会移到患者的右侧，影响美观。这些细节非常重要。

## 11.11.5 旋转上颌以纠正倾斜

旋转中心可在数字化方案公司规划会议时确定，并且可使用多个旋转中心。一般来说，将中切牙的接触点作为旋转中心是最容易的。殆平面移动较大时需要在皮肤上做虚拟标记，来保证结果的准确性。

## 11.11.6 确定铰链轴

只有在垂直向改变较大的情况下这一点才显得很重要。在VSP过程中，下颌的旋转弧度不一定是准确的，而任何错误的髁突位置都会造成水平向的不协调（错误），因为实际的铰链轴是一种软组织而不只是一个重组的3D图像。笔者在牙接触点使用两个相距10mm的CR蜡殆，将口内的扫描数据传给数字化方案公司以计算铰链轴。

## 11.11.7 确定中切牙的位置

这是精准化设计的关键一步。确定中切牙的位置需要结合临床检查、头影测量和CBCT/CT的结果，但是每位外科医生还必须深入研究其对术后软组织变化的影响。尽管前文已经回顾了许多病例，但确定中切牙的位置仍然是正颌手术中的一门"艺术"。

## 11.11.8 改变殆平面

评估殆平面必须结合切牙倾斜度、前牙位置和鼻下点的突度，不能孤立进行。需要再次强调的是，随着殆平面变陡，会产生四重效应：患者的中切牙更趋向直立，颏前点的侧貌轮廓更缓和，鼻下点更丰满（这可能需要鼻基骨成形术），最终患者的咬合更趋向于尖牙保护殆。

## 11.11.9　确定最佳咬合关系

下一步是使下颌骨适应最佳的咬合关系。数字化方案公司可以通过治疗团队预先制作的殆架（蜡殆、蓝色咬合纸、丙烯酸晶片或其他任何能够辅助数字化方案公司提供最佳咬合关系的材料）来完成这一步。目前，大多数数字化方案公司可以根据提供的模型设计咬合关系，并且能指出所有可能存在的干扰点。笔者现在完全依靠STL扫描牙列，与CBCT/CT相匹配，然后让数字化方案公司工程师拟合出最佳的咬合关系，之后会在线上规划会议时重新审核。注意观察是否要调整咬合，特别是在误差大于1～1.5mm时，数字化方案公司工程师必须经过你的审核和批准。

## 11.11.10　纠正偏斜

从偏低或偏高的角度（仰视观或俯视观）观察上下颌复合体可以解决颏部形态的不对称、下颌骨下缘形态的不美观，以及鼻孔处丰满度不均匀等美学问题，当然最重要的是可以解决下颌骨骨切开术可能导致的干扰问题。

## 11.11.11　检查干扰点

数字化方案公司可以即刻报告在翼板、下颌支、BSSO位点、上颌移位性截骨术、颏成形术和所有骨接触点形成的干扰。此外，他们还会提供一份咬合干扰指示图来辅助医生调磨牙釉质，便于夹板就位（也便于建立恰当的咬合）。这个功能非常利于做进一步精细的调整。

## 11.11.12　颏成形术

数字化规划会议的最后一步是通过颏成形术

显示可能的骨质变化。数字化方案公司有不同的方法[2]，但他们只按照外科医生的指令。骨切开术的位点和骨头位置的改变由外科医生和工程师共同讨论决定，临床检查、头影测量和CBCT的数据可以作为颌骨移动设计的参考。大多数情况下，数字化方案公司会记录、显示并指导颏成形术可能的移动方式。有时也可以应用手术切割和定位导航技术。笔者发现这些有助于减少颏前点水平向移动。

## 11.11.13　下颌骨优先还是上颌骨优先？

根据移动方式的不同，颌间夹板可能显得过于笨重。例如下颌骨优先的手术及前牙开殆较大的病例中，殆板就显得过厚。相反，在上颌前移的Ⅱ类患者上颌骨优先的手术中，殆板的A-P长度相对于弓丝以及术中的定位又是一个难题。数字化方案公司可以快速显示夹板的尺寸以指导外科医生下一步的操作。然而，由于有诸多的优势，这项外科医生的偏好应用在所有下颌骨优先的手术病例中。

## 11.11.14　殆板

最后一步是设计殆板，殆板的厚薄、透明或不透明、有无翼缘、腭架是可选择的，选择很多，取决于医生的偏好。一般首选无托槽殆板，不使用翼缘除非有需要用弓丝固定的骨块）。没有翼缘可以使术者能看到牙尖与殆板完全贴合，切记这与咬合密切相关。

---

## 11.12　结论

正颌手术综合了各个领域复杂的技术，成就了

---

[2] 目前，有许多数字化方案公司提供手术导航或夹板的CAD/CAM制造服务，他们都与手术团队密切合作，以取得良好和一致的结果，但他们的效果取决于提供给他们的信息

医学上革新性的进步，是具有挑战性的侵入性外科干预的结果。但是手术前后，需要大家集思广益，通过复杂的流程才能尽可能获得一个最完美的结果。通过仔细思考和审查获得的数据和临床检查结果，方案设计团队会更注重细节，从而使结果近乎完美。本章阐明了3D设计技术的实用性，并通过实践阐明了它使许多层次、细节和步骤都变得简单而有意义。对于刚步入这一领域的新手来说，与指导老师建立良好的关系是非常有帮助的。

# 第12章　复杂病例正颌外科的3D设计

## 3D Planning for Complex Cases in Orthognathic Surgery

Marco Caminiti, Tiantong Lou

## 12.1　概述

3D成像技术的快速发展已经彻底改变了正畸学和正颌外科领域[1-2]。3D成像的出现使诊断更加准确，治疗方案更加可预测[3]。在前面已讨论完概念的基础上，本章将展示4例复杂病例。这些病例有效地利用了3D治疗设计和手术的概念。病例1是无托槽隐形矫治与正颌手术相结合；病例2是一个复杂正畸病例，伴有骨软骨瘤，需行全关节置换术；病例3阐明了使用手术优先方法的好处；病例4阐述了特发性髁突吸收的术后管理。

## 12.2　无托槽隐形矫治器在正颌手术中的作用

由于正畸患者对治疗的美观和舒适度需求不断增加，无托槽隐形矫治（clear aligner therapy，CAT）迅速普及并很快成为当代正畸学的中流

M. Caminiti (✉)
Oral and Maxillofacial Surgery, Faculty of Dentistry, University of Toronto, Toronto, ON, Canada

Oral and Maxillofaical Surgery, Humber River Hospital, Toronto, ON, Canada

Jaw Deformity Clinic, Holland Bloorview Kids Rehabilitation Hospital, Toronto, ON, Canada
e-mail: marco.caminiti@utoronto.ca

T. Lou
Private Practice, Toronto, ON, Canada

砥柱[4-7]。但大家较少探讨需要进行正颌手术的患者采用该技术时所面临的挑战[8]。在最新发表的文章中，我们阐述了3D打印的无托槽隐形正颌𬌗板（clear aligner orthognathic splint，CAOS）在术中对于𬌗位的控制作用[9]。以下病例将阐述这种矫治器以及其他几种应用CAT-OGS的技术。

## 12.3　临床病例

25岁，健康男性患者。因骨性和牙性Ⅲ类错𬌗接受正畸治疗。口外检查，患者呈凹面型，下颌前突。口内检查，上颌牙弓轻度缩窄并伴有轻度拥挤，下颌牙列中度拥挤，伴有严重反覆盖（图12.1）。治疗方案选择非拔牙的无托槽隐形矫治，联合正颌手术以前移上颌骨，旋转𬌗平面，并后移下颌骨。

术前总共仅佩戴了10副矫治器，前倾下颌切牙缓解了下颌牙列拥挤的现象，术前大约持续了3个月。去代偿之后，在CAOS和4种临时支抗的辅助下采用临时MMF的方法（图12.2）。颌骨移动方案是后退下颌骨4.5mm，轻微纠正不对称性，然后前移上颌骨4mm，压低3mm。患者在术前1个月就取下了所有隐形矫治附件，改为4副被动矫治器，于术前1个月和术后1个月佩戴。在术后的前2周，患者

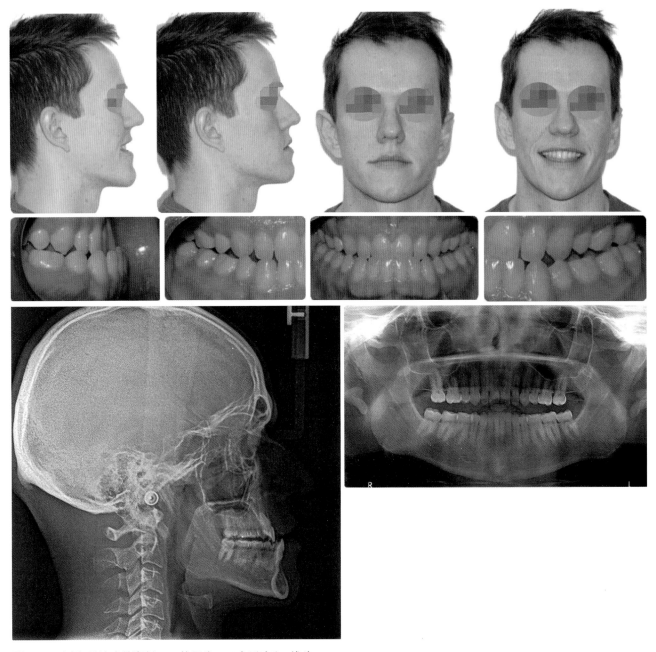

**图12.1**　病例1的治疗前资料。口外照片、口内照片和X线片

佩戴矫治弹性牵引以保持殆位，并使用相同的TAD作为支点（图12.3）。平稳度过术后护理期之后，患者在第2周回来复诊，我们对其口内进行了扫描以便设计精确调整矫治器。外科医生与正畸医生合作为其进行虚拟方案设计，最后患者大约在第4周收到额外的20副矫治器。11个月之后达到了最终的咬合关系，前后向和水平向的不协调得到了彻底的矫治，患者也表示很满意。整个治疗周期为16个月（图12.4）。

## 12.4　复杂正畸治疗中的全关节置换

涉及颞下颌关节的一组异质性疾病统称为颞下颌关节紊乱病（temporomandibulardisorders，TMD），全关节置换术是治疗TMD的一种手术方式[10]。这些疾病是颌面部慢性疼痛最常见的原因，可能对患者产生严重的心理社会影响[11]。有许多保守的方法可以治疗TMD，包括针对关节和肌肉的治疗，如物理疗法、各种药物和殆垫[12-13]。然而，对

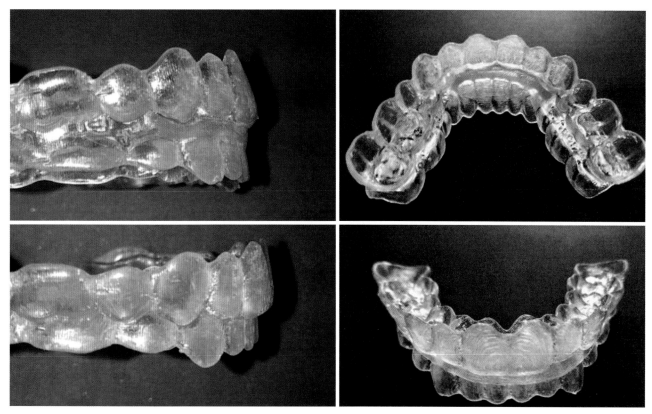

**图12.2** 3D打印的无托槽隐形正颌殆板，用于术中临时修复上下颌复合体

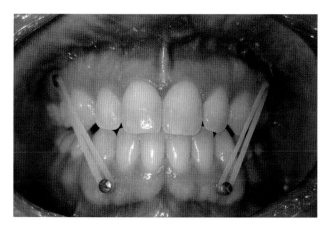

**图12.3** 术后2周的口内照片。口内的弹性橡皮圈是用来保持并稳定殆位的，通过术中植入的支抗来固定

于传统方法无效的TMD病例或涉及结构异常的病例，可能需要手术干预[14]。

## 12.5 临床病例

47岁，健康女性患者。最初就诊于正畸医生，欲治疗其"面部不对称"。从口外可以明显观察到患者上颌平面右侧更高，与此同时下颌向左偏移，

不对称（图12.5）。口内检查，患者有牙性和骨性Ⅱ类错殆。经过进一步的临床检查和影像学检查，确认下颌骨不对称的病因是右侧髁突骨软骨瘤。该病例随后被转诊到笔者所在医学中心做进一步的治疗。

CASS和3D打印辅助本病例的数字化方案设计，有助于将传统模拟方法的误差降至最低。下颌骨不对称的治疗首先包括通过切除右侧下颌骨髁突以移除骨软骨瘤。观察1年，若没有新的增长，则开始重建计划，包括使用定制的关节行全关节置换术，LeFort截骨术前移和下移上颌骨以纠正殆平面，以及BSSO前移、旋转下颌骨以纠正殆平面，建立理想殆。在3D打印的辅助下，我们制作了手术的关键材料：精准预成的手术殆板（中间和终末殆板）和手术截骨导板。TMJ是由定制的钛髁突假体和高密度聚乙烯关节窝组成（图12.6）。

手术按计划进行，没有任何纰漏。通过口外入路进入右侧TMJ：需要于耳前切口处向上进入关节窝，于下颌骨后缘切口处进入下颌支（图12.7）。

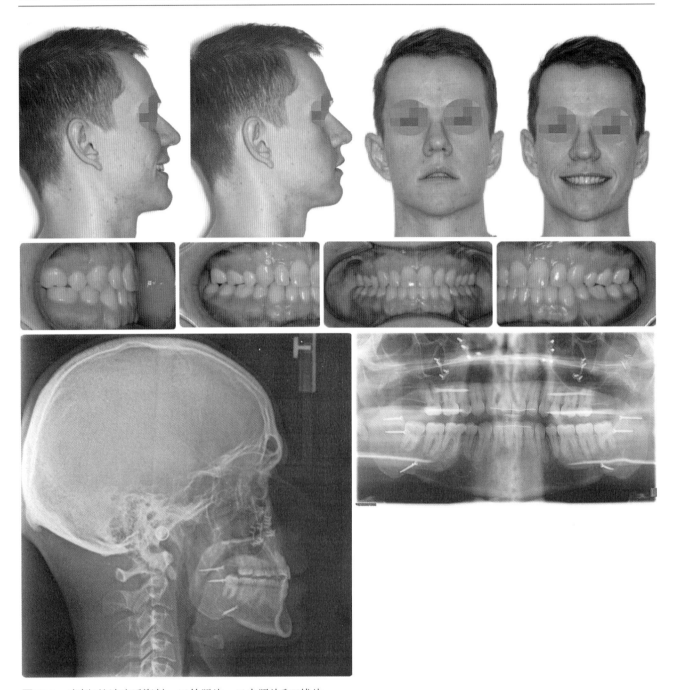

**图12.4**　病例1的治疗后资料。口外照片、口内照片和X线片

张口度在术后3周达到了最大为46mm，并且1年后扩大到50mm。最后切口愈合，形成较小的瘢痕，并很好地隐藏在患者的发际线下（图12.8）。

## 12.6　手术优先

手术优先的方法（surgery-first approach，SFA）有两个治疗阶段，第一个阶段是进行正颌手术，接着进行术后正畸治疗[15]。由于咬合的不稳定性和易复发等问题，这种方法不如我们现在使用的传统三阶段正畸–正颌联合治疗的方法受到青睐[16]。随着3D成像技术的快速发展，人们对SFA越来越感兴趣[17]。事实上，最新的研究表明，3D成像和模拟技术可以显著提高临床医生诊断及制订治疗计划的准确性与精确性[3]。SFA的优点包括：能尽早地改善面部美观，以及通过区域加速现象增加正畸

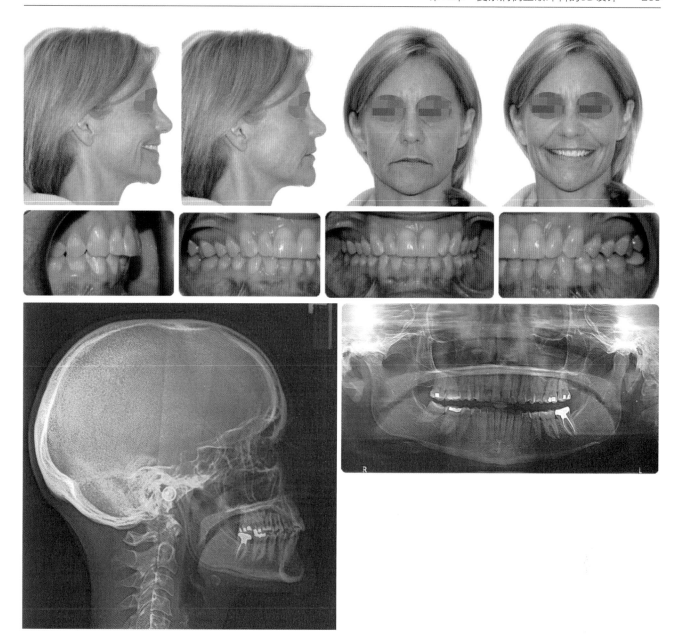

**图12.5** 病例2的治疗前资料。口外照片、口内照片和X线片

时的牙齿移动速率，同样也能提高稳定性和患者的依从性[16,18-20]。

## 12.7 临床病例

24岁，女性患者。之前在儿童时期接受功能矫治器治疗，其主要问题是"开口受限和覆𬌗较深"（图12.9）。口外检查，她是骨性Ⅱ类，与上颌骨垂直向发育过度、下颌后缩、颏部后缩有关。口内

观，为安氏Ⅱ类1分类，覆盖8mm。功能上，受疼痛限制，最大开口度为29mm，并且双侧的侧向移动都受限（仅2mm）。最终诊断为双侧不可复性盘前移。

患者的治疗方案是正畸-正颌联合治疗策略，使用无托槽隐形矫治、手术优先的方式，并且改善其关节盘的位置以增大其开口度。使用虚拟设计软件进行术前设计有助于提高诊断的可预测性，也有助于决定是否通过拔除下颌第一前磨牙

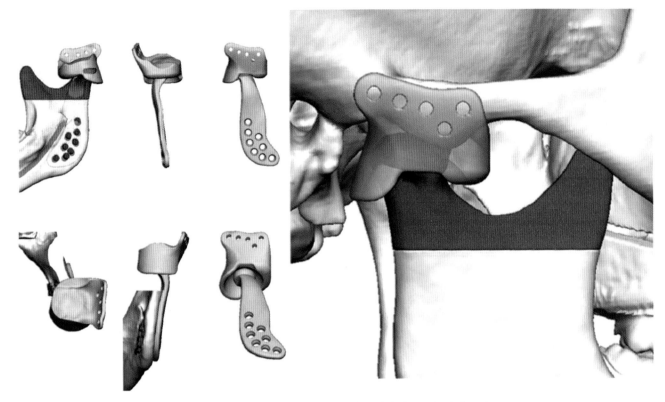

**图12.6**　髁突假体采用数字化设计并使用钛个性化制作而成，关节窝由高密度聚乙烯制作而成

来最大限度地增大手术的移动空间。手术包括两个连续的步骤。第1步是TMJ手术，包括在双侧髁突颈部放置Mitek锚钉进行双侧关节盘的锚固（图12.10）。第2步是正颌手术，包括LeFort截骨术压低上颌骨5mm、BSSO前移下颌骨4mm和颏成形术前移3mm（图12.11）。3D打印的无托槽隐形正颌𬌗板有助于更准确地将数字化设计模型转化为术中颌骨的移动。

手术进展顺利，没有并发症。用8颗MMF螺钉进行颌间固定。在术后2周的复诊中，患者开口度最大能达到24mm（图12.12）。下颌剩余的间隙在术后正畸阶段通过无托槽隐形矫治关闭。治疗完成后，患者的最大张口度于1年后达到39mm。

## 12.8　正颌手术后的特发性髁突吸收

特发性髁突吸收（idiopathic condylar resorption，ICR）是一种病理状态，文献中有很详细的记载，但人们对此知之甚少[21-22]。它被描述为髁突的骨质丧失及髁突形态的进行性改变，常无明显诱因[21,23]。这些变化导致的结果包括面后部高度的降低、前牙开𬌗以及TMJ功能紊乱和疼痛[24]。此现象常见于15～35岁的年轻女性，最常见于处于快速生长期的青春期少女[21]。这些患者通常是长面型、骨性Ⅱ类、垂直生长型，且有TMJ相关病史[22]。ICR的治疗手段包括使用𬌗垫的保守治疗，正颌手术和/或假体关节置换术[25-27]。

## 12.9　临床病例

选择该病例是为了阐述正颌术后对ICR患者的管理。22岁，女性患者。严重的面型离散过度特征，涉及上颌骨垂直向发育过度，及下颌后缩和顺时针旋转（图12.13）。已知她患有Ehlers-Danlos综合征，但没有严重的系统性疾病。口内检查，前牙开𬌗，上颌两颗前磨牙先天性缺失，下颌牙列拥挤。她最初的正畸-正颌联合治疗计划包括：首先拔除下颌两颗前磨牙；然后进行牙弓的整平和排齐；

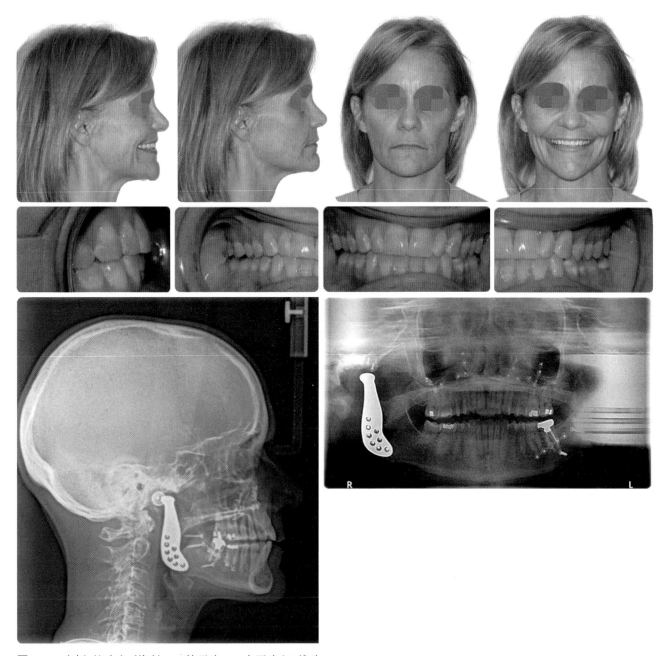

**图12.7**　病例2的治疗后资料。口外照片、口内照片和X线片

最后进行手术，包括LeFort Ⅰ型截骨术压低上颌骨4mm，BSSO前移下颌骨1mm，颏成形术前移6mm。医生预判该患者可能发生术后髁突吸收并进行预防[1]。

---

[1] ICR预防方案：

1. 维生素D和碳酸钙（咀嚼，600mg片剂，每日一次，OTC）

2. 美洛昔康（Mobicox）OD片15mg口服（或西乐葆200mg口服，每日一次）

3. ω-3脂肪酸（或鱼油1000mg）

4. 多西环素OD片100mg口服

不管怎样，手术和术后的及时护理非常顺利，稳定性好，并且术后1年内都没有并发症。然而，在第2年的术后常规复查开始前，患者开始出现关节疼痛，张口受限，以及可证明是特发性髁突吸收造成的前牙开𬌗的复发（图12.14）。

有几种方法可以治疗这种情况，包括重新进行上颌骨、下颌骨或双颌的截骨术。然而，如果髁突仍在进行性吸收，这些方法有使前牙开𬌗恶化的风险。因此，最终该病例选择的治疗方案是对双侧下

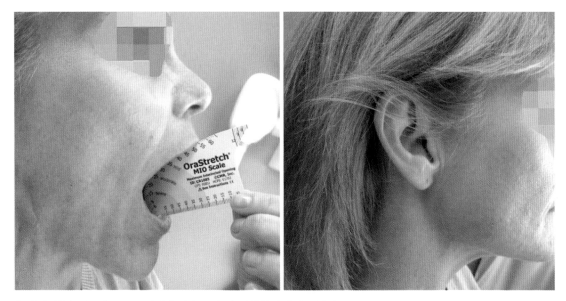

**图12.8** 术后1年最大开口度>50mm（左）和切口愈合后的最小瘢痕（右）

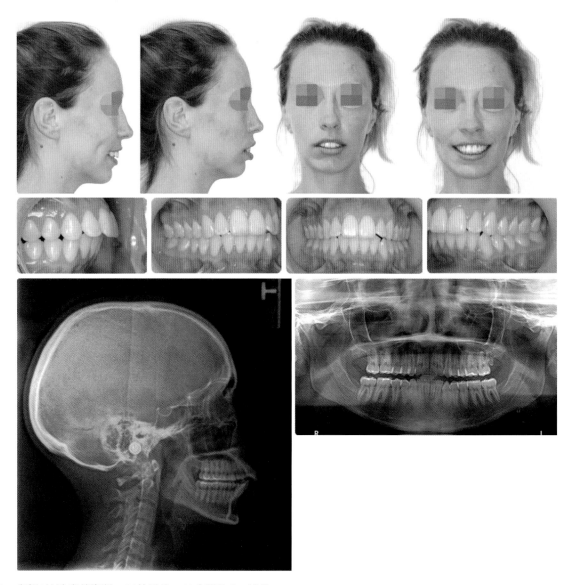

**图12.9** 病例3的治疗前资料。口外照片、口内照片和X线片

图**12.10** 带有Prolene缝合线的Mitek锚钉，标尺显示其长度为5mm

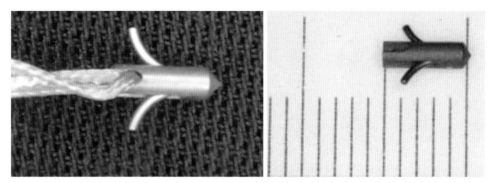

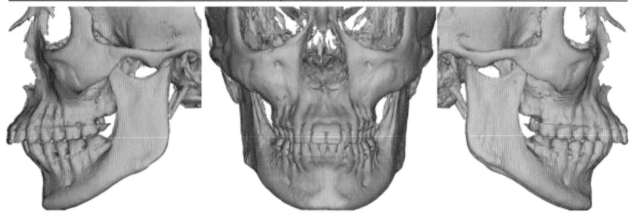

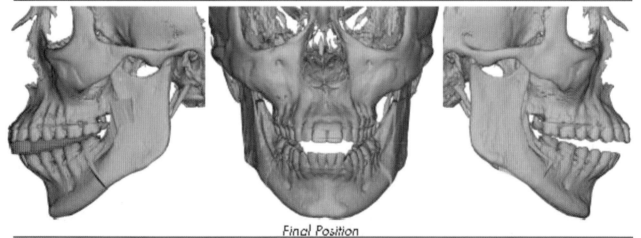

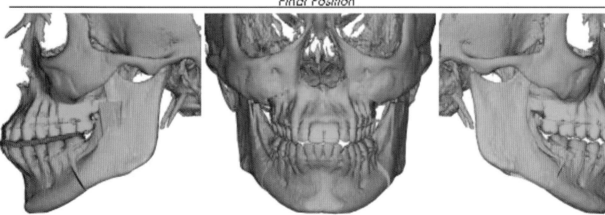

图**12.11** 病例3的虚拟手术设计和方案

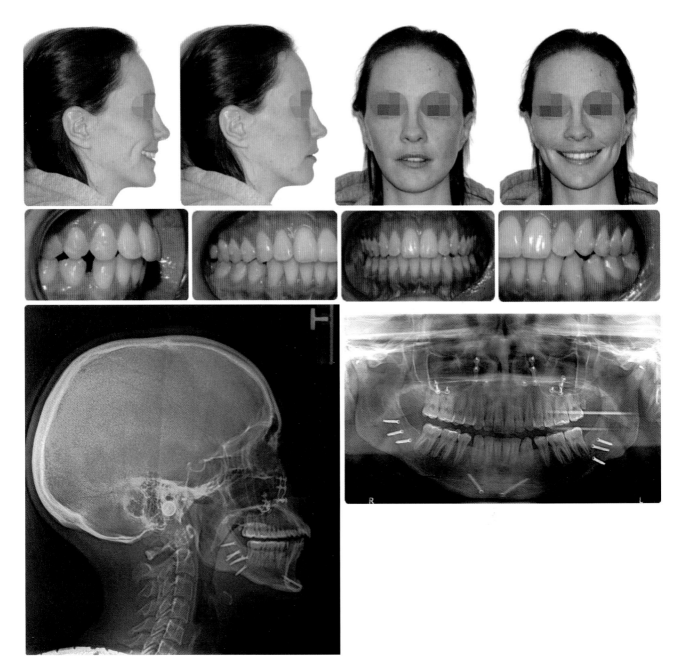

**图12.12**　病例3的治疗后资料。口外照片、口内照片和X线片

颌骨髁突进行切除及全关节置换。用CASS辅助该病例的虚拟方案设计，该方法帮助医生更精确地定位关键的解剖结构（例如下牙槽神经），并设计合适的矫治器以避免其损伤（图12.15）。随后用3D打印精确制作出个性化的手术导板、关节和关节窝种植体。

手术进行顺利，并且术后1年咬合关系与设计的位置相比没有改变（图12.16）。这个病例说明了术前预判患者有髁突吸收风险的重要性。能够降低ICR风险的技术包括：限制下颌前移、最小化髁突逆时针复位及被动固定髁突，以及术后尽早开始TMJ的物理治疗和咬合平衡治疗。但是，对于这个病例，即使采取了所有这些措施，结缔组织疾病可能在ICR的发展中也发挥作用。

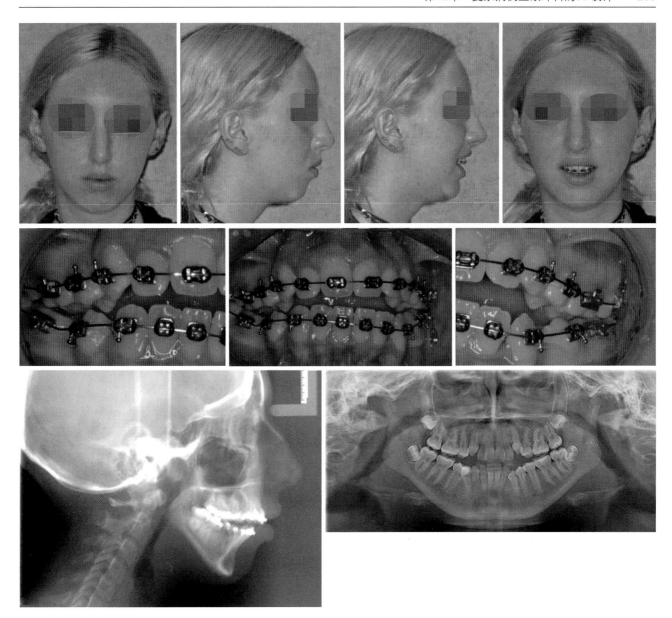

**图12.13** 病例4的治疗前资料。口外照片、口内照片和X线片

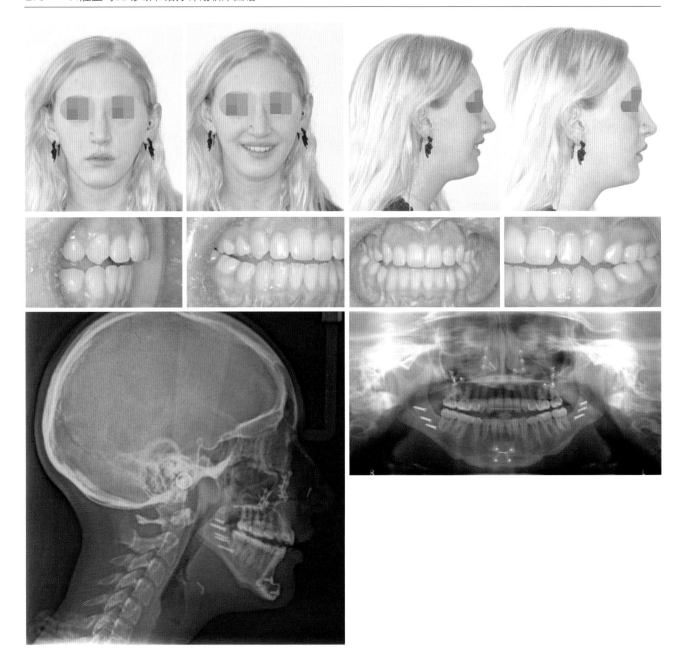

**图12.14** 病例4的治疗后资料。口外照片、口内照片和X线片

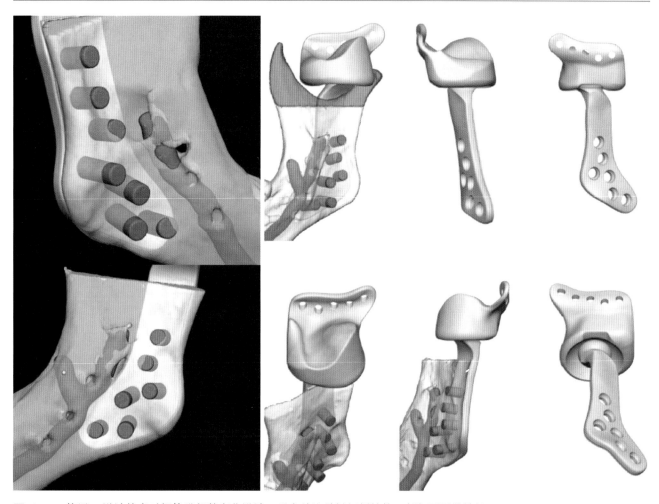

**图12.15** 使用3D设计技术对假体进行数字化设计，重点关注关键解剖结构，例如下牙槽神经

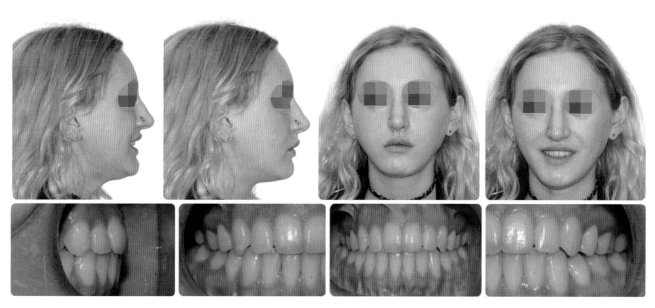

**图12.16** 病例4二次手术的治疗后资料。口外照片、口内照片和X线片

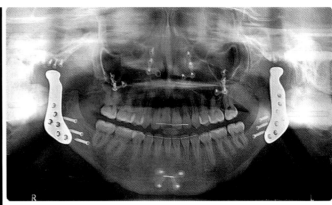

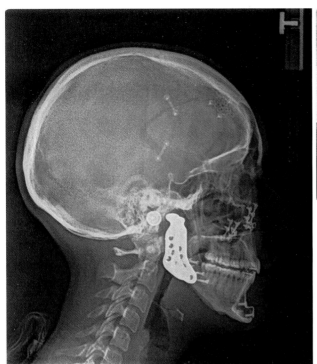

**图12.16**（续）

# 第13章　正畸患者的3D修复治疗计划：多学科方法

## 3D Prosthodontic Treatment Planning for Orthodontic Patients: Interdisciplinary Approach

Walaa Magdy Ahmed, Bassam Alalola,
Mohammed Alsaloum, Tyler Verhaeghe, James Andrew,
Mohamed-Nur Abdallah

## 13.1　正畸–修复患者3D治疗计划的考量

### 13.1.1　美学考量

"各花入各眼（beauty being in the eye of the beholder）"这句俗语最早出现在140多年前[1]。在同一时期，尽管口腔美学随着口腔材料的进步和新技术的发展而一直在不断发展着，但也不可避免地受到主观因素的影响[2]，先前的研究表明，口腔专业人员和普通人群对微笑美学的认知并不像预期那样存在较大的差异[3-6]。通过艺术性和科学性的融合，创造出一个美丽的微笑，这个过程称为微笑设计[7]。微笑设计没有纯粹正确的方法，鉴于其多面性，建议采用一种系统的方法，通常是通过表格或清单的方式[7-9]。美学分析应该从宏观到微观系统地进行，解决5个层面的美学问题：面部美学、口腔–颌面美学、口腔美学、龈齿美学、牙齿美学[10]。面部美学包括面部形态和对称性，口腔–颌面美学明确上下颌、牙齿中线与面部的关系，口腔美学涉及唇部与上下颌牙弓中牙齿和牙龈的关系，龈齿美学将牙齿和牙龈统一又相对独立的联系起来，牙齿美学包括牙弓内牙齿的形状、大小和色泽（图

W. M. Ahmed (✉)
Department of Restorative Dentistry, Faculty of Dentistry, King Abdulaziz University, Jeddah, Saudi Arabia

Faculty of Dentistry, University of British Columbia, Vancouver, BC, Canada
e-mail: wmahmed@kau.edu.sa

B. Alalola · M. Alsaloum
College of Dentistry, King Saud bin Abdulaziz University for Health Sciences, Riyadh, Saudi Arabia

King Abdullah International Medical Research Center, Riyadh, Saudi Arabia

T. Verhaeghe · J. Andrew
Faculty of Dentistry, University of British Columbia, Vancouver, BC, Canada
e-mail: tyler.verhaeghe@alumni.ubc.ca

M.-N. Abdallah
Department of Orthodontics, School of Dentistry, University of Detroit Mercy, Detroit, MI, USA
e-mail: mohamednur.abdallah@mail.utoronto.ca

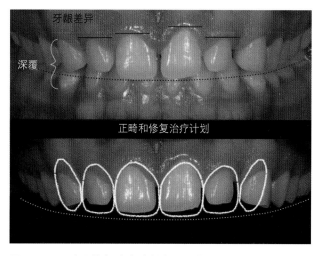

图13.1　正畸和修复治疗计划中的红白美学考量。龈缘要左右对称。中切牙和尖牙的龈缘应平齐，略高于侧切牙龈缘

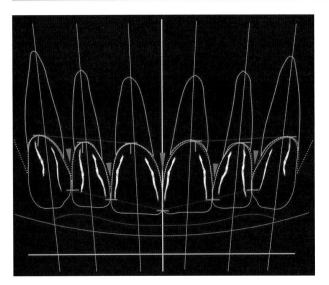

**图13.2**　正畸和修复治疗计划中的牙齿微观美学考量，包括高度–宽度比例、理想的牙齿宽度比例、接触区和楔状隙，以及牙龈顶点

13.1和图13.2）[10]。这样的设计过程需要多学科联合治疗，特别是正畸和修复，本章将在病例中具体展示。

　　一般来说，在微笑美学中人们更多地关注上颌前牙，尤其是中切牙，而尖牙和侧切牙由于离中线较远（图13.2）受到的关注相对较少[11]。上颌切牙平面与瞳孔连线和后牙牙合平面是平行的，当这几个平面出现视觉偏差时，特别是对侧切牙长度不一致的情况下，表明牙齿有斜面磨损，需要正畸–修复联合治疗[12]。另一个需要正畸–修复联合治疗的美学问题是牙龈暴露过多的"露龈笑"以及由于前突磨牙症，切牙短小而粗糙[12]。无论修复医生是替换还是修复上颌中切牙或整个前牙区，正畸医生都可以通过定位邻牙和对颌牙来确定可用的间隙[13]。在整个治疗计划的制订和实施过程中，需要他们通过相互沟通来预设和确定这一间隙的范围。此外，在治疗计划的开始和正畸治疗期间确定最终的修复材料是至关重要的[13]。

　　过去美学分析主要依赖静态的图像。然而，最近的一项评估静态图像和动态视频图像用于分析姿势及动态微笑的研究表明，与刻意的微笑相比，不由自主的微笑往往显示出更多的上颌牙齿、下颌牙齿和牙龈[14]，由此可见辅助使用动态视频图像的重要性。传统美学分析的另一个转变是"面部流动"的概念，这个概念摆脱了使用对称性设计的微笑，而是以数学和几何学为指导，建立和谐的概念，即面部在自然界通常是不对称的[15]并被大众认可[11]这一概念。随着面部3D扫描技术、虚拟现实和增强现实技术的出现，这些技术可以整合到智能手机应用中，口腔美学的发展可能正处于一场革命的边缘。也许在不久的将来，机器学习和人工智能将实现美学分析自动化[2]。然而，即使美学设计演变为存在于计算机微处理器中的一条条代码，美学也只是正畸–修复患者治疗计划中需要考虑的因素之一，熟练的口腔医生必须了解生物学、咬合和其他修复学原理，并在此基础上制订合理的正畸计划。

### 13.1.2　生物学考量

　　理想情况下，种植体应在面部发育完成后放置，避免种植修复体发生低位咬合的风险，影响咀嚼功能和美观[16]。传统上，用手腕骨X线片和颈椎骨成熟度来评估面部生长发育情况。然而，事实证明，这种方法在评估面部生长发育方面可靠性很低[17]。更为准确的评估方法是每6个月至1年拍摄一次头颅侧位片[18]。应当注意的是，即使在青少年生长发育完成后，种植体也可能由于牙齿的持续萌出而出现低位咬合[19]。

　　评价牙周软组织状况常用5项指标：菌斑指数（PI）、牙龈乳头指数（PpI）、出血指数（BI）、探诊深度（PD）和牙龈指数（GI）[16,20-22]。牙周稳定性是正畸和修复治疗计划中需要考虑的一个重要因素。例如上颌侧切牙先天性缺失（MLIA）的最佳治疗方法由于临床病例差异性一直存在争议。目前治疗方法主要有两种，即正畸关闭间隙后用尖牙替代或正畸扩展间隙后用修复体替代。支持修复体替代的口腔医生表示获得尖牙保护𬌗更有利于咬合稳定，并认为由于尖牙和侧切牙在颜色、形状和牙龈水平方面的差异，尖牙替代侧切牙很难获得满意的美学效果[23-24]。而支持尖牙替代的口腔医生认为这种方法在牙周健康和患者满意度方面更胜一筹，并且避免了长期的修复工作并减轻了经济负担[22,25]。

Nordquist等进行了MLIA两种方法在牙周和咬合方面的评估研究[21]。研究结果表明，在固定义齿修复（FDP）的上颌侧切牙固定桥旁，以及尖牙替代临时可摘局部义齿的腭面上有大量牙菌斑堆积。种植修复侧切牙的病例不包括在内。在尖牙替代病例中出现的"黑三角"比扩展间隙后种植修复病例中的更多[16]。这可能是因为上颌尖牙与侧切牙在颊舌向和近远中向的几何形状不同，以及尖牙很难通过重塑轮廓模仿侧切牙的颈部形态。

### 13.1.3　咬合考量

牙量和骨量的不协调可能会使理想咬合特征的形成复杂化。例如在某些水平向骨骼不协调的情况下发生的牙齿代偿使后牙获得理想的轴向负荷更加困难。垂直向不协调也会影响侧向咬合的引导。面下高度增加和垂直向过高的患者往往表现为组牙功能𬌗，而面下部高度较低和垂直向不足的患者的咬合方案往往是尖牙保护𬌗[26]。研究发现，对于MLIA治疗，尖牙替代侧切牙治疗与开辟间隙进行侧切牙修复的病例之间，在过早正中接触和非正中接触的数量以及颞下颌紊乱病（TMD）的症状与体征方面均没有显著差异[21-22]。

## 13.2　正畸-修复病例

这一部分介绍了需要正畸-修复联合治疗的临床病例，将着重介绍数字化的治疗设计。

### 13.2.1　牙齿大小不协调

当上下颌牙齿宽度不成比例时会出现牙齿大小不协调的情况。牙齿大小不协调给正畸治疗计划带来了额外的挑战。例如对于锥形上颌侧切牙，如果不考虑修复，则需要对下颌牙齿进行邻面减径（IPR）或者破坏理想的覆𬌗、覆盖关系来实现充分的咬合。如果考虑进行修复，正畸治疗可以为过小牙在近中或远中开拓间隙以便进行直接或间接修复。利用数字化工具辅助可视化，预测牙齿的最终位置，并确定修复计划，以达到最佳的美学和功能效果。

23岁，男性患者。右侧Ⅱ类错𬌗，下颌牙弓5mm拥挤，23远中少量间隙。75滞留，37先天缺失（图13.3）。滞留的乳磨牙和过小的上颌侧切牙导致上下颌牙齿大小不协调（上颌牙齿过小/下颌牙齿过大）[27]。

此病例的跨学科治疗计划包括保留75并在后期进行修复，接受下颌牙齿中线不齐，通过扩展上颌侧切牙远中间隙来恢复过小侧切牙到理想的大小。在正畸治疗即将结束阶段，拆除固定矫治器之前，进行修复的数字化诊断设计（图13.4）。为解决右侧牙齿大小不协调，考虑两种数字化设计方案：恢复12（图13.4c）或恢复12和13（图13.4e，f）。该设计是为了恢复12远中面和13近中面的邻接关系。另外，数字化设计程序显示，对22进行修复足以恢复远中间隙，从而解决左侧牙齿大小不协调的问题（图13.4d）。

**图13.3** 治疗前记录显示，23远中少量间隙，下颌前牙段拥挤（由Hadeel Alohali医生供图）

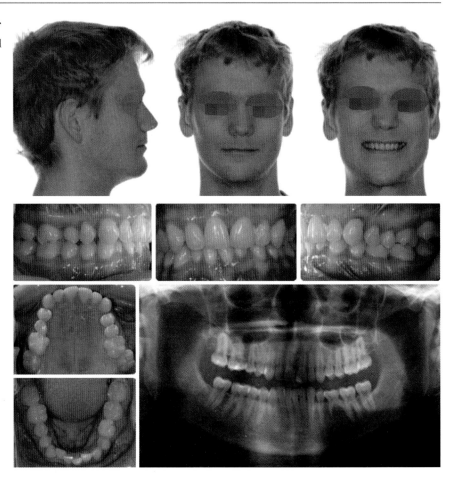

**图13.4** 解决上颌前牙牙齿大小不协调的数字化诊断设计。（a~b）使用Trios 3Shape扫描仪（TRIOS 3；3Shape Inc.，Copenhagen，Denmark）对牙列进行初始数字化扫描；（c~f）数字化诊断设计包括在不同场景对牙齿进行数字化构建后预期效果。使用3Shape Trios Design Studio软件（3Shape Inc，Copenhagen，Denmark）进行诊断设计

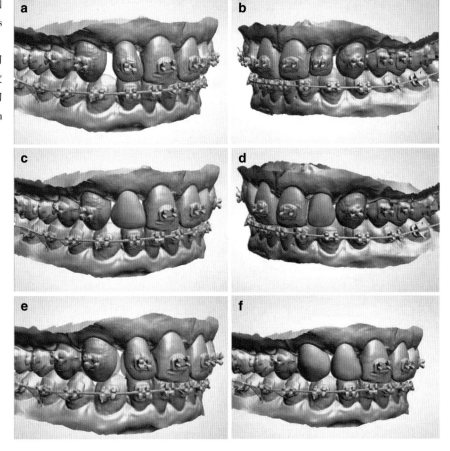

**图13.5**　治疗完成后记录，扩展上颌侧切牙远中间隙并为12、13、22进行复合树脂修复

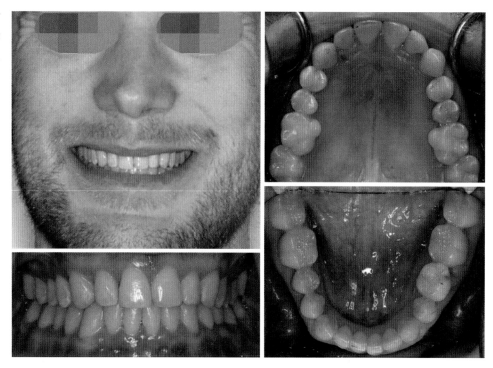

图13.5显示了修复完成后的最终治疗效果。与理想正畸完成效果有一些偏差，是可以接受的，包括牙齿中线不齐，特别是下颌牙齿中线不齐和右侧轻度的Ⅱ类关系。此外，建议患者定期复诊，观察树脂修复体情况，以防需要再次修复或抛光。

13岁，女性患者。主诉为牙列拥挤。经口内和影像学检查，22畸形牙冠（圆柱状）和Oehlers分类的1型牙内陷[28]。这种牙齿异常需要跨学科联合治疗来获得理想的效果（图13.6a）。

在正畸精细调整阶段，22的圆柱状牙冠造成了一定的功能性咬合干扰（图13.6b）。22可能由于颊舌径增大，有很严重的早接触，因此有创伤性咬合的危险。由于存在1型牙内陷，我们使用CBCT评估了牙釉质和牙本质的厚度（图13.6c）。在3个月内，我们对22腭面进行了逐步牙釉质成形术，以尽量减少对牙髓的刺激，并在上颌前牙建立广泛且均匀的咬合接触。

22圆柱状牙冠的第二个挑战是美学修复，我们进行了数字化诊断设计，以便使用设计软件（3Shape Trios Design Studio software，3Shape Inc.，Copenhagen，Denmark）进行准确的空间评估并展示最终效果（图13.6d~f）。将对侧12的形态通过数字化复制并转移到22，然后根据所需的最终形式和咬合对数字化模型进行修改。我们与患者讨论了两种修复方案：直接树脂修复和间接全冠修复来恢复22形态以及22与23之间的间隙。在评估了牙列和咬合后，22与23之间最窄处有1.5mm间隙足以制作直接树脂修复体或全瓷冠。在这个病例中我们最终选择了树脂修复（图13.6g~i）。全瓷冠修复也是一个可行的方案，但是不太保守，在牙体预备过程中有牙髓敏感和/或暴露的风险。告知患者每年进行一次复诊，以防修复体需要修理或抛光。

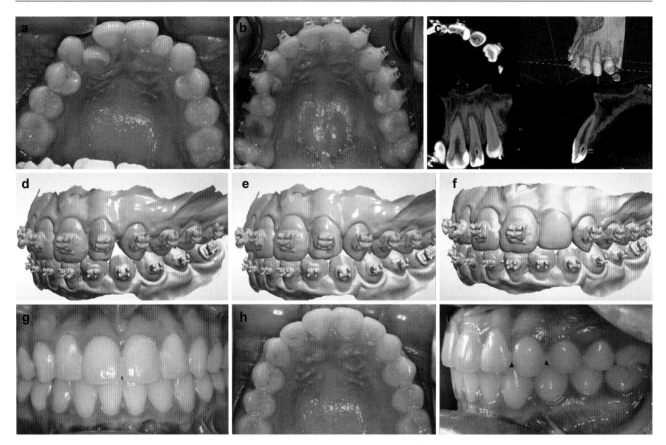

**图13.6**　（a）治疗前上颌牙列𬌗面观；（b）矫治过程中上颌牙列𬌗面观；（c）CBCT影像显示22牙内陷；（d~f）数字化诊断设计；（g~i）治疗完成后口内照片

在评估微观美学效果时，上颌前牙的龈缘水平位置并不理想，因为与中切牙和尖牙相比，侧切牙的龈缘更偏向根尖方向（图13.6g）。但由于患者笑线较低，微笑时不会有牙龈暴露，这个问题没有给患者造成困扰。

### 13.2.2　上颌侧切牙先天性缺失的管理

牙齿缺失是最常见的牙齿异常之一，其定义是：一颗或多颗乳牙或恒牙的先天性缺失。恒牙牙列中的牙齿缺失最常发生于第三磨牙，其次是下颌前磨牙及上颌侧切牙[29]。上颌侧切牙缺失常常伴发邻牙和/或对颌牙的代偿性移位。侧切牙先天缺失的治疗方案一般有通过正畸关闭间隙后使用尖牙代替侧切牙，并改型以模仿侧切牙的形状、外形和颜色；或者通过修复缺失牙的方式，可以同时使用或者不使用正畸扩展间隙，但通常需正畸辅助扩展间隙[30]。

尽管上颌侧切牙缺失（单侧或双侧）的设计可能起初看起来很简单，但实际上在决定采取何种治疗方案之前，需要有大量的测量计算与分析，以实现预期的美学和功能收益。多位学者认为，在选择合适的治疗方案之前，需要考虑评估多种因素，例如患者年龄、错𬌗畸形类型、是否存在拥挤、面部侧貌、尖牙大小/外形/颜色、牙齿大小比例以及笑线等（图13.7）[17,31-32]。对于选择尖牙替代侧切牙方案的适应证，应该针对患者的不同情况具体分析，以获得最佳效果。通常，直面型到轻微凸面型，Ⅱ

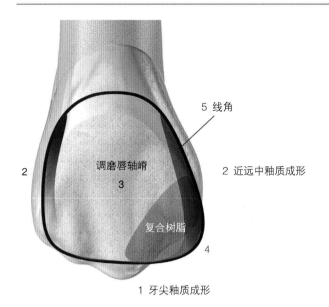

图13.7　上颌尖牙代替上颌侧切牙的过渡线角和考虑因素示意图

类错𬌗畸形并在下颌前牙区无拥挤，或Ⅰ类错𬌗畸形并在下颌前牙区有拥挤需要减数拔牙的患者，使用尖牙替代法更易获得较好的临床效果。

### 13.2.2.1　间隙关闭与尖牙替代

青少年患者的尖牙替代方案主要优点在于，面部发育完成后有可能不需要进行临时义齿或者修复治疗，而这在间隙拓展和种植替代病例中是需要的。另外，研究表明美学牙科与尖牙替代方案相结合可以达到一个长期满意的治疗结果[33-34]。此外，牙龈健康和牙龈乳头将随时间与患者自己的牙齿同步变化。然而，美观将让步于相匹配的功能𬌗，尤其是在单侧侧切牙缺失的病例中[22,25]。

13岁，女性患者。双侧上颌侧切牙缺失，主诉前牙存在间隙。Ⅰ类错𬌗伴下颌切牙舌倾，正常倾斜的上颌切牙，嘴唇凸，75滞留（图13.8）。

与患者及其家属讨论后，决定使用关闭缺失侧切牙和下颌第二前磨牙间隙的方式来治疗错𬌗畸形，以避免将来可能的修复干预和/或种植手术。临近正畸治疗完成时，要求修复科会诊来考虑改形上

颌前牙（图13.9）。

正畸弓丝移除但托槽尚未移除时，使用口内扫描仪（TRIOS 3；3Shape Inc.，Copenhagen，Denmark）获取初扫。口内扫描文件合并导入一个设计软件（3Shape Trios Design Studio software，3Shape Inc.，Copenhagen，Denmark）中，设计出数个数字化诊断程序。将3步数字化设计以及对应的数字化微笑设计展示给患者，确定最优的美学结果，并决定是只对上颌切牙改形，还是上颌中切牙和前磨牙也同样需要改形（图13.10）。

与患者讨论不同的可能预后之后，决定使用复合树脂充填对上颌中切牙和上颌尖牙都进行改形。通过3D打印机（Max X，ASIGA）使用一种树脂材料（DentaMODEL，ASIGA）打印改形的上颌中切牙和尖牙铸造模型，一种真空成型机用于制备塑料模板，用作改形的4颗前牙导板（图13.10）。上颌的正畸保持器根据新恢复的上颌牙进行改造，要求患者全天戴用，避免在两颗上颌中切牙之间产生间隙。

### 13.2.2.2　间隙扩展和修复替换

正畸间隙的扩展合并修复替换缺失侧切牙有不同的修复方案，包括种植支持式修复冠和牙支持式修复体。牙支持式修复可以是树脂粘接固定修复、悬臂式固定修复或者传统固定修复。

决定最合适的修复方式前的重要考虑之一是牙齿结构的保存。从恢复的角度来看，治疗先天缺失牙有两大主要原则。第一条原则是为缺失牙对应的天然牙尺寸创建适宜的水平向、垂直向空间。第二条原则是使前牙获得理想的覆𬌗、覆盖，并在不影响软硬组织的前提下尽量将牙齿排在牙弓中的最佳位置。这一概念将为前伸移动提供合适的前牙切导。在一些条件下，牙齿会被移动至缺乏骨量的无牙牙槽嵴，来促进牙槽骨成形，消除或者降低种植之前的骨增量需求。例如Kokich医生提出促进恒尖牙向缺失侧切牙区的近中萌出可以创立更好的种植位点形成。恒尖牙接下来可以远中向移动，来形成

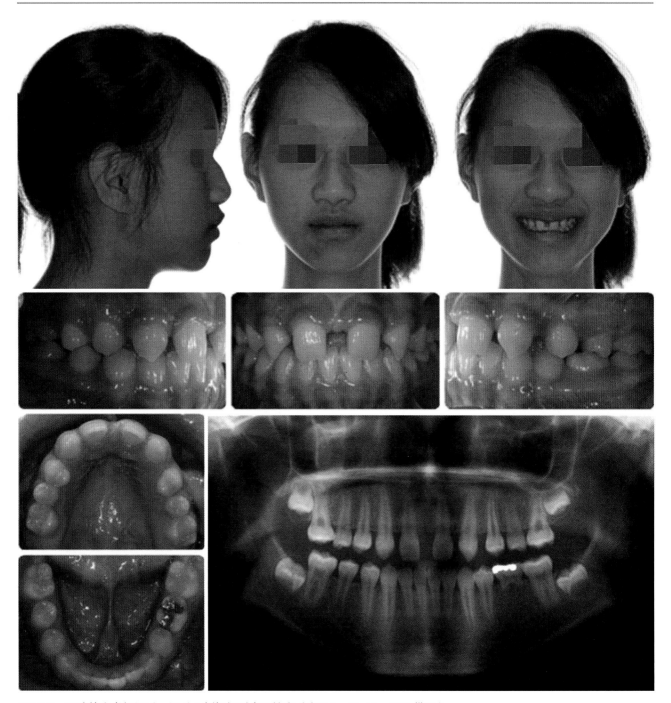

**图13.8**　正畸前患者初记录。记录上颌侧切牙先天缺失（由Hajer Alsabban医生供图）

颊舌向牙槽骨充足的种植位点，不需植骨即可容纳种植体[18]。

### 树脂粘接固定修复（Resin-Bonded FDP）

　　树脂粘接固定修复通常在儿童和青少年患者最终长期修复前用作单颗牙空间的临时恢复。树脂粘接固定修复的优势在于只需要最少的邻牙预备，被认为是最保守的牙支持式固定修复。此外，制作时间短，成本低于传统固定修复[35]。尽管其再粘接率高，因此成功率显著低于传统固定修复[36]，但在患者面部发育完成、临床更适宜接受种植支持修复前，它依然是可行的短期修复方式。

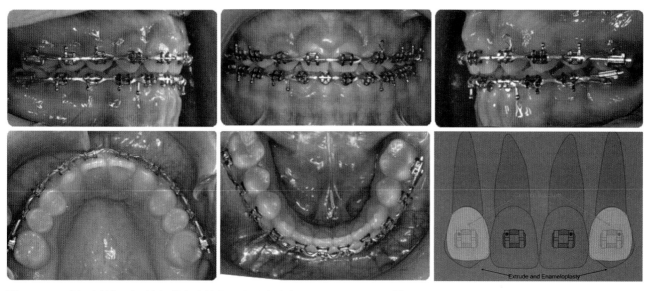

**图13.9**　正畸间隙关闭后、修复科会诊前的口内照片（由Hajer Alsabban医生供图）

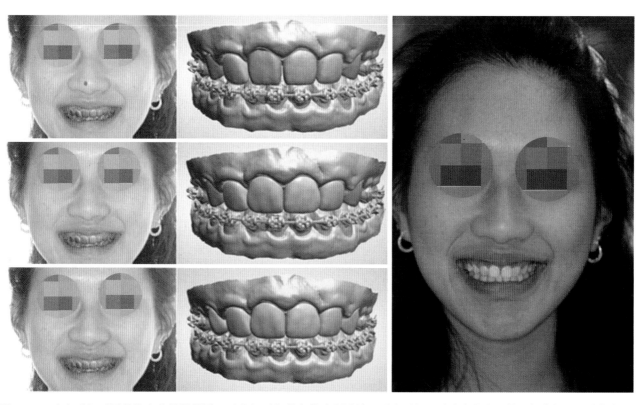

**图13.10**　（左列）不同的数字化微笑设计；（中间列）数字化诊断设计；（右列）正畸治疗完成，使用复合树脂充填恢复上颌前牙后的修复前照片

尽管粘接材料和技术有所进步，树脂粘接固定修复依然有较高的再粘接率（15%～20%）[36]。这种治疗方式对患者有严格的临床条件，包括正常到轻度覆𬌗、上颌中切牙正常前倾度、上颌前牙无重度𬌗接触。深覆𬌗、牙齿松动以及上颌切牙前倾的病例显示出较高的失败率，尤其是有咬合功能异常习惯的患者[17]。

11岁，女性患者。因上颌侧切牙先天缺失，需要调整上颌牙齿间隙求治正畸科（图13.11）。与患者及家属商讨后，决定拓展间隙，面部发育完成后种植修复上颌侧切牙。

患者于14岁完成正畸治疗后，戴用正畸保持器，上有丙烯酸树脂临时牙用于恢复上颌侧切牙。然而，患者对于丙烯酸树脂牙的美观效果并不满意。经修复科会诊后，患者接受了采用高半透性的二硅酸锂陶瓷材料的树脂粘接固定修复，直至其面部发育完成（图13.12）。

上颌固定保持器移除后，为制作树脂粘接固定修复体，上颌中切牙需要最低限度的终点线预备。然而，由于腭面的突度很深，无需进行切牙腭面预备。使用口内扫描仪（TRIOS 3；3Shape Inc.，Copenhagen，Denmark）获取了口内扫描数据。预备边缘线进行数字化定义，以便与实验室技工交流（图13.13）。

将扫描数据的标准曲面细分语言文件（STL文件）传输给实验室技工，数字化设计修复体（图13.14）。树脂粘接固定修复设计出足够的厚度，用作固定保持器以避免纵裂发生。

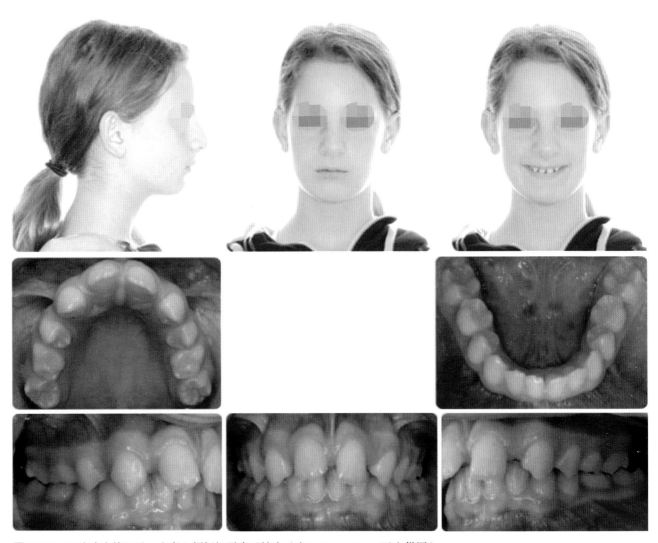

**图13.11**　正畸治疗前记录，患者上颌侧切牙先天缺失（由Kathleen Martin医生供图）

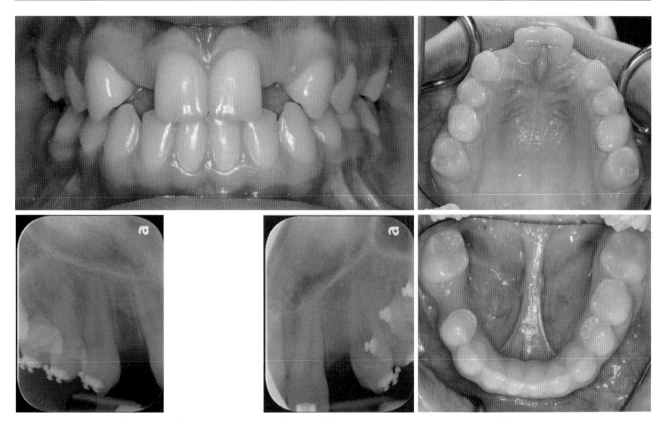

**图13.12**　正畸治疗后记录，为修复缺失的上颌侧切牙而拓展间隙之后（由Kathleen Martin医生供图）

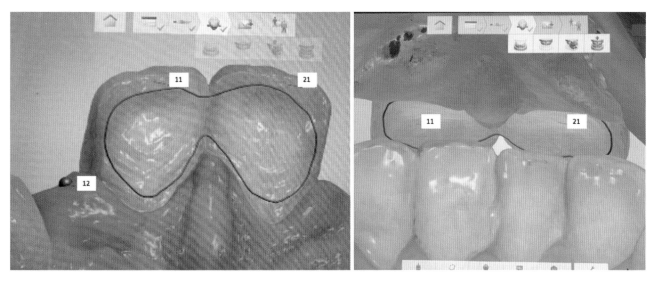

**图13.13**　数字化口内扫描显示了牙体预备的设计，促进了医技交流，并实际展示出上颌切牙腭面可视化形态

修复体由二硅酸锂材料（IPS e.max CAD，Ivoclar Vivadent，Liechtenstein）切削而成。临床试戴确认后，采用粘接二硅酸锂与牙面的标准程序，用树脂粘接剂（RelyX™ unicem，3M）把修复体粘接在牙齿上（图13.15）。

**悬臂式固定修复**

悬臂式固定修复是另一种上颌侧切牙缺失（MLIA）的修复方式。这种方式疗效确定，因为上颌尖牙的结构（根长和直径）可以有效地为悬臂式固定修复提供理想基牙。如果桥体的𬌗可以有最小

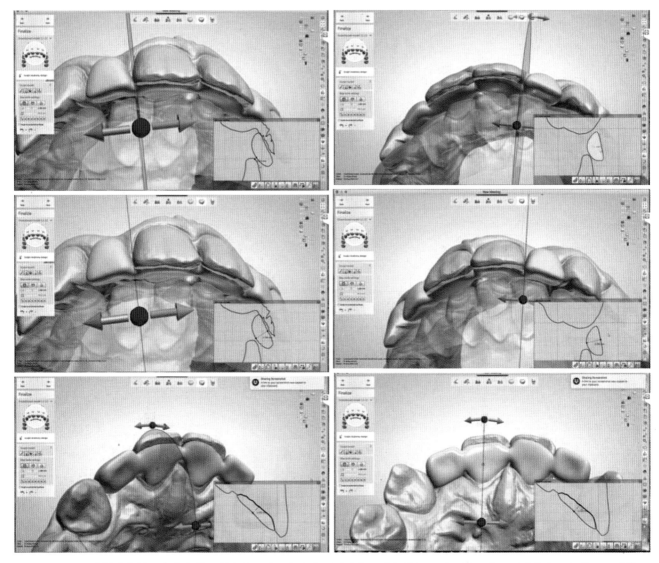

**图13.14**　夹板式树脂粘接固定修复体的数字化设计。数字化设计确保了修复体的正确厚度和大小（黄色），尤其是连接体。修复体的数字化设计增强了咬合的可视化和最优化（由加拿大温哥华Paul Ro牙科实验室的Jae Won Sim B.I.D先生供图）

的偏向接触，这一治疗方式将获得成功。如果尖牙从面部看形状不需要改变，可以将部分覆盖式保持器用于尖牙上；否则，将考虑全覆盖式保持器来保持悬臂式侧切牙桥体。桥体的过度侧向接触显示出更高的修复体折裂风险、修复体松动或者基牙移位[37]。

**传统固定修复**

通常认为传统固定修复（conventional fixed dental prosthesis，CFDP）是修复缺失牙最不保守的方式。当基牙有明显龋坏或折裂，或原有固定修复义齿需要更换，或者患者有种植支持修复禁忌证时，采用传统固定修复。此外，对于上颌侧切牙邻牙的正面观形态需要明显改变的病例也可以考虑这种治疗方式。传统固定修复的优势在于能够更好地控制最终咬合效果。然而，传统固定修复方式中最需要着重考虑的问题是上颌中切牙长轴和尖牙唇面沿共同路径的排齐和平行，以避免过度预备牙体，并获取共同就位道。这也为传统固定修复的连接体提供了充足的容纳空间。牙体的过度预备将导致牙髓暴露，需要进行根管治疗，还有可能缩短牙齿寿命，尤其是在年轻患者中。

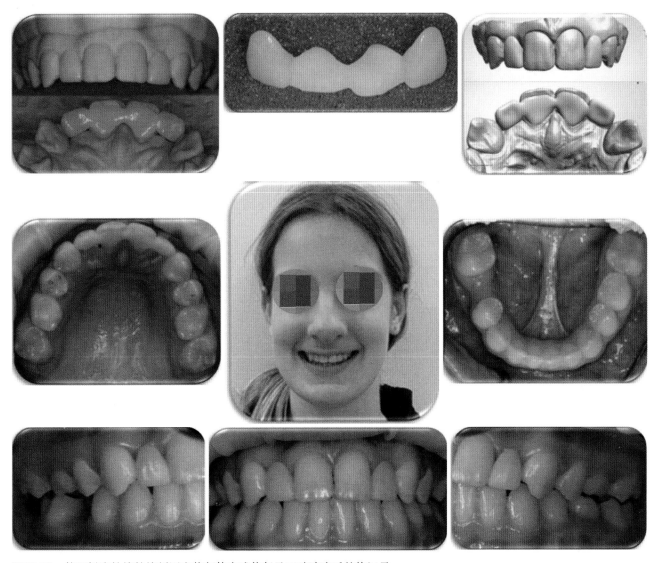

**图13.15** 使用树脂粘接粘接剂固定修复体完成修复及正畸治疗后的终记录

### 13.2.3 单侧阻生尖牙的治疗

13岁，女性患者。该患者侧貌凸，嘴唇外形正常，轻度高角骨性Ⅱ类错𬌗。牙齿方面，患者磨牙Ⅰ类关系，左侧尖牙Ⅱ类关系，中度Spee曲线，上下颌牙弓均重度拥挤。覆盖1mm，覆𬌗5%，上颌切牙前倾，下颌切牙前突，上下颌中线右偏2mm，13和45阻生（图13.16和图13.17）。

包含固定方丝弓矫治器的正畸治疗计划于13、26、34和45拔除后进行。计划在右上区进行前磨牙–尖牙替换，多学科联合治疗的方案将于后续实现美学和功能的最佳恢复。正畸治疗临近完成阶段时，请修复专家会诊以确认所需的14、15的最终位置（图13.18和图13.19）。

数字化诊断设计于数字化复制14对侧尖牙形态并叠加在14后进行（图13.20a，b）。设计随后依据最佳美学和功能需求完成（图13.20c～e）。有两种修复方式供选择，树脂粘接复合材料重建形态或者瓷贴面。然而，患者倾向选择树脂复合材料治疗方式。根据数字化诊断设计，用真空成型机制作塑料模板，使用树脂复合材料恢复14、15（图13.21）。

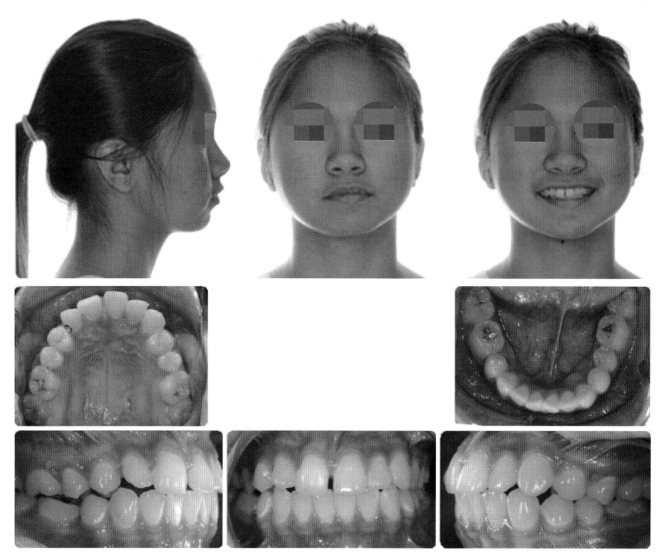

**图13.16**　正畸治疗前初记录，患者13和45阻生（由Hajer Alsabban医生供图）

### 13.2.4　深覆𬌗病例的治疗

52岁，女性患者。希望通过贴面修复改善微笑美学。该患者深覆𬌗伴前牙𬌗面不规则磨耗，同时存在牙龈形态不规则的问题（图13.22）。

治疗计划为排齐整平，改善拥挤度，并获取功能𬌗来使牙体预备量最小化。在正畸治疗前患者进行了相关的牙周和口腔颌面部手术。正畸治疗

历时超过18个月，矫治咬合，并获得最理想的𬌗和牙龈形态，同时也实现了贴面预备的牙体组织量最少化。

正畸治疗完成后，使用口内扫描仪对牙列进行数字化扫描，2D可视化微笑设计应展示给患者，以方便患者参与设计和决策环节。同时，使用2D微笑设计与实验室技师沟通贴面的准确尺寸和形状。这一步之后进行3D微笑设计并获得STL文件（图

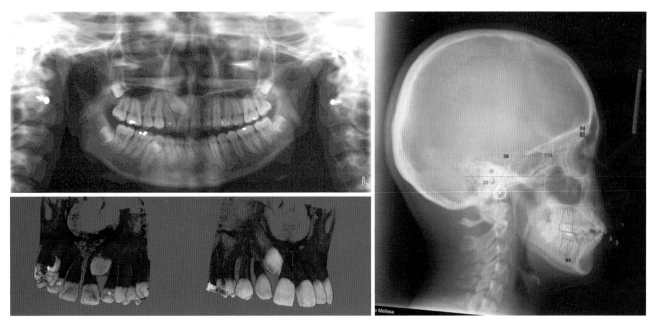

**图13.17**　正畸治疗前记录。（左上）全景片；（左下）CBCT定位右上尖牙（13）；（右）头颅侧位片

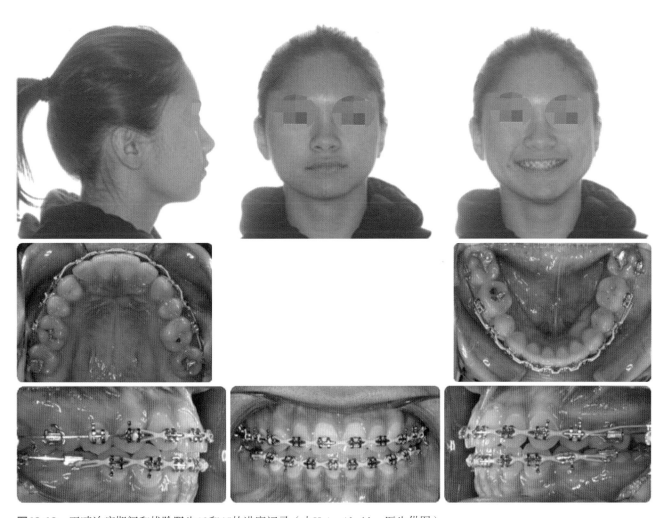

**图13.18**　正畸治疗期间和拔除阻生13和45的进度记录（由Hajer Alsabban医生供图）

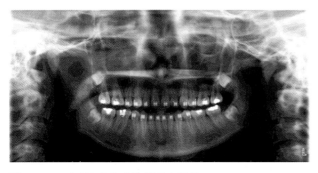

**图13.19**　正畸治疗完成阶段的全景片

13.23）。用3D打印机打印模型，用真空成型机制作塑料模板，用于临床美学试戴。试戴后美学方面满意的模型送入实验室进行化学丙烯酸树脂固化。

模板也用于贴面的预备导板。由于患者对美观的强烈要求，选用长石陶瓷作为制作贴面的材料。随后完成牙体预备、过渡义齿制作，并在此后的复诊中制作贴面、粘接（图13.24）。

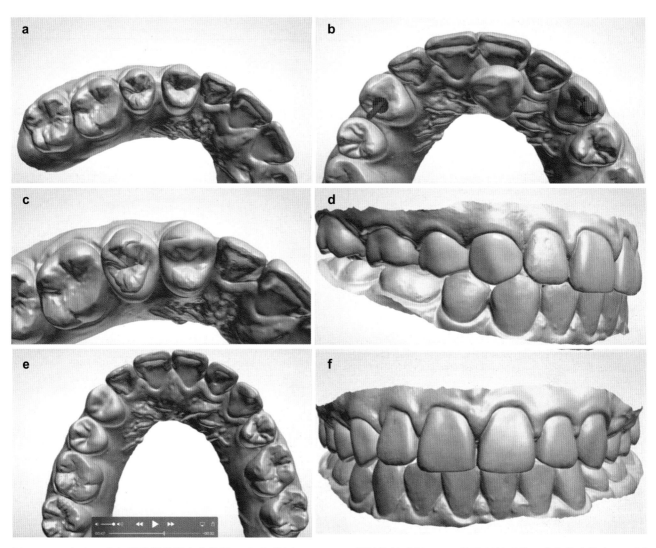

**图13.20**　（a）口内扫描数据的数字化模拟；（b）使用3Shape Trios设计软件进行14、15的诊断性试戴。紫色箭头指向23，用它翻转帮助设计24。需要注意，保留了14的舌尖；（c~f）根据美学和功能需求完成了数字化模型

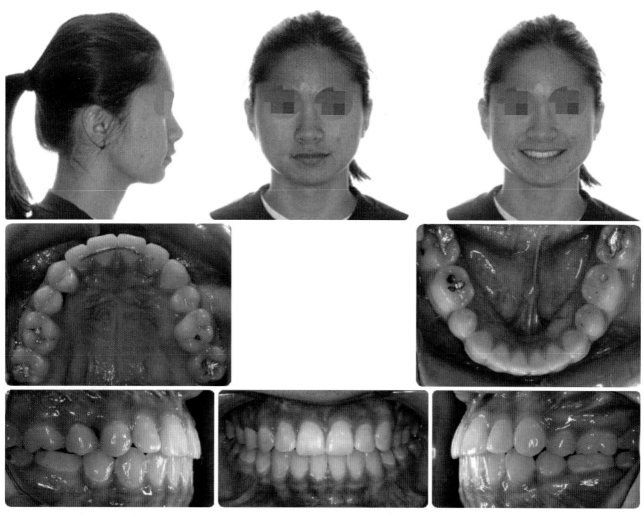

**图13.21**　修复治疗再成形14、15后的终记录

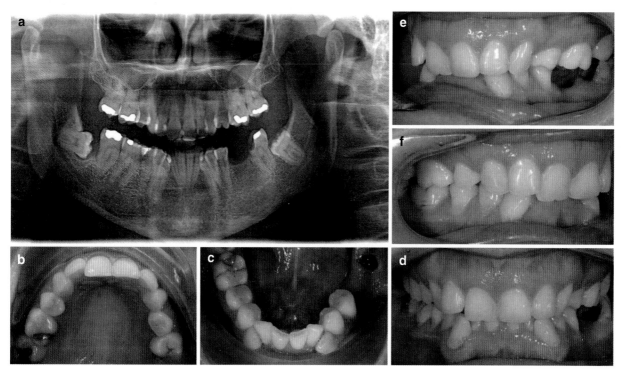

**图13.22**　术前初记录。（a）全景片；（b~f）口内照片

**图13.23** 红色的数字化铸型是初步口内扫描后的STL文件，灰色的数字化铸型是上颌牙弓全部数字化设计后的STL文件

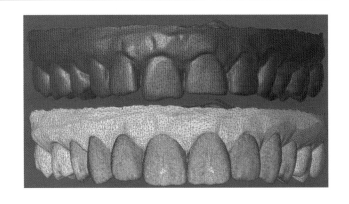

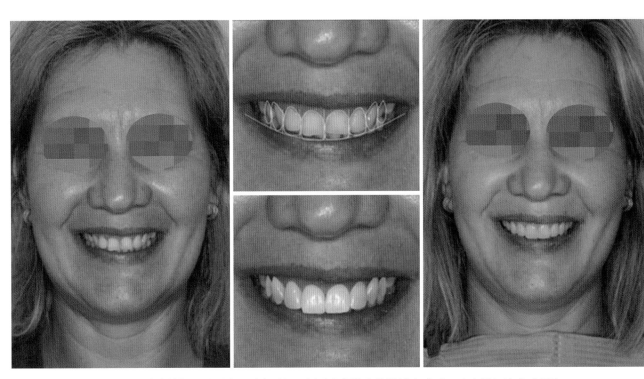

**图13.24** （左侧和中上）治疗前初记录照片；（中下）上颌牙全部数字化设计完成后；（右侧）治疗后照片

## 13.3 总结

数字化工作流程为口腔正畸-修复联合治疗提供了一个有效途径。作为3D可视化工具，它促进了治疗计划和实施过程中的交流。本章主要介绍了几个在治疗计划和过程中使用数字化诊断设计的正畸-修复联合治疗病例。口内数字化扫描为诊断和修复体的制作提供了高质量的模拟和图像模型。在治疗计划中进行数字化诊断设计有助于根据修复计划确定牙齿的最终正畸位置，从而完成可预测的修复工作。

### 致谢

感谢加拿大温哥华Paul Ro牙科实验室的Jae Won Sim B.I.D先生进行的实验工作。感谢加拿大阿尔伯塔大学的Tarek El-Bialy教授对本章的审查。